W0269323

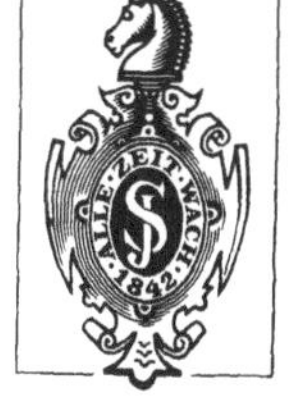

O-(β-Hydroxyethyl)-rutoside

neue Ergebnisse in Experiment und Klinik

Herausgegeben von
Wolfgang Voelter und Günther Jung

Mit 160 Abbildungen

Springer-Verlag Berlin Heidelberg New York 1983

Prof. Dr. WOLFGANG VOELTER
Leiter der Abteilung für Physikalische Biochemie
Physiologisch-chemisches Institut der Universität Tübingen
Hoppe-Seyler-Straße 1
D-7400 Tübingen

Prof. Dr. GÜNTHER JUNG
Institut für Organische Chemie der Universität Tübingen
Auf der Morgenstelle 18
D-7400 Tübingen

ISBN-13: 978-3-540-12196-1   e-ISBN-13: 978-3-642-68969-7
DOI: 978-3-642-68969-7

CIP-Kurztitelaufnahme der Deutschen Bibliothek
O-(β-Hydroxyethyl)-rutoside [O-(beta-Hydroxyethyl)rutoside],
neue Ergebnisse in Experiment und Klinik/
hrsg. von Wolfgang Voelter und Günther Jung.
– Berlin; Heidelberg; New York: Springer, 1983

NE: Voelter, Wolfgang [Hrsg.]

2127/3130-543210

Vorwort

Seit dem Erscheinen des ersten Symposiumsbandes über O-(β-Hydroxyethyl)-ruto-
side [(O-(β-Hydroxyethyl)-rutoside – experimentelle und klinische Ergebnisse,
Springer-Verlag, Berlin/Heidelberg/New York, 1978] sind erst vier Jahre vergan-
gen. Das Vorliegen zahlreicher neuer Ergebnisse auf den Gebieten der Chemie,
Biochemie, Pharmazie, Pharmakologie und Medizin ließ es nahezu zwingend er-
scheinen, die internationalen Flavonoidexperten erneut zu einer multidisziplinären
Konferenz zusammen zu rufen. Auch dieses Mal hatte die Firma Zyma GmbH
München durch ihre Einladung in das Schloß Monrepos bei Ludwigsburg ideale
Voraussetzungen für die Berichterstattung und manchmal hitzigen Diskussionen
der teilweise von weither angereisten Flavonoidforscher geschaffen.

Flavonoiddrogen werden seit Jahrhunderten in Asien und Europa in der Volks-
medizin verwendet. Den Anstoß zum Einsatz der Flavonoide in der modernen Therapie gab der ungarische Nobelpreisträger Szent-Györgyi vor 45 Jahren durch den
Wirksamkeitsnachweis von Flavonen auf die Gefäßpermeabilität. Erst die Deriva-
tisierung des Rutins zu wasserlöslichen Rutosiden schaffte jedoch die Basis für ein
gut verträgliches Pharmakon ohne Nebenwirkungen.

Der nun vorliegende Symposiumsband gibt eine nahezu lückenlose Synopsis
über die chemische Struktur, biochemische Wirkungsweise, Membranaktivität,
Pharmakokinetik und klinische Pharmakologie von HR. Die Studien beweisen eindeutig eine Wirkung auf das Gefäßendothel und die glatte Muskulatur der Gefäße,
Schutzwirkung bei Strahlenschädigungen, positive Beeinflussung der chronischen
Veneninsuffizienz, Viskositätserniedrigung des Blutes oder Erhöhung der Kapillarresistenz durch Flavonoide. Die in diesem Band zusammengefaßten wissenschaftlichen Ergebnisse eröffnen einen immer breiter werdenden Applikationsbe-
reich für die Hydroxyethylrutoside. Seit langem eines der Standardpräparate in der
Phlebologie, zeichnet sich eine Verwendung in der Strahlentherapie, Augen-, und
Zahnheilkunde ab.

Auf eine Besonderheit des Buches soll noch hingewiesen werden: Viele der einzelnen Kapitel halten den Kriterien für Originalliteratur stand. Es werden erstmals
neue prinzipielle Untersuchungsmethoden für Pharmaka beschrieben, die in der
Chemie, Biochemie und theoretischen Medizin breitere Anwendung finden dürften. Die neu entdeckten Indikationsgebiete für Hydroxyethylrutoside dürften in
Klinik und Pharmazie auf großes Interesse stoßen. Diese grundlegenden Ergebnisse einem größeren Interessentenkreis zugänglich zu machen, veranlaßte uns zur
Herausgabe dieses Symposiumsbandes.

Frau Dr. Heide Voelter vom Verlag der Zeitschrift für Naturforschung möchten wir an dieser Stelle für fachkompetentes Redigieren der Manuskripte und die Erstellung des Sach- und Autorenregisters danken. Dank gebührt dem Springer-Verlag für das verständnisvolle Eingehen auf zahlreiche Sonderwünsche und die rasche Drucklegung des Manuskriptes.

Tübingen, Dezember 1982 WOLFGANG VOELTER GÜNTHER JUNG

Einführung

Der jetzt vorliegende, wiederum von Voelter/Jung in bewährter und geschickter Weise redigierte und vom Springer-Verlag hervorragend ausgestattete Band ist der Niederschlag eines Symposiums mit dem Generalthema Rutoside, insbesondere O-(β-Hydroxyethyl)-rutoside (HR), im Barockschloß Monrepos bei Ludwigsburg vom 6.–9. Mai 1982. Das Thema wurde aus allen Richtungen beleuchtet, durch analytische Chemiker, von der Biosynthese in Heilpflanzen über die Strukturaufklärung bis zum Nachweis im Serum, weiterhin durch Anatomen, Physiologen, Pharmakologen, Kliniker, die auch die lange vernachlässigte vorwiegend sozialmedizinisch ausgerichtete Statistik nicht fehlen ließen, Allgemeinpraktiker, aber auch Augen- und Zahnärzte. Neben den wohl vorherrschenden deutschen Vertretern waren zahlreiche ausländische aus England, der Schweiz, Schweden, Ungarn u. a. gekommen.

Insgesamt beachtlich ist, daß die Ergebnisse der theoretisch-experimentellen Forscher, der Kliniker und auch der Praktiker immer wieder harmonisch in die gleiche Richtung wiesen i. S. einer guten therapeutischen Wirkung von HR im wesentlichen über eine positive Beeinflussung der rheologischen Faktoren und der Membranpermeabilität. Selbst in Detailfragen wie Halbwertszeiten, Schweregrad, Applikationsweise u. a. bestand zwischen verschiedenen Arbeitsgruppen Übereinstimmung. Erstmals wurde auch die HR-Therapie der arteriellen Verschlußkrankheit (Claudicatio) kritisch beleuchtet und vorwiegend sowie überzeugend bejaht. Insgesamt erlebten die Teilnehmer eine gelungene Synthese von Forschung, Klinik und Praxis.

Die verschiedenen Vorträge sind zur Orientierung im folgenden in aller Kürze zusammengefaßt:

Voelter-Tübingen et al. berichteten über neue bzw. verbesserte Strukturaufklärung der Flavonoide sowie deren Vorkommen und Biosynthese in Heilpflanzen. Von derselben Arbeitsgruppe wurde von Kuhnz et al. eine hochdruckflüssigkeitschromatographische Methode (HPLC) zur Bestimmung von Rutosiden auch im Humanserum vorgestellt. Balant-Nyon geht dann zur klinischen Pharmakologie über, wobei Wirkungen und Nebenwirkungen mit sehr subtilen Untersuchungen belegt werden wie Zirkulardichroismus, HPLC, Kernresonanz und Massenspektrometrie (Voelter/Jung), Dünnschichtchromatographie und außerdem ^{14}C-markierten Rutosiden (HR). Die therapeutische Wirkung wird bestätigt durch Aufnahme ins Blut und schnelle Abgabe ins Gewebe, wenn auch der Autor der 20 Jahre langen klinischen Beobachtung bescheidenerweise eher noch größere Bedeutung beimißt. Im Kapitel von Kiesewetter-Aachen et al. wird die rheologische Wirksamkeit von HR an gesunden sowie pathologischen Bluten untersucht und bestätigt. Diagnostisch und therapeutisch wichtig ist die Fließschubspannung einschließlich aller sie beeinflussenden Faktoren. Ring-Frankfurt et al. zeigen an künstlichen Lezithinmembranen die Permeabilitätsbeeinflussung durch Quercetin und dessen Derivate auf, wobei die Lipophilie der Derivate insbesondere bei rigiden Membranstrukturen von entscheidender Bedeutung ist. Der unspezifische protektive Effekt von HR am Gefäßendothel sowie der glatten Gefäß- und Darmmuskulatur wird von dem Pharmakologen Felix-München herausgestellt. Der kurzen Plasmahalbwertzeit (wie bei Balant) steht die lange „effektive" Halbwertzeit im Gewebe gegenüber. Betont wird die besondere Effizienz der oralen Applikation. Der protektive Effekt von HR wurde in elektronenmikroskopischen Untersuchungen der Anatomen Hammersen et Hammersen-München am gleichen Schädigungsmodell wie bei Felix (Etacrynsäure und Polidocanol) auch morphologisch, unter Beweis gestellt. Nordmann-Nyon et al. haben bei der Ratte ein funktionelles Bild der chronisch venösen Insuffizienz (C.V.I.) erzeugt und dabei mit umfassenden Parametern den therapeutischen HR-Effekt nachgewiesen.

Nach Widmer et al. (Basler Studie) sind von 1 Million Erwachsener 100 000 Varizenträger mit erhöhtem Komplikationsrisiko. Die Varikose ist demnach keine geringfügige Störung, sondern hat bezüglich Arbeitsfähigkeit und Kosten erhebliche Konsequenzen. Die für die BRD repräsentative „Tübinger Studie" von H. Fischer rechnet hoch, daß ca. 5,3 Mill. Bundesbürger an fortgeschrittener C.V.I. und etwa 1 Million an Beingeschwüren leiden. Nur 14% waren völlig o. B. Auch hier werden die sozial-medizinischen Aspekte herausgestellt. Heise-Füssen untersuchte die Verhältnisse in der Allgem. Praxis und stellte bei jedem 4. Patienten ein Beinleiden fest, bei Frauen häufiger als bei Männern (56,6% : 33,4%). Über eine entsprechende, noch laufende Studie mit HR (in England Paroven®) berichtet Pulvertaft-Macclesfield, England.

In einem randomisierten placebokontrollierten klinischen Doppelblindversuch von Limoni-Zürich, führte HR zu einer hochsignifikanten Abnahme der Ödeme. Ähnliche Ergebnisse erbrachte die offene Studie von Küster. Der schwedische Doppelblindversuch von Bergquist et al. bezieht sich auf das Reservevenenblutvolumen, die Venenentleerung, die Kapillarfiltrationsrate durch "strain/gauge"-Verschlußplethysmographie, den Wadenumfang, die subjektiven Symptome und Nebenwirkungen an 149 V.P. nach i.v. und oraler Applikation (4 Wochen) von HR. Bei den 116 weiblichen Patienten gingen Wadenumfang und Beschwerden signifikant zurück. Dabei wird der Kapillarfiltrationsrate eine besondere Rolle zugesprochen. Földi-Feldberg stellt erstmals Kombinationsformen des „zyklisch-idiopathischen Ödems" vor und Langzeit-Erfolge mit HR. Dieses Ödem tritt vorwiegend im Klimakterium verbunden mit psychischen und orthostatischen Störungen auf. Rudofsky-Ulm fand bei arterieller Verschlußkrankheit (Fontaine II) bei Belastung bis zur Claudicatio eine deutliche Steigerung der „regionalen" Blutviskosität offenbar als Folge passagerer Hämokonzentration und nicht zuletzt einer Rigiditätszunahme der Erythrozyten. Dazu war die Neukonstruktion eines Viskosimeters notwendig, das sofort und gleichzeitig die Lactat- und Pyruvat-Bestimmung ermöglicht. Erste Doppelblind-

Versuche mit HR (i. v.) waren dementsprechend positiv. Auch Ehrly-Frankfurt befaßt sich kritisch mit der Claudicatio, speziell dem Gewebssauerstoffdruck der nach HR i. v. in zwei Fällen anstieg, in zwei weiteren Fällen konstant blieb und in einem Fall sogar abfiel. Weitere Abklärung ist notwendig. Die auffallende therapeutische Wirkung von HR i. v. auf die vorgeschrittene periphere Ischämie mit Amputationsgefahr konnte Lund-Stockholm mit Hilfe der dynamischen Fluoreszeinangiographie objektivieren. Der registrierten Perfusionssteigerung entsprachen klinisch geringere Schmerzen und Abheilung von Geschwüren. Die gleichzeitige orale Antikoagulationstherapie scheint die Venorutonwirkung so zu steigern, daß 18 von 29 drohenden Amputationen verhindert werden konnten.

Die folgenden 3 Arbeiten haben den radioprotektiven Charakter von HR zum Gegenstand:
So aktiviert nach Geissler-Bonn et al. Venoruton 300 die endogene Atmung von bestrahlten und unbestrahlten Hefezellen. Frau Fritz-Niggli-Zürich konnte Früh- und Spätschäden der bestrahlten Mauspfote durch HR verhindern. Bei bestrahlten transplantablen Mäusetumoren zeigte sich keine Beeinträchtigung der strahlenbedingten Tumorregression. Strahleninduzierte Permeabilitätsstörungen an Rattenhirn-Kapillaren konnten durch HR herabgesetzt werden i.S. einer Membranstabilisierung wie sie auch Ring et al. eingangs im Modellversuch an Lezithin-Membranen mit der Flavonoid-Grundsubstanz Quercetin gefunden hatten. Die prophylaktische Schutzwirkung von HR i. v. gegen strahlungsbedingte Hautreaktionen bei Mammatumoren wurde von Pischnamazzadeh-Bonn nach vorangehenden offenen Studien nun auch in einer kontrollierten Studie bestätigt.

Der Nestor der Flavonoid-Forschung Gábor-Szeged untersuchte schließlich an der Rattenhaut die Schutzwirkung von HR bei verringerter Kapillarresistenz in verschiedenen Dosen und mit verschiedenen Fraktionen (tetra-, tri-, di- und mono-HR). Die Wirkung setzte bereits 2–4 h nach systemischer Applikation ein und hielt mindestens 8–24 h an. Beachtlich erscheint, daß auch ein lokal appliziertes Gel zwischen 1–5 h wirksam war. Die klinischen Konsequenzen, insbesondere für Hypertonie und Diabetes, werden diskutiert. Ähnliche Effekte wurden von Szalay und Gábor-Szeged auch an der Kaninchenkonjunktiva erzielt (HR teils per os teils i.p.).

Auf zahnmedizinischem Gebiet fanden Schlicht-Riederich et al. mittels eines speziellen Meßverfahrens schnellere Abschwellung nach Extraktionen i. S. eines antiödematösen Effekts bei posttraumatischen Ödemen.

Heilmann-München befaßt sich in einer offenen und einer placebokontrollierten Studie mit der HR-Therapie bei Altersveränderungen der Netzhaut bzw. chronischem Weitwinkelglaukom, kontrolliert mit Hilfe der Computerperimetrie (Octopus). Die sehr kritisch beurteilten Ergebnisse sprechen für die weitere Entwicklung durchblutungsfördernder Maßnahmen bei verschiedenen Augenkrankheiten. Auch hier wird der therapeutische HR-Effekt auf die günstige rheologische und Membran-Beeinflussung zurückgeführt.

Wenn ich an dieser Stelle der Fa. Zyma herzlich danke, dann tue ich das ganz sicher auch im Sinne aller Teilnehmer. Das Haus Zyma hat ja nicht nur die finanziellen Voraussetzungen für diese Tagung geschaffen, sondern auch die organisatorische Vorbereitung und Durchführung souverän und erfolgreich bewältigt. In einer schönen Landschaft mit barockem Schloß und Park wurde uns ein gepflegter Rahmen geboten, in dem auch die zwischenmenschlichen Beziehungen und persönliche Aussprache zwischen Kollegen und Nationen zu ihrem Recht kamen.

Tübingen, Dezember 1982 WILHELM SCHNEIDER

Inhaltsverzeichnis

Mitarbeiterverzeichnis

Ursula Ackermann	Angiologische Abteilung, Departement für Innere Medizin, Kantonsspital, CH-4031 Basel
Nighat Afza	Abteilung für Physikalische Biochemie, Physiologisch-chemisches Institut der Universität Tübingen, Hoppe-Seyler-Straße 1, D-7400 Tübingen
Guy Auderset	Zyma SA, Département de recherche, Route de l'Etraz, CH-1260 Nyon
Arthur Bächmann	Oesterreicher Straße 5, D-8502 Zirndorf
Luc P. Balant	Pharmacologie clinique, ZYMA SA, CH-1260 Nyon
André Balmer	Röschibachstrasse 53, CH-8037 Zürich
David Bergqvist	University of Lund, Department of Surgery, Malmö General Hospital, S-21401 Malmö
Linus Biland	Angiologische Abteilung, Departement für Innere Medizin, Kantonsspital, CH-4031 Basel
Vera Bojara	Institut für Strahlenbiologie, Universität Bonn, Sigmund-Freud-Straße 15, D-5300 Bonn 1
Anne Broillet	Zyma SA, Département de recherche, Route de l'Etraz, CH-1260 Nyon
André Delley	Angiologische Abteilung, Departement für Innere Medizin, Kantonsspital, CH-4031 Basel
Albrecht Michael Ehrly	Abteilung für Angiologie im Zentrum der Inneren Medizin der Johann-Wolfgang-Goethe Universität, Theodor-Stern-Kai 7, D-6000 Frankfurt/Main 70

XVI

Wolfgang Felix — Institut für Pharmakologie und Toxikologie, Medizinische Fakultät der Universität München, Nußbaumstraße 26, D-8000 München 2

Herbert Fischer — Abteilung Dermatologie III der Universitäts-Hautklinik, Liebermeisterstraße 25, D-7400 Tübingen

Ethel Földi — Klinik für Lymphologie und Phlebologie, Haslachstr. 1, D-7821 Feldberg 1

Hedi Fritz-Niggli — Strahlenbiologisches Institut der Universität Zürich, August-Forel-Straße 7, Postfach 64, CH-8008 Zürich

Miklós Gabór — Institute of Pharmacodynamics, University Medical School, P.O. Box 121, H-6701 Szeged

Georg Geißler — Institut für Strahlenbiologie, Universität Bonn, Sigmund-Freud-Straße 15, D-5300 Bonn 1

Om P. Gulati — Zyma SA, Département de recherche, Route de l'Etraz, CH-1260 Nyon

Ursula Haardt — Abteilung für Mikrobiologische Chemie, Gustav-Embden-Zentrum der Biol. Chemie der Johann-Wolfgang-Goethe-Universität, Theodor-Stern-Kai 7, D-6000 Frankfurt/Main 70

Torgil Hallböök — University of Lund, Department of Surgery, Malmö General Hospital, S-21401 Malmö

Elke Hammersen — Anatomisches Institut der Technischen Universität München, Biedersteiner Str. 29, D-8000 München 40

Frithjof Hammersen — Anatomisches Institut der Technischen Universität München, Biedersteiner Str. 29, D-8000 München 40

Klaus Heilmann — Glaucoma Service and Research Laboratory, Beethovenplatz 2–3, D-8000 München

Paul-Peter Heise — Kemptener Straße 1, D-8958 Füssen

Birgit Henkel — Abteilung für Mikrobiologische Chemie, Gustav-Embden-Zentrum der Biol. Chemie der Johann-Wolfgang-Goethe-Universität, Theodor-Stern-Kai 7, D-6000 Frankfurt/Main 70

Günther Hennings — Zyma GmbH, Zielstattstraße 40, D-8000 München 70

Friedrich Jung — Abteilung Physiologie des Klinikums der RWTH Aachen, Schneebergweg 211, D-5100 Aachen

Günther Jung — Institut für Organische Chemie der Universität Tübingen, Auf der Morgenstelle 18, D-7400 Tübingen

Vreny Kamber — Angiologische Abteilung, Departement für Innere Medizin, Kantonsspital, CH-4031 Basel

Holger Kiesewetter — Abteilung Physiologie des Klinikums der RWTH Aachen, Schneebergweg 211, D-5100 Aachen

Heinz-Hermann Küster — FA für Innere Krankheiten, Am Michaelishof 4a, D-5300 Bonn

Wilhelm Kuhnz — Institut für Toxikologie und Embryonalpharmakologie der FU Berlin, Garystraße 1–9, D-1000 Berlin 33

Costanzo Limoni — Zyma SA, Route de l'Etraz, CH-1260 Nyon

Frederik Lund — Stureby Sjukhus, Geriatric Unit, S-122 86 Enskede, Stockholm

Georg Madar — Angiologische Abteilung, Departement für Innere Medizin, Kantonsspital, CH-4031 Basel

Brigitte Müller — Zyma GmbH, Zielstattstraße 40, D-8000 München 70

Josef Nieberle — Institut für Pharmakologie und Toxikologie, Medizinische Fakultät der Universität München, Nußbaumstraße 26, D-8000 München 2

Hervé Nordmann — Zyma SA, Département de recherche, Route de l'Etraz, CH-1260 Nyon

Manijeh Pischnamazzadeh — Robert-Janker-Klinik, Baumschul-Allee 12–14, D-5300 Bonn

Michael Przybylski — Institut für Organische Chemie, Universität Mainz, Johann-Joachim-Becher-Weg 18–20, D-6500 Mainz

Tom B. Pulvertaft — Zyma (UK) Ltd., Hurdsfield Industrial Estate, GB-Macclesfield, Cheshire, SK 10 2LY

Hartmut Radtke — Abteilung Physiologie des Klinikums der RWTH Aachen, Schneebergweg 211, D-5100 Aachen

Klaus Ring

Abteilung für Mikrobiologische Chemie, Gustav-Embden-Zentrum der Biol. Chemie der Johann-Wolfgang-Goethe, Universität, Theodor-Stern-Kai 7, D-6000 Frankfurt/Main 70

Gottfried Rudofsky

Innere Abteilung des Bundeswehrkrankenhauses Ulm, Oberer Eselsberg 40, D-7900 Ulm

Fiorenzo Scaroni

Institut für bio-medizinische Technik, ETHZ und Universität Zürich, Moussonstraße 18, CH-8001 Zürich

Mechthild Schlicht

Gartenstraße 20, D-7419 Riederich

Gabriel Schmidt

Institut für Pharmakologie und Toxikologie, Medizinische Fakultät der Universität München, Nußbaumstraße 26, D-8000 München 2

Rolf Schneider

Abteilung Neurologie des Klinikums der RWTH Aachen, Goethestraße 24–26, D-5100 Aachen

Wilhelm Schneider

Universitäts-Hautklinik, Liebermeisterstraße 25, D-7400 Tübingen

Wieland Stock

Abteilung für Physikalische Biochemie, Physiologisch-chemisches Institut der Universität Tübingen, Hoppe-Seyler-Straße 1, D-7400 Tübingen

László Szalay

Inst. of Pharmacodynamics, University Medical School P.O. Box 121, H-6701 Szeged

Antje Valenteijn

Abteilung für Mikrobiologische Chemie, Gustav-Embden-Zentrum der Biol. Chemie der Johann-Wolfgang-Goethe-Universität, Theodor-Stern-Kai 7, D-6000 Frankfurt/Main 70

Wolfgang Voelter

Leiter der Abteilung für Physikalische Biochemie, Physiologisch-chemisches Institut der Universität Tübingen, Hoppe-Seyler-Straße 1, D-7400 Tübingen

Klaus Peter Voges

Institut für Organische Chemie der Universität Tübingen, Auf der Morgenstelle 18, D-7400 Tübingen

Leo Karl Widmer

Angiologische Abteilung, Departement für Innere Medizin, Kantonsspital, CH-4031 Basel

Gotthard Wurm

Abteilung für Mikrobiologische Chemie, Gustav-Embden-Zentrum der Biol. Chemie der Johann-Wolfgang-Goethe-Universität, Theodor-Stern-Kai 7, D-6000 Frankfurt/Main 70

Flavonoide in Heilpflanzen – Vorkommen, Biosynthese und neue Methoden zur Strukturaufklärung

Flavonoids in Medicinal Plants – Sources, Biosynthesis
and Recent Trends in Structure Elucidation

Wolfgang Voelter, Wieland Stock, Nighat Afza, Michael Przybylski,
Klaus Peter Voges und Günther Jung

Summary

A survey of flavonoids and their biosynthesis in different medicinal plants is given. Recently developed physico-chemical tools allow rapid structure elucidation of flavonoids. Especially by spin-echo experiments with 400 MHz NMR spectrometers spectra interpretation can be facilitated. FD mass spectra give further proof of the aglycon glucose bond, and the rutinose residue binds sodium cations. Circular dichroism is specially suited to determine flavone glycosides in human serum at low concentrations.

Zusammenfassung

Es wird eine Übersicht über Flavonoide und deren Biosynthese in verschiedenen Heilpflanzen gegeben. Es sind hauptsächlich die physikalisch-chemischen Methoden der Analytik, die zur raschen Strukturaufklärung der Flavone beitragen. Dies gilt insbesondere für die ^{13}C- und ^{1}H-NMR-Spektroskopie. Verfeinerte Techniken, wie J-modulierte Spin-Echo-Experimente mit 400-MHz-Hochfeldgeräten erlauben wesentlich raschere und eindeutigere NMR-Spektreninterpretationen. FD-Massenspektren des Rutins und seiner Hydroxyethylderivate beweisen die Flavon-Glycosid-Bindung und zeigen eine Ionenbindung mit Natriumkationen im Rutinoseteil. Aufnahmen von CD-Spektren der Flavonoide sind direkt im Humanserum oder Plasma möglich. Sie erlauben, geringe Konzentrationsänderungen der Wirkstoffe zu erfassen.

1. Historisches

Vor mehr als 40 Jahren vermutete die Arbeitsgruppe um Szent-Györgyi [1], daß das Fehlen von Flavonoiden für die Mangelkrankheit Skorbut mitverantwortlich sei. Die aus Zitronen- und Paprikaextrakten isolierte Substanz beeinflußt die Gefäßpermeabilität und wurde als Vitamin P (Permeabilitäts-Vitamin) bezeichnet; allerdings mußte die Bezeichnung Vitamin P später aus sachlichen Gründen wieder aufgegeben werden. Bei dem von Szent-Györgyi und Mitarbeitern isolierten Substanzen handelte es sich um Citrin, ein Gemisch aus Hesperidin und Eriodictyol [2].

2. Chemische Strukturen der Flavone

Die Flavonoide leiten sich vom Flavon, dem 2-Phenylbenzo-γ-pyron ab (Abb. 1).
Strukturell eng verwandt mit den natürlichen Flavonen sind die Naturstoffe, die ein Isoflavon-, Flavonol-, Flavanon- oder Flavanonolgerüst besitzen.

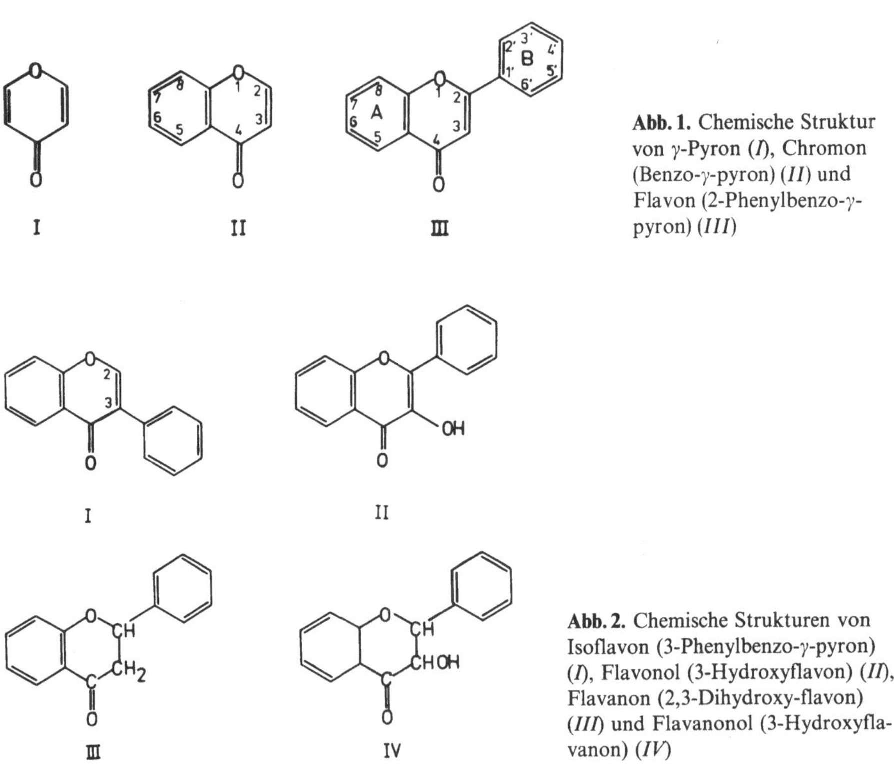

Abb. 1. Chemische Struktur von γ-Pyron (*I*), Chromon (Benzo-γ-pyron) (*II*) und Flavon (2-Phenylbenzo-γ-pyron) (*III*)

Abb. 2. Chemische Strukturen von Isoflavon (3-Phenylbenzo-γ-pyron) (*I*), Flavonol (3-Hydroxyflavon) (*II*), Flavanon (2,3-Dihydroxy-flavon) (*III*) und Flavanonol (3-Hydroxyflavanon) (*IV*)

3. Vorkommen, physiologische Bedeutung und Darstellung

γ-Pyronderivate kommen in pflanzlichen Geweben als Glykoside und in freier Form vor. Meist treten sie in Blättern und Blüten auf, weniger häufig finden sie sich in Wurzeln, Früchten und Hölzern. Von allen sekundären Inhaltsstoffen sind sie im Pflanzenreich am weitesten verbreitet. Die physiologische Funktion der Flavonoide ist noch häufig umstritten. Diskutiert werden u.a.: Funktion beim Befruchtungsprozeß, Schutzfunktion gegen Infektionen, Beteiligung an Redoxreaktionen, Einfluß auf Wachstumsvorgänge [3–11].

Flavonoide Verbindungen können sowohl aus frischem wie getrocknetem Pflanzenmaterial gewonnen werden. Das Trocknen sollte möglichst rasch durchgeführt werden, da Enzyme eine Hydrolyse verursachen und empfindliche Verbindungen oxidativ zerstört werden können. Extraktion mit siedendem Alkohol zerstört die Aktivität der Enzyme. Durch organische Säuren können die Zuckerkomponenten abgespalten werden. Flavone werden oft durch Fällung als Calciumsalze gewonnen. Vorteilhaft ist die Extraktion mit Lösungsmitteln verschiedener Polarität: Stark methylierte Verbindungen ohne Zuckerrest sind in Ether, Moleküle mit Hydroxy-Gruppen in Alkohol und Glykoside in Wasser löslich.

4. Biosynthese von Flavonoiden

Durch ^{14}C-Untersuchungen konnte geklärt werden, daß der A-Ring des Benzopyrons aus drei Acetateinheiten durch Kopf-Schwanzkondensation aufgebaut wird. Ring B und die drei C-Atome des Heterozyklus stammen aus einer Zimtsäure-, 4-Hydroxyzimtsäure (p-Cumarsäure)-, oder 3,4-Dihydroxyzimtsäure(Kaffeesäure)-einheit [12–14].

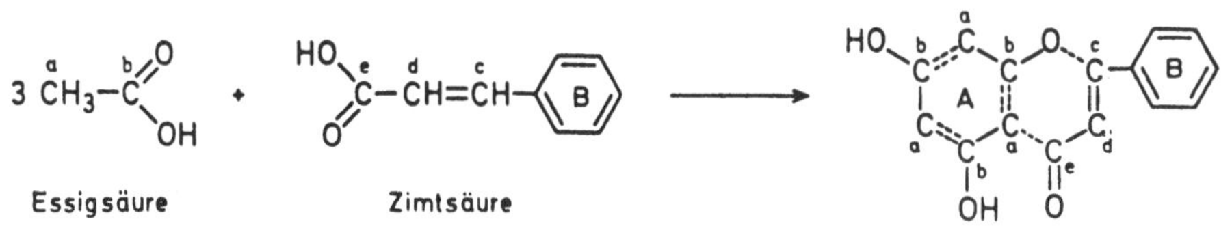

Abb. 3. Biosynthese von Flavonoiden und Isoflavonoiden aus Acetat und Zimtsäure

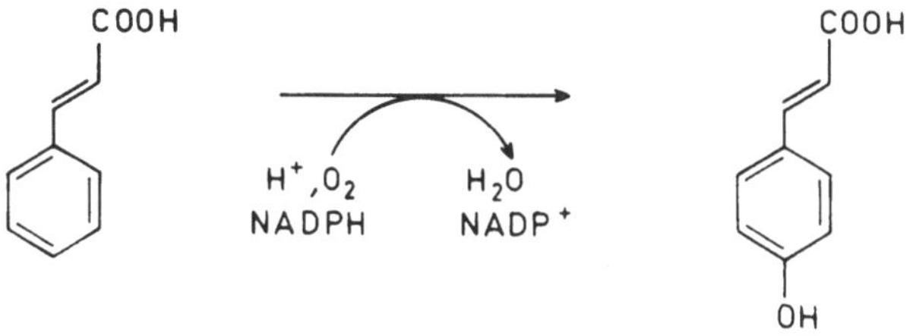

Abb. 4. Bildung von Zimtsäurederivaten zur Biosynthese von Flavonoiden

Die trans-Zimtsäure wird aus Phenylalanin unter Einwirkung der Phenylalanin-ammonium-Lyase (PAL) gebildet. Zimtsäure-4-hydroxylase hydroxyliert die Zimtsäure in p-Stellung. Cumarat CoA-Ligase bildet aus p-Cumarsäure Cumaroyl-CoA.

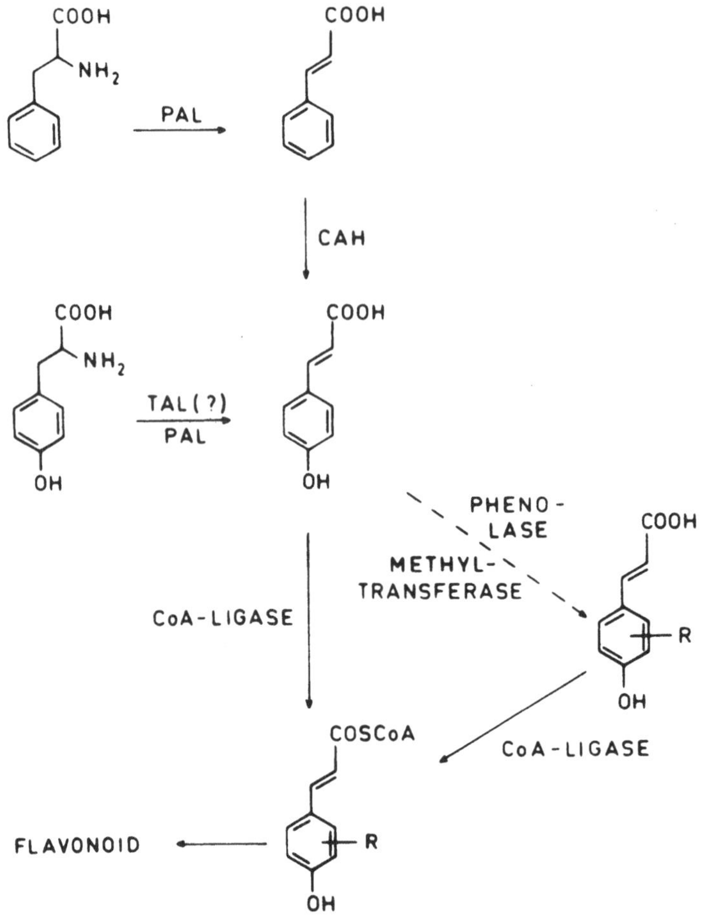

Abb. 5. Bildung von Cumaroyl-CoA aus Phenylalanin (Phenylalaninammonium-Lyase, PAL) über p-Cumarsäure (Zimtsäure-4-hydroxylase)

5. Flavonoid-Drogen

Anhand der Flavonoid-Drogen sollen die Flavonkomponenten in verschiedenen Arzneipflanzen im folgenden besprochen werden.

Birkenblätter (Betulae Folium) enthalten als Hauptflavonglykoside Hyperosid und Myricetingalactosid (2%). Die Droge wird als Diuretikum bei Rheuma und Gicht als Tee verabreicht.

Weißdornblüten und Blätter (Crataegi Flos und Foliu). Die getrockneten Blüten und Blätter des mittelgroßen, in ganz Europa heimischen Strauches enthalten 2–3% Flavonoide (Quercetin, Hyperosid, Rutin, Vitexin, Vitexin-4'-rhamnosid) und werden bei Hypertonie und Arteriosklerose eingesetzt.

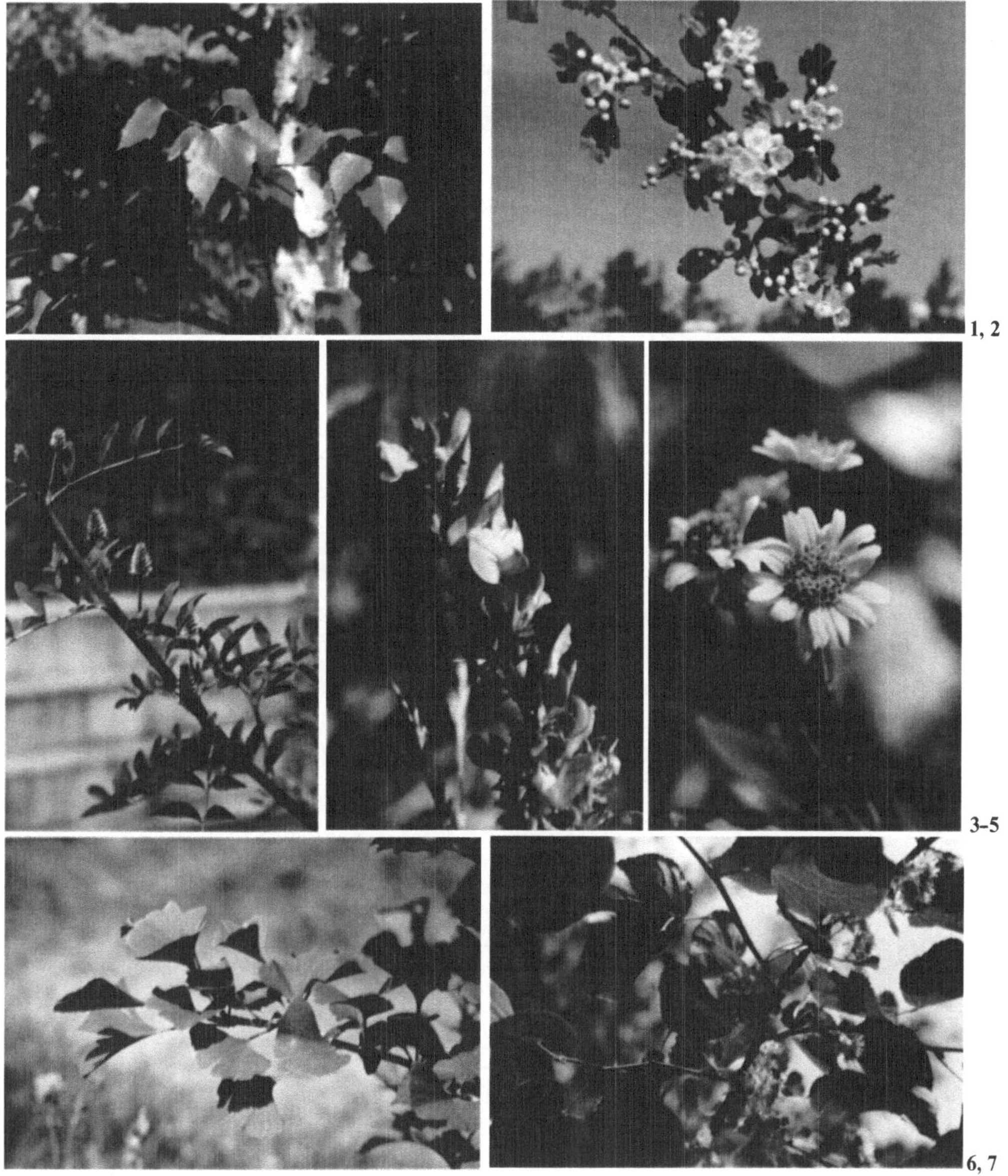

1, 2

3–5

6, 7

Tafel 1

1 Birke, Stamm und Blätter
2 Weißdorn, Blüten und Blätter
3 Zweig der Süßholzwurzel
4 Blühender Zweig der Hauhechelwurzel

5 Arnikablüten
6 Zweig des Ginkgobaumes
7 Lindenblüten und Blätter

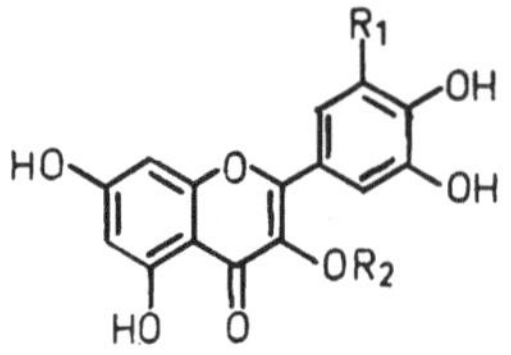

R_1=H R_2=Galactosyl- :Hyperosid

R_1=H R_2=Rhamnosyl- :Quercitrin

R_1=OH R_2=Digalactosyl-:Myricetin-digalactosid

Abb. 6. Hauptbioflavonoide von Birkenblättern (Betulae folium) (s. a. Tafel I/1)

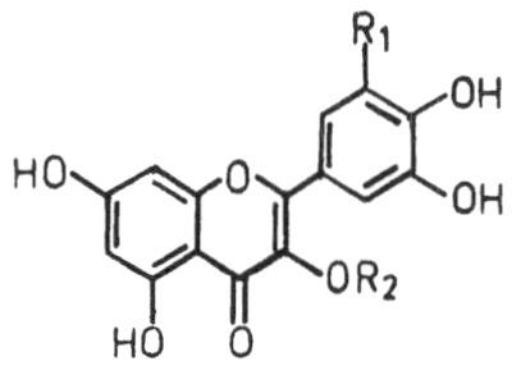

Hyperosid(R_1=H,R_2=Galacto-syl-)

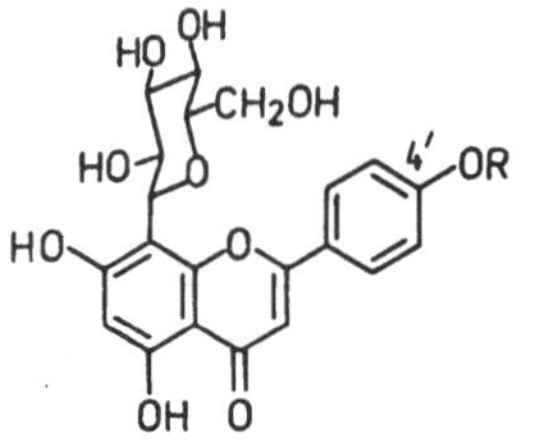

Vitexin(R=H)
Vitexin-4'-rhamnosid (R=Rhamnosyl-)

Abb. 7. Hauptbioflavonoide von Weißdornblüten und Weißdornblättern (s. a. Tafel I/2)

Ginkgoblätter (Ginkgo biloba L.). Extrakte zeigen stark gefäßerweiternde und spasmolytische Wirkung. Die Flavonoidfraktionen enthalten Kämpferol, Isoquercetin, Luteolin und deren Glykoside und werden bei peripheren und zerebralen Durchblutungsstörungen angewandt.

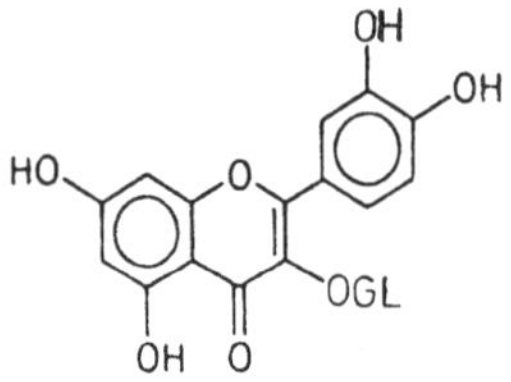

Isoquercitrin (Quercetin-3-O-glucosid)

Abb. 8. Hauptbioflavonoid des Ginkgobaumes (Ginkgo biloba L.) (s. a. Tafel I/6)

Süßholzwurzel [Liquiritiae (Glycyrrhizae) Radix]. Der Extrakt der Süßholzwurzel wird zur Ulcustherapie eingesetzt und enthält als wirksame Komponenten Glycyrrhizin und Liquiritigenin, die synergetisch wirksam sind.

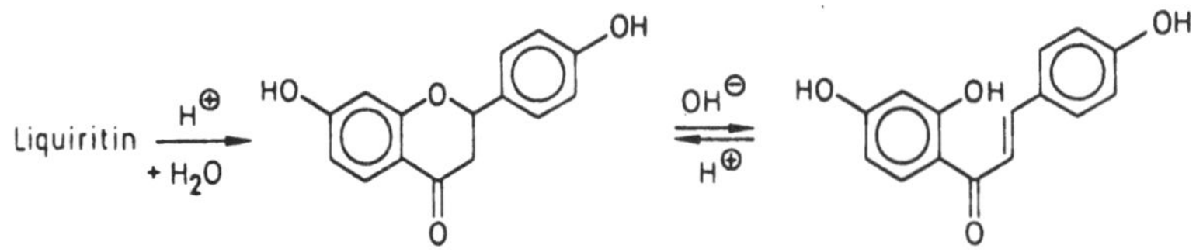

Liquiritigenin Isoliquiritigenin

Abb. 9. Wirksame Bestandteile des Süßholzwurzelextrakts (s. a. Tafel I/3)

Hauhechelwurzel (Ononidis Radix). Die getrockneten Wurzeln des in Europa und Asien heimischen, 60 cm hohen Strauches enthalten als Wirkkomponenten Ononin und Trifolirhizin und haben diuretische Wirkung.

Ononin(5,7,4'-Trihydroxyiso-flavon-7-O-glu-cosid)

Abb. 10. Wirksame Bestandteile der Hauhechelwurzel (Ononidix Radix) (s. a. Tafel I/4)

Arnikablüten (Arnicae Flos). Die Blüten von Arnica montana L. enthalten eine ganze Reihe von Bioflavonoiden: Isoquercitrin, Astragalin und Luteolin-7-gluco-sid. Extrakte werden äußerlich zur Wundheilung und innerlich als Herztonikum angewandt.

Isoquercitrin(Quercetin-3-glucosid,R_1=OH,R_2=H)

Astragalin(Kämpferol-3-O-glucosid,R_1=H,R_2=H)

Abb. 11. Bioflavonoide von Arnikablüten (Arnicae Flos) (s. a. Tafel I/5)

Lindenblüten (Tiliae Flos) werden von der Winterlinde (Tilia cordata Mill.) und Sommerlinde (Tilia platyphyllos Scop.) gewonnen und getrocknet. Die Droge enthält eine ganze Reihe von Flavonoiden: Quercitrin, Isoquercitrin, Astragalin und weitere Quercetin- und Kämpferol-O-diglykoside und wird als Tee bei Erkältungen und Rheuma eingesetzt.

Quercitrin(Quercetin-3-O-rhamnosid,R_1=OH,R_2=H)

Isoquercitrin(Quercetin-3-O-glucosid,R_1=OH,R_2=H)

Astragalin(Kämpferol-3-O-glucosid,R_1=H,R_2=H)

Abb. 12. Bioflavonoide von Lindenblüten (Tiliae Flos) (s. a. Tafel I/7)

In der Tabelle 1 sind einige weitere flavonoidhaltige Drogen zusammengestellt.

Aufgrund seiner antiödematösen Wirkung ist ein großer Bedarf für Rutin vorhanden. Besonders hoch ist der Rutingehalt in den als Drogen verwendeten Schnurbaumknospen (Sophorae Flos, bis zu 25% Rutin) und im Buchweizen (Fagopyri Herba, bis zu 6%). Beide Pflanzen werden zur Gewinnung von Rutin verwendet.

Tabelle 1. Zusammenstellung einiger weiterer flavonoidhaltiger Drogen

Droge	Hauptbioflavonoide
Akazienblüten (Robiniae pseudacaciae Flos)	Kämpferol-3-O-glykoside
Gartenrautenkraut (Rutae Herba)	Rutin
Goldrutenkraut (Virgaureae Herba)	Quercitrin, Rutin, Isoquercitrin, Astragalin
Ringelblumenblüten (Calendulae Flos)	Quercetin- und Kämpferol-O-glykoside
Schlehendornblüten (Pruni spinosae Flos)	Kämpferol-3-O-glykoside
Spierblumen (Spiraeae Flos)	Quercetin-O-glykoside
Vogelknöterichkraut (Polygoni avicularis Herba)	Quercetin-O-glykoside
Walnußblätter (Juglandis Folium)	Quercetin- und Kämpferol-3-O-glykoside
Wasserpfefferkraut (Polygoni hydropiperis Herba)	Rhamnazin (5,3,4'-Trihydroxy-7,3'-dimethoxyflavon)

Wasserlösliche Rutinpräparate erhält man durch Umsetzung der Hydroxylfunktionen des Aglykons von Rutin mit Ethylenoxid oder Epichlorhydrin und zwar ein Gemisch von Mono- bis Tetrahydroxyethylrutosiden [15].

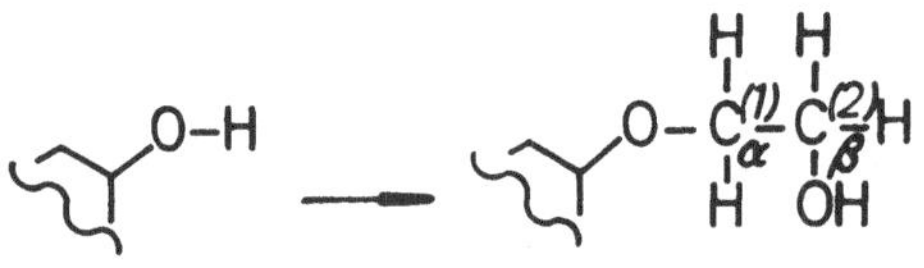

Abb. 13. Syntheseschema für Hydroxyethylrutoside aus Rutin durch Umsetzung mit Ethylenoxid (Hauptprodukt ist das Trihydroxyethylderivat)

6. Neuere Methoden zur Analytik der Bioflavonoide

6.1 Lichtabsorptionsspektroskopie und Dünnschichtchromatographie

Zur Charakterisierung von Flavonoiden werden seit langem insbesondere die Lichtabsorptionsspektroskopie und die Dünnschichtchromatographie eingesetzt [8, 16, 17]. Die Lichtabsorptionsspektren der Flavone zeigen in methanolischer Lösung zwischen 240 und 400 nm zwei Banden. Die Bande I liegt bei 300–380 nm und wird durch den Zimtsäurerest mit Ring B verursacht. Bande II liegt im Bereich von 240–280 nm und ist Folge einer Absorption von Ring A mit dem Benzoylsystem. Werden die Flavone und Flavonole in basischem Milieu gemessen, erfolgt im allgemeinen eine bathochrome Bandenverschiebung. Komplexbildung mit Aluminiumchlorid verursacht ebenfalls Verschiebungen der Banden nach höheren Wellenlängen.

6.2 Circulardichroismus

Zur strukturellen Charakterisierung von Flavonglykosiden eignet sich der Circulardichroismus (CD) wesentlich besser als die Lichtabsorptionsspektroskopie. In

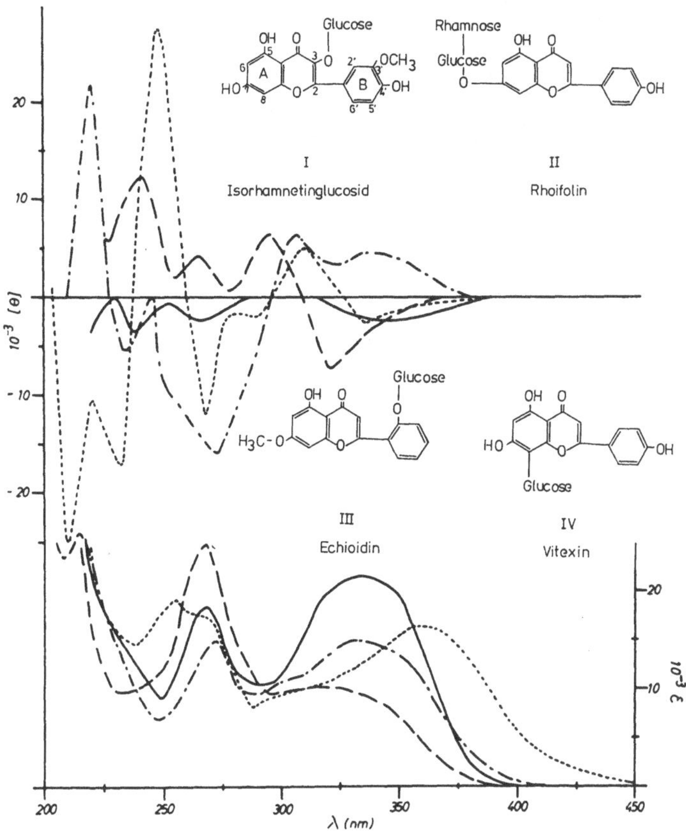

Abb. 14. Circulardichroismus (θ) und Lichtabsorptionsspektren (ε) von Flavonglykosiden, Isorhamnetin-3-β-D-glukosid (I, ----), Rhoifolin (II, ——), Echioidin (III, ––––), Vitexin (IV, -.-.-.-.)

neuerer Zeit sind mehrere CD-Untersuchungen über Flavonglykoside veröffentlicht worden [18–20]. Aus Abb. 14 können einige allgemeine Regeln, die den CD-Spektren von Flavonglykosiden entnommen werden können, erkannt werden:
1. 3-0-Flavonglykoside zeigen ein besonders stark strukturiertes CD-Spektrum. Im Bereich der UV-Banden I und II liegen im allgemeinen je drei Cotton-Effekte. Die CD-Bande bei 250 nm ist bei β-D-glykosidischer Bindung stets positiv und zeigt die höchsten molaren Elliptizitätswerte (25 000 bis 30 000). Die große Intensität dieser Cotton-Effekte kann teilweise mit der Behinderung der Rotation um die glykosidische Bindung erklärt werden. 2. Liegt eine 0-glykosidische Verknüpfung der Glucose mit dem Phenylrest (Ring B) oder mit Ring A vor (vgl. II, III), dann sind die CD-Spektren weniger strukturiert; die Cotton-Effekte im Bereich der UV-Bande II zeigen dann geringere Intensität als bei 1 oder 4. 3. Das CD-Spektrum eines Flavons mit 2′-0-glucosidischer (III) unterscheidet sich charakteristisch von dem mit 7-0-glucosidischer (II) Verknüpfung im Bereich der UV-Bande II: Die

Cotton-Effekte erscheinen bei ähnlichen Wellenlängen, haben aber entgegengesetzte Vorzeichen.

Flavonderivate mit C-β-D-glucosidischer Verknüpfung am Ring A (IV) können gut von denjenigen mit 0-glucosidischer Verknüpfung am Ring A (II) durch ihr strukturierteres und intensiveres CD-Spektrum unterschieden werden. Bei C-Glucosiden ist das asymmetrische Zentrum des Zuckers räumlich dem Aglykon näher als bei 0-Glucosiden. Zur Identifizierung durch Spektrenvergleich besonders geeignet ist der intensive bei 272 nm gelegene Cotton-Effekt des Vitexins (IV), im Unterschied zu den Flavon-3-β-D-glucosiden ist dieser Cotton-Effekt jedoch nach längeren Wellenlängen verschoben und durch Überlappung mit benachbarten Banden verbreitert.

Die Methode des Circulardichroismus wird neuerdings auch erfolgreich zur Bestimmung von flavonoiden Wirkstoffen nach i. v.- und oraler Verabreichung in Humanserum eingesetzt.

Die neue Nachweismethode basiert auf unserer Beobachtung, daß die Circulardichroismus(CD)-Spektren der Hydroxyethylrutoside so günstige Lagen und Vorzeichen der Cotton-Effekte aufweisen, daß erstens direkte Messungen im Serum oder Plasma möglich und zweitens auch geringe Konzentrationsänderungen des Wirkstoffs erfaßbar sind. Dies wird dadurch ermöglicht, daß Hydroxyethylrutoside einerseits und Serumproteine andererseits Cotton-Effekt-Maxima bei 345 nm mit entgegengesetzten Vorzeichen aufweisen. Prinzipiell sollte sich daher aus der Intensität des Cotton-Effektes bei 345 nm unter Zuhilfenahme einer vorher aufgestellten Eichkurve die Konzentration des Wirkstoffes im Blut bestimmen lassen. Zu den CD-Messungen können klare Plasma- oder Serumproben verwendet werden. Das Ergebnis liegt ungefähr eine Stunde nach der Blutentnahme einschließlich der zur Probenvorbereitung erforderlichen Zeit vor.

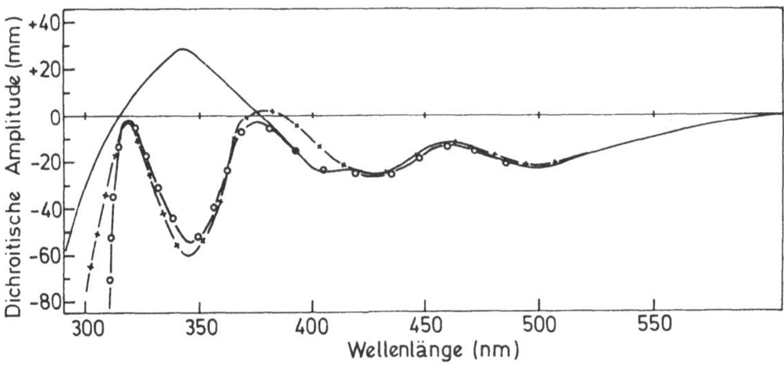

Abb. 15. Circulardichroismus-Spektren von Humanserum (——), Humanserum + Trihydroxyethylrutosid (+——+) und Humanserum + Tetrahydroxyethylrutosid (o——o). Bezogen wurde auf eine Schichtdicke von 1 cm. Die Meßtemperatur betrug 4 °C. Zu jeweils 5 ml Serum wurden 0,1 ml einer wäßrigen Lösung (c = 0,1 mol/l) des Hydroxyethylrutosids gegeben

Die Methode wurde zuerst zum quantitativen Nachweis der Hydroxyethylrutoside in Humanblut und Harn nach intravenöser Applikation angewendet. Nach Injektion von je 1500 mg Hydroxyethylrutosiden konnte die Konzentration im Serum und Harn in Abhängigkeit der Zeit bestimmt werden. Die ausgewerteten CD-Spektren von acht Probanden zeigten, daß unmittelbar nach der Injektion der Ru-

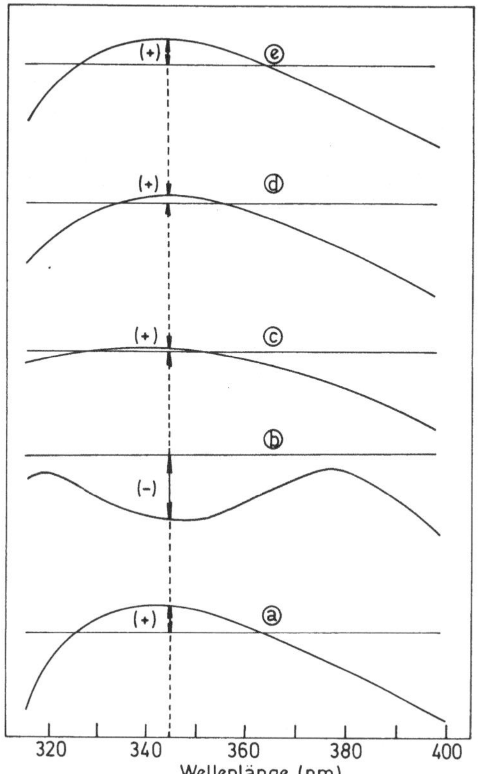

Abb. 16. Beispiel der Veränderung der CD-Bande bei 345 nm von Serum eines Probanden: Vor der Applikation von Venoruton® (a), 5 min (b), 20 min (c), 35 min (d), 50 min (e) nach i. v.-Applikation von 1 500 mg Venoruton®. Die dichroitischen Amplitudenwerte in mm sind auf eine Schichtdicke von 1 cm bezogen; die Meßtemperatur betrug 4 °C

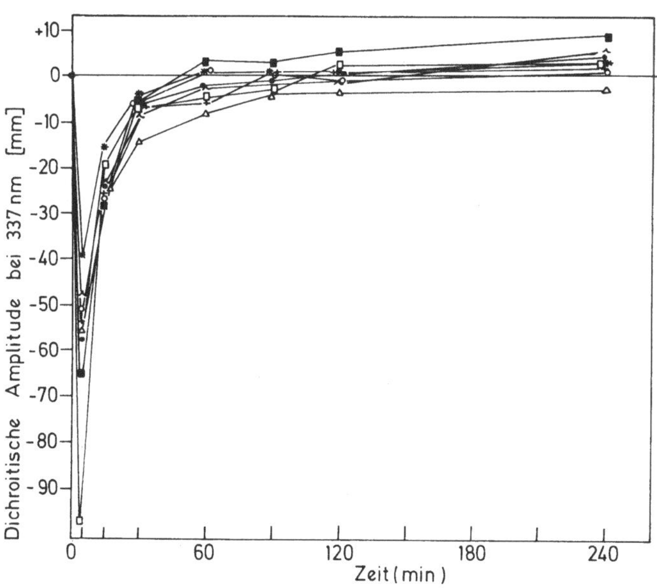

Abb. 17. Wirkstoff-Konzentration im Serum nach i.v.-Applikation von 1 500 mg Venoruton® an acht (×——× 1, ■——■ 2, ∧——∧ 3, ●——● 4, ○——○ 5, □——□ 6, △——△ 7, +——+ 8) freiwilligen männlichen Versuchspersonen. Die Meßwerte sind als Funktion der Zeit angegeben und auf einen Nullwert normiert, um die individuellen Schwankungen der Serumleerwerte etwas auszugleichen. Die dichroitischen Amplitudenwerte (in mm bei 337 nm gemessen) sind auf eine Schichtdicke von 1 cm umgerechnet. Die Meßtemperatur betrug 4 °C

tosidderivate eine starke Zunahme der negativen dichroitischen Amplitude zwischen 300 und 400 nm eintritt, gefolgt von einem exponentiellen Abfall. Nach 1–2 Std ist die überwiegende Menge der Rutosidderivate wieder aus dem Serum verschwunden. Relativ rasch nach Verabreichung taucht bereits eine erhebliche Menge der Rutoside unverändert im Harn auf.

6.3 Massenspektrometrie

Relativ viele grundlegende Untersuchungen wurden auf dem Gebiet der ^{1}H-Kernresonanz-Spektroskopie und Massenspektroskopie der Flavonoide durchgeführt [8, 16].

Als Beispiel wird im Folgenden die massenspektroskopische und Kernresonanz-spektroskopische Untersuchung von Rutin und seiner Hydroxyethylderivate diskutiert. Die meisten Flavonoidaglykone zeigen im Massenspektrum intensive M^+-Peaks. Flavonglykoside werden vorteilhaft vor ihrer massenspektroskopischen Untersuchung trimethylsilyliert, permethyliert oder trifluoracetyliert [21]. Nach unseren Erfahrungen können nach Hydrolyse der Glykoside in 1 N HCl im abgeschmolzenen Rohr bei 100 °C die Aglykone in ausreichend reiner Form für massenspektroskopische Untersuchungen gewonnen werden [10]. Nach Elektronenbeschuß zerfallen die Molekülionen der Flavonoide in charakteristische Fragmente.

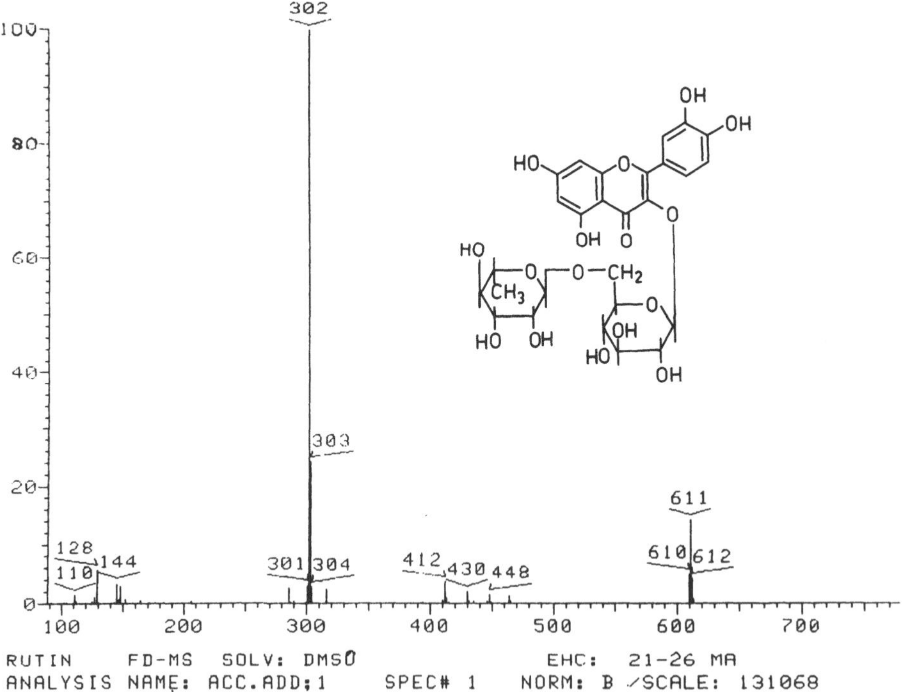

Abb. 18. FD-Massenspektrum von Rutin (21–26 mA, Lösungsmittel: DMSO)

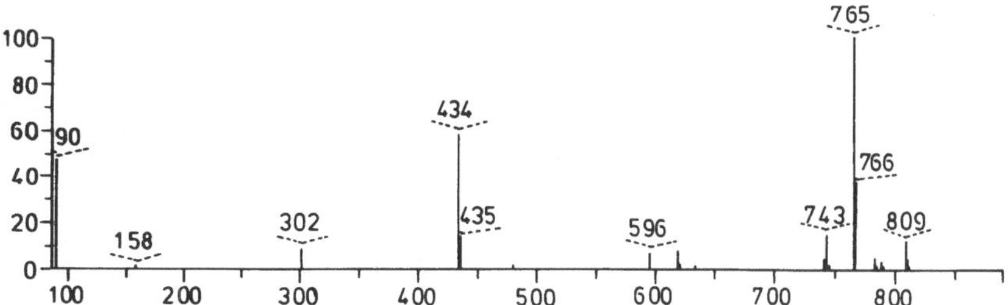

Abb. 19. FD-Massenspektrum von Hydroxyethylrutosiden (22–26 mA, Lösungsmittel: DMSO)

6.3.1 Experimentelle Angaben zur Aufnahme der Massenspektren

Die FD-Massenspektroskopie wurde mit einem Finnigan MAT 312-Spektrometer mit SS 188-Datensystem durchgeführt. Es kam eine kombinierte EI/FI/FD-Ionenquelle und ein genau justierbares Einlaßfenster eigener Herstellung zur Anwendung. Die Proben wurden in Dimethylsulfoxid gelöst (p.a., Merck; c = 1 µg/µl). 1 µl wurde auf den Emitter mit Hilfe einer Mikroliterspritze aufgetragen („Freeze-Loading"-Technik). Der Emitter wurde mit einem präzise kontrollierten E.h.c.-Programmer mit 4 mA/min (Lindem, Bremen) aufgeheizt. Das Mehrfach„scanning" wurde vom Datensystem mit einer „Scan"-Rate von 3.2 sec/Dekade gestartet. 10–15 Einzel„scans" bei und unterhalb der Desorption der Molekülionen wurden gleichzeitig akkumuliert. Es wurde ein modifiziertes Programm zur Spektrenmittelung durch das Datensystem angewandt, aus dem die Spektren anschließend berechnet wurden.

FAB-Massenspektren wurden mittels einer Sattelfeld-Ionenkanone (Ion-Tech, Teddington, UK) erhalten, die am GC-Einlaßflansch des MAT 31-Spektrometers montiert war. Dabei wurde eine EI-Ionenquelle benutzt und ein direktes Einlaßfenster, das mit einer Zielfläche aus Edelstahl (ca. 2 mm^2, Oberfläche, um 30° angeschrägt) bestückt ist. Die Proben wurden in DMSO gelöst (c = 10 µg/µl) und mit ca. 15 µl Glycerin (Serva) gemischt. 5 µl dieser Lösung wurden auf die Zielfläche aufgetragen. Alle Messungen wurden so durchgeführt, daß Zielfläche und Ionenquelle Raumtemperatur hatten, der primäre Ar-Strahl hatte eine Beschleunigungsspannung von 8 kV. Der durch den Strahl transportierte Strom betrug 0,15 mA und der Druck an der Ionenquelle ca. 2×10^{-5} Torr. Die Spektren wurden vom Datensystem bei einer „Scan"-Rate von 4,7 sec/Dekade und einer Auflösung von 1 000 erhalten. Typische Meßzeiten bis zur Aufnahme der Matrix betrugen 15–20 min.

6.3.2 Diskussion der Massenspektren

FD-Massenspektren des Rutins und seiner Hydroxyethylderivate werden in den Abb. 18 und 19 verglichen; beide liefern ein relativ einfaches, aber übereinstimmendes Muster in der Molmassenverteilung der Fragmentionen und damit auch hinsichtlich der wichtigen Strukturelemente. Im Spektrum des Rutins läßt sich das protonierte Molekülion MH$^+$ bei m/e 611 identifizieren. Das Spektrum wird jedoch beherrscht vom Fragment m/e 302 des Polyhydroxyflavonrestes, der sich durch Bruch der glykosidischen Bindung leicht bildet. Im Gegensatz dazu ist die Intensität des Molekülions im Spektrum des hydroxylethylierten Derivats verstärkt (Abb. 19). Die detaillierte Analyse der vorhandenen Molekülionen führt zur Identifizierung von Trihydroxyethylrutosid (MM 742) als Hauptkomponente (MH^+, m/e 743; MNa^+, m/e 765, Basis-Peak), zusammen mit einer kleineren Menge des Tetrahydroxyethylderivates (MH^+, m/e 787, MNa^+ m/e 809). Als Hauptfragmentierung findet man wieder den Bruch der glykosidischen Bindung, es entsteht hauptsächlich der Trihydroxyethylflavonoidrest mit m/e 434, sowie in geringem Umfang der Tetrahydroxyethylflavonoidrest mit m/e 478. Dies ist ein Hinweis darauf, daß hauptsächlich nur diese Substituenten im Aglykon vorkommen. Ein Nebenweg in der Fragmentierung führt durch Abspaltung des Rutinoserestes zu $(M\text{-}Rhamnose)^+$-Fragmentionen (m/e 596 und m/e 619 durch Na-Anlagerung). Dadurch wird folgendes gezeigt:

a) die Existenz der Flavon-Glykosid-Bindung im Glucose-Teil des Moleküls,
b) die Bildung von Ionen mit Na-Anlagerung (MNa^+-Cluster) im Rutinose-Teil.
Die bevorzugte Bildung von MNa^+-Clusterionen ist oft in FD-Spektren von Zuckerderivaten beobachtet worden.

Ein entsprechendes Ion, $(M\text{-}Rhamnose)^+$ taucht auch im Spektrum des underivatisierten Rutins (m/e 465) auf.

Voruntersuchungen mit der FAB-Massenspektroskopie (FAB = Fast Atom Bombardment) ermöglichten ebenfalls die Identifizierung von Molekülionen, die Intensität der entsprechenden Peaks war jedoch beträchtlich niedriger. Ein MNa^+-Ion (m/e 633) war im Spektrum von Rutin erst nach Zugabe von wenig NaCl zur Glycerin-Lösung nachweisbar. In den FAB-Spektren der Hydroxyethylderivate fand man nur Na-Clusterionen mit m/e 765 und 809. Hauptfragmentierung war bei beiden Molekülen die Bildung des Aglykon-Fragments bei m/e 309 und 434. Andere Fragmentionen bei niedrigeren Massenzahlen waren schwierig zu identifizieren wegen der starken Wechselwirkung mit Matrix-Ionen aus der Glycerinlösung.

6.4 Kohlenstoffresonanz

Durch die Entwicklung der Puls-Fourier-Technik ist die ^{13}C-NMR-Spektroskopie zu einer der wichtigsten Methoden zur Charakterisierung und Strukturaufklärung von Naturstoffen geworden [22, 23]. Aufgrund allgemeiner ^{13}C-chemischer Verschiebungsregeln konnten im ^{13}C-NMR-Spektrum von Flavonoiden insbesondere in Verbindung mit der „Off-Resonance"-Technik sämtliche Signale zugeordnet werden.

Neue Techniken wie das J-modulierte Spin-Echo-Experiment liefern Spektren mit hoher Peakintensität und der gleichen Information wie ein „Off-Resonance"-Spektrum (Abb. 20–22). Abb. 21 und 22 zeigen ^{13}C-NMR-Spektren in dieser ungewohnten Darstellung. Mit Hilfe des J-modulierten Spin-Echo-Experiments gelingt es, quartäre und sekundäre C-Atome mit negativer und tertiäre und primäre mit positiver Amplitude darzustellen, was eine Zuordnung wesentlich vereinfacht. Der Intensitätsverlust der Signale beim „Off"-Resonanz-Spektrum wird hier vermieden.

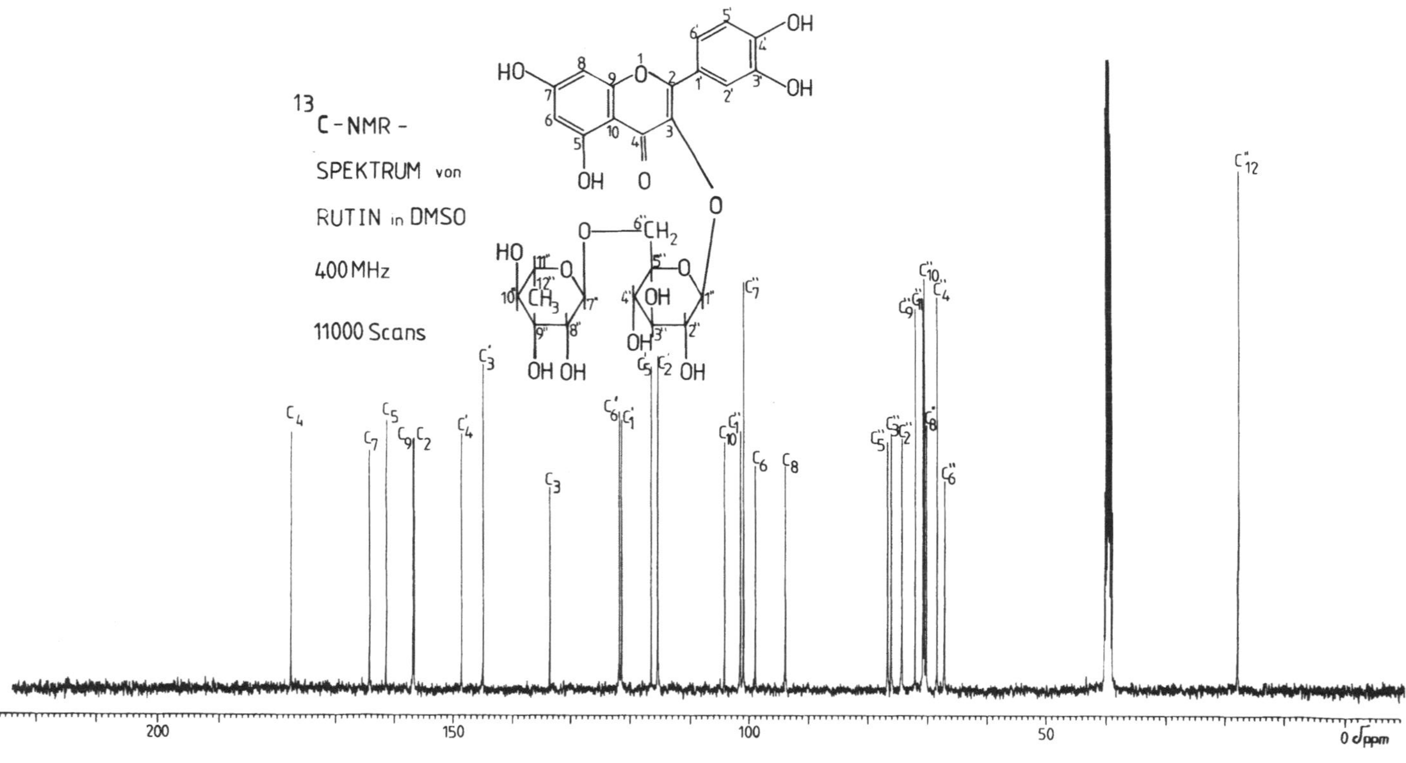

Abb. 20. ^{13}C-NMR-Spektrum (100,62 MHz, Bruker WM 400) von Rutin in ^{2}H$_6$-DMSO (c = 100 mg/ml; 11000 scans); breitbandentkoppelt

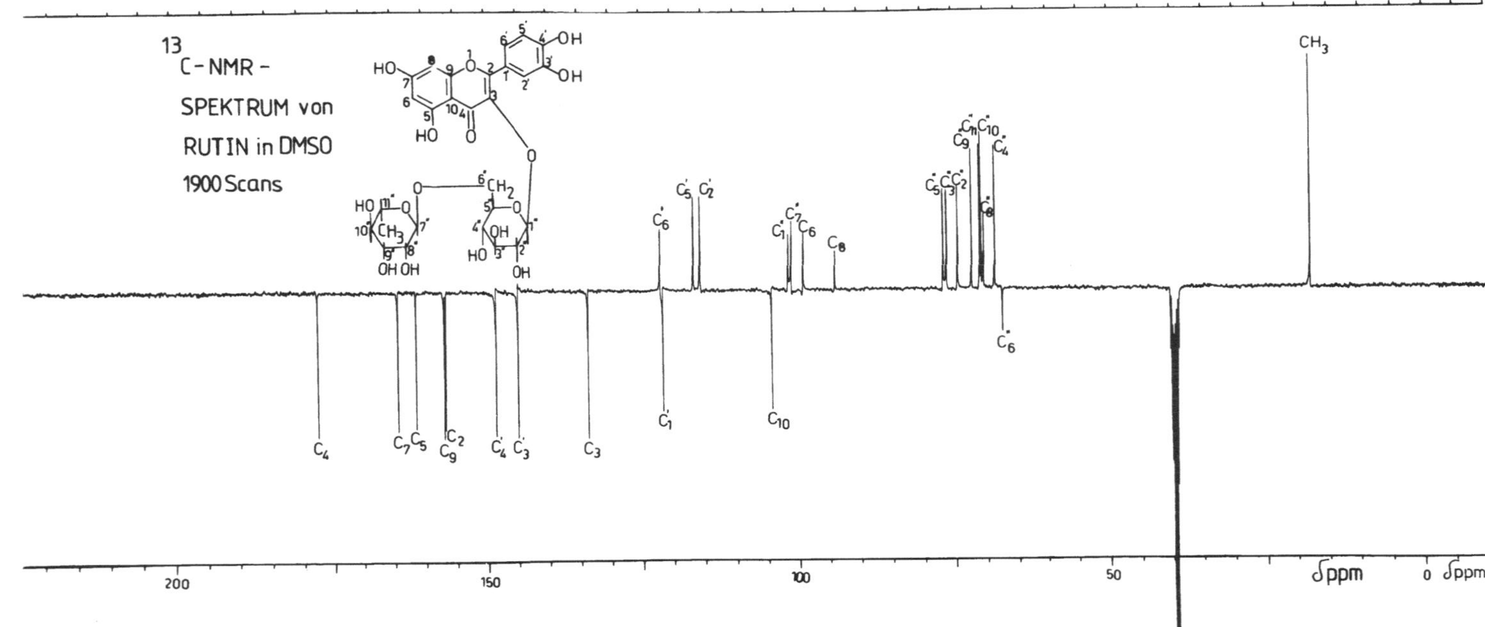

Abb. 21. ^{13}C-NMR-Spektrum (100,62 MHz, Bruker WM 400) von Rutin in ^{2}H$_6$-DMSO (c = 10 mg/ml; 1900 scans); J-moduliertes Spin-Echo-Experiment

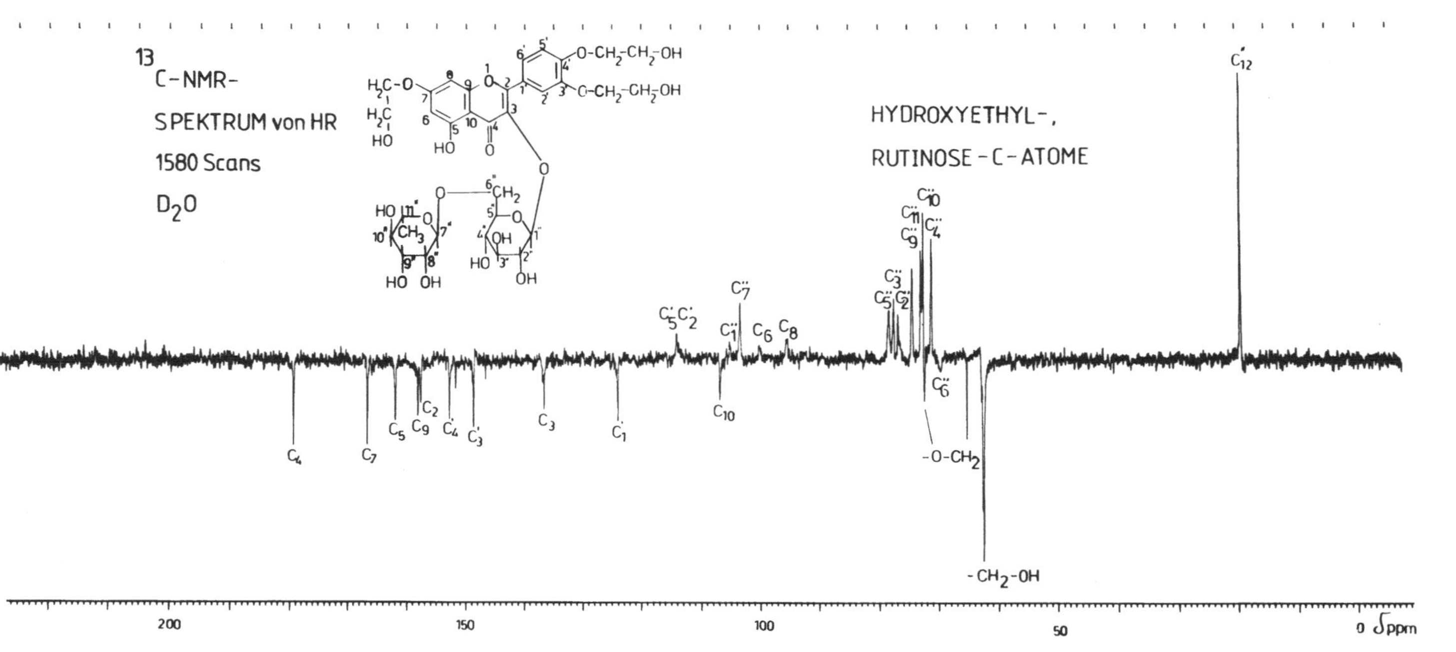

Abb. 22. ^{13}C-NMR-Spektrum (100,62 MHz, Bruker WM 400) von Hydroxyethylrutosiden in ^{2}H$_6$O (c = 100 mg/ml; 1 580 scans) J-moduliertes Spin-Echo-Experiment

18

6.4.1 J-modulierte Spin-Echo-Experimente

Dem Auftreten von k-Multipletts in einem gekoppelten ^{13}C-NMR-Spektrum entspricht ein Aufspalten der Magnetisierungen M_k in k Komponenten.

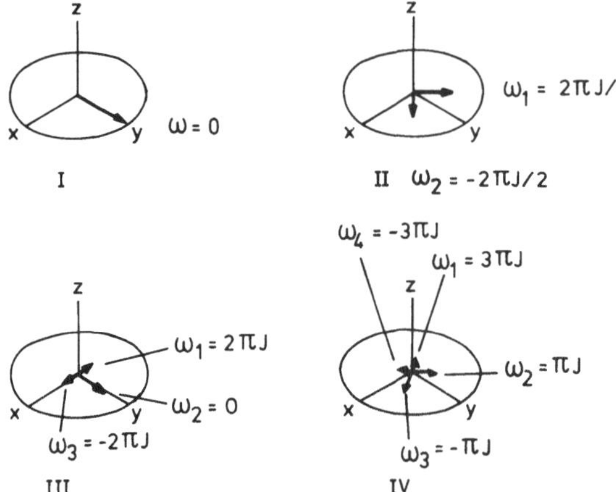

Abb. 23. Aufspaltung der Magnetisierungen und Präzession der Komponenten: k = 0 Singulett I, k = 1 Dublett II, k = 2 Triplett III, k = 3 Quartett IV; Anregung durch einen 90°-Puls

Die Präzession der Komponenten wird vom Detektor (in der y-Achse) als cos-Funktion wahrgenommen:

$$
\begin{aligned}
&\text{I:} & f_0(t) &= 1 & &C_{qu}, C_{sek} \\
&\text{II:} & f_1(t) &= \cos(2\pi Jt) & &C_{pr}, C_{tert} \\
&\text{III:} & f_2(t) &= \cos(2\pi Jt) & &C_{sek} \\
&\text{IV:} & f_3(t) &= \cos(3\pi Jt) & &C_{pr}
\end{aligned}
$$

Um ein entkoppeltes Spektrum zu erhalten, wird vor der Aufnahme der Entkoppler wieder eingeschaltet. Die Kopplung bricht dadurch zusammen, aus den Multipletts werden Singuletts. Mathematisch entspricht dieser Vorgang einer Vektoraddition der Komponenten der magnetischen Momente; nur noch die Resultierende wird registriert.

Läßt man als Zeit zwischen 90°-Puls und Aufnahme des FID die Zeit $t = 1/J$ verstreichen, erhält man folgende relativen Intensitäten:

$$
\begin{aligned}
&\text{I:} & f_0(1/J) &= +1 \\
&\text{II:} & f_1(1/J) &= -1 \\
&\text{III:} & f_2(1/J) &= +1 \\
&\text{IV:} & f_3(1/J) &= -1 .
\end{aligned}
$$

Dies erklärt die Phasenverschiebung von jeweils 180° beim Übergang Singulett-Dublett-Triplett-Quartett. Wählt man für J den Wert 137 Hz (t = 7,3 msec), erhält man die besten Ergebnisse.

Das beschriebene Experiment wird in der Praxis etwas abgewandelt; um die T_2-Relaxation und Phasenfehler auszugleichen, wird es als Spin-Echo-Experiment durchgeführt. Nach einem 90°-Puls folgt ein 180°-Puls, was zur Refokus-

Zur Verdeutlichung sei das von uns verwendete Mikroprogramm angegeben:

```
T1 = 4000 = P2   4000 msec warten, dann Puls 2 (90°-Puls)
T2 =    0 = R2   0 sec warten, Entkoppler ausschalten (reset)
T3 =  7,3 = P3   7,3 msec (= 1/J) warten, dann Puls 3 (180°-Puls)
T4 =    0 = S2   0 sec warten, Entkoppler einschalten (set)
T5 =  7,3 = SC   7,3 msec warten, dann FID aufzeichnen (scan)
T6 =   -1        Sprung zum Programmanfang.
```

sierung führt. Die J-Modulation (Ausschalten des Entkopplers während der Pulseinstrahlung) wird beim 180°-Puls durchgeführt.

Anhand dieser Spektren wurde die bisherige [24] Zuordnung der ^{13}C-Resonanzen überprüft. Die ^{13}C-Signale des Flavon-Grundkörpers lassen sich durch Vergleich mit dem Aglykon Quercetin identifizieren. Die restlichen Signale sind Resonanzen der Rutinose (= Rhamnosyl-glucose)-C-Atome. Entsprechend ihrem aliphatischen Charakter weisen diese Zuckersignale aufgrund des NOE (Nuclear Overhauser Effect) eine höhere Intensität auf.

Unser Spektrum (Rutin) und das von Chari, Wagner und Neszmélyi [24] publizierte Spektrum des Aglycon Quercetin unterscheiden sich augenfällig in zwei Resonanzen. C-2 wird von 146.9 ppm (Ref. 24) nach 156.9 ppm wegen Substitution von C-3 verschoben und fällt dadurch mit C-9 zu einem engen Dublett zusammen. C-2 läßt sich im J-modulierten Spin-Echo-Experiment jedoch einwandfrei als quartärer Kern mit negativer Intensität identifizieren. Eine zweite Besonderheit ist, daß die Signale von C-1′ und C-6′ bei nahezu gleicher chemischer Verschiebung (121.5 ppm) liegen; ihre korrekte Zuordnung gelingt mit Hilfe des Spin-Echo-Experiments, wonach C-6′ als tertiärer Kern mit positiver Intensität auftritt und C-1′ (quartär) mit negativer Intensität. Ohne die hohe Auflösung des verwendeten Spektrometers hätte man die beiden genannten Dubletts nicht auflösen können. Ein Vergleich mit Spektren von Lallemand und Duteil [25] sowie Neszmélyi [26] zeigt die Richtigkeit der Zuordnung.

Beim hydroxyethylierten Derivat erweist sich das J-modulierte Spin-Echo als hilfreiche Technik, denn die Resonanz der Hydroxyethyl-C-Atome fällt genau in den Bereich der Rutinose-C-Atome. Aufgrund ihres Charakters als sekundäre Kohlenstoffe mit negativer Intensität lassen sie sich jedoch unschwer identifizieren. Die Zuordnung der C-Atome des Rutinoserestes erfolgte aufgrund von Literaturangaben [23, 27, 28].

6.4.2 ^{1}H-Kernresonanzspektren

Die Spektrometerfrequenz von 400 MHz bewirkt ein Zusammenbrechen der nichtklassischen Kopplungen der aromatischen Protonen, die so leicht nach den Regeln erster Ordnung zugeordnet werden können. Man findet die Protonen H-6 (6.2 ppm) und H-8 (6.5 ppm) in dem für alle 5,7-Dihydroxyflavone typischen Bereich [16]. Wegen ^{4}J-Kopplung sind die Signale zum Dublett aufgespalten.

Bei den B-Ring-Protonen liegen die Absorptionen im normalen aromatischen Bereich; H-6′ (7.55 ppm) und H-5′ (6.85 ppm) verursachen Dubletts, wobei H-5′ durch die OH-Gruppe an C-4 abgeschirmt ist. Das isolierte, nicht koppelnde H-2′ ergibt ein Singulett bei 7.5 ppm.

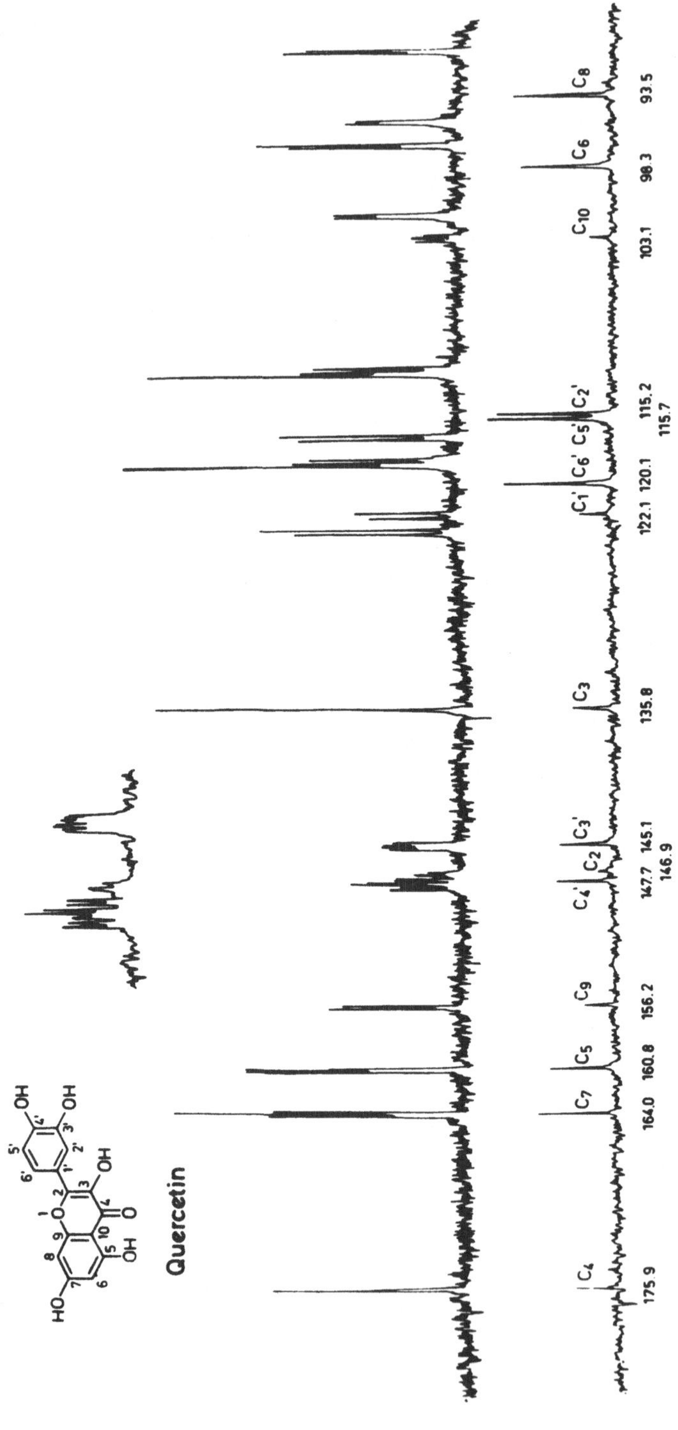

Abb. 24. Protonen-gekoppeltes (obere Kurve) und breitbandentkoppeltes (untere Kurve) ^{13}C-NMR-Spektrum von Rutin nach Chari, Wagner und Neszmélyi [24]

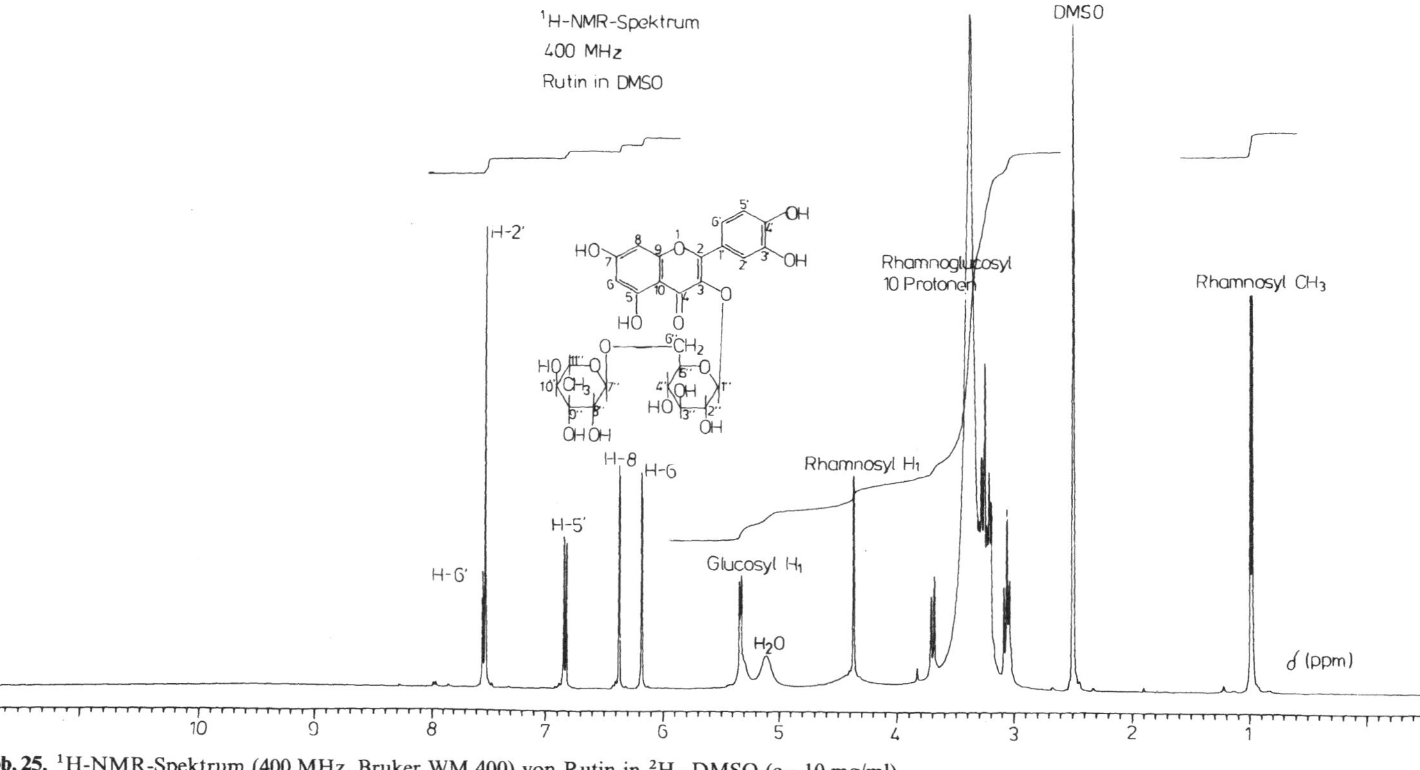

Abb. 25. ¹H-NMR-Spektrum (400 MHz, Bruker WM 400) von Rutin in ²H₆-DMSO (c = 10 mg/ml)

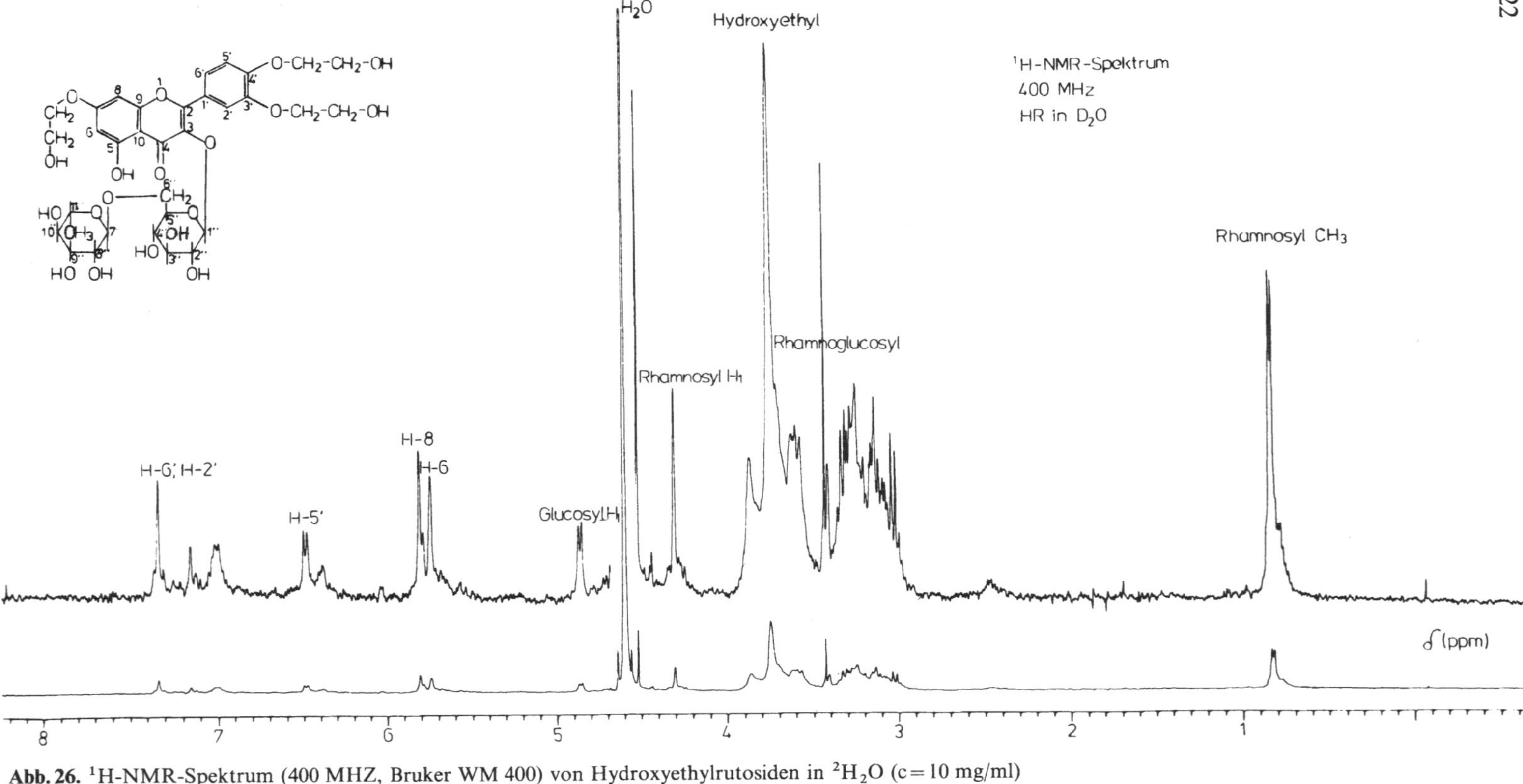

Abb. 26. ¹H-NMR-Spektrum (400 MHZ, Bruker WM 400) von Hydroxyethylrutosiden in ²H₂O (c = 10 mg/ml)

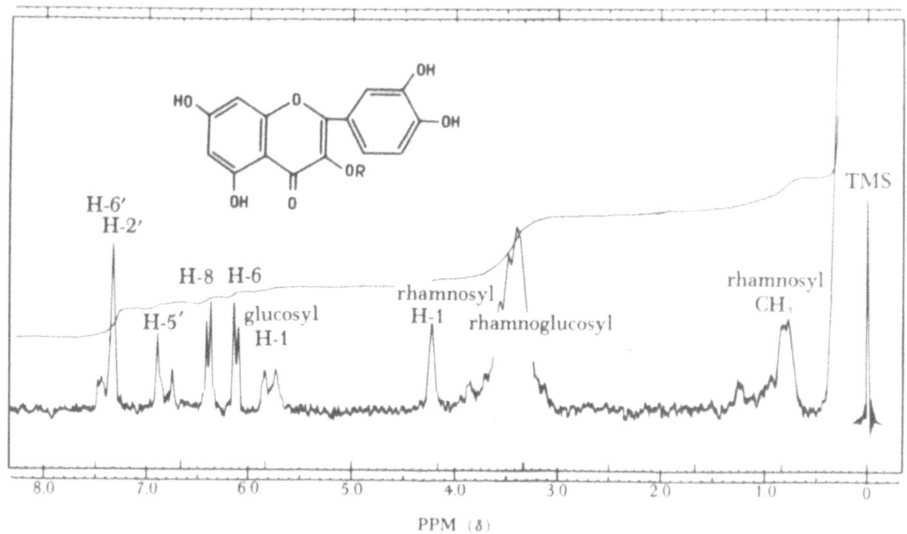

Abb. 27. ^{1}H-NMR-Spektrum von Rutin (TMS-Derivat) mit einem 100 MHz-Spektrometer aufgenommen [16], R = rhamnoglucosyl

Unter den Zuckerprotonen lassen sich einwandfrei H-1 von Glucose (5.3 ppm) und H-1 von Rhamnose (4.4 ppm) zuordnen. Beide Zuckerreste liegen als Pyranoside in der Sesselkonformation vor; dabei bewirken sterische Effekte, daß die Rhamnosyl-CH$_3$-Gruppe äquatorial vorliegt. Folglich unterliegt Rhamnosyl-H-1 einer äquatorial-äquatorial-Kopplung (^{3}J = 2 Hz, schlecht oder gar nicht aufgelöst), während das Glucosyl-H-1, eine axial-axial-Kopplung mit ^{3}J = 7 Hz zeigt. Die Rhamnosyl-CH$_3$-Gruppe erscheint als gut aufgelöstes Dublett bei 1.0 ppm. Die übrigen zehn Rutinosylprotonen absorbieren zwischen 3 und 4 ppm.

Ein Vergleich der Abb. 25 und 27 zeigt den Vorteil des Hochfeldgerätes gegenüber einem herkömmlichen Spektrometer: Die aromatischen Protonen koppeln ausschließlich klassisch, und zahlreiche Peaks mit ähnlichen Absorptionen werden noch aufgelöst.

Im hydroxyethylierten Rutin liegt ein Substanzgemisch unterschiedlichen Substitutionsgrades vor. Daher erscheinen keine scharfen Signale, die Signalgruppen lassen sich jedoch wie beim Rutin zuordnen (Abb. 25). In den Seitenketten sind C$_\alpha$ und C$_\beta$ magnetisch nichtäquivalent, da sie unterschiedlich substituiert sind (OR und OH), das gibt Anlaß zu dem großen Triplett bei 3.6 bis 4.0 ppm.

Diese wenigen Beispiele aus dem Gebiet der Flavonoidanalytik zeigen die große Bedeutung der verschiedenen spektroskopischen Methoden zur Identifizierung von Naturstoffen in Heilpflanzen.

24

Literatur

1. Rusznyák S, Szent-Györgyi A (1963) Nature 138:37
2. Bruckner P, Szent-Györgyi A (1936) Nature 138:37
3. Griffith JQ, Krewson CF, Naghski J (1955) Rutin and Related Compounds. Mack Publishing Company, Easton, Pennsylvania
4. Bayer E, Voelter W (1965) Natürliche Farbstoffe mit Ausnahme von Myo- und Hämoglobin. In: Schormüller J (Hrsg) Handbuch der Lebensmittelchemie. Springer, Berlin Heidelberg New York S 649
5. Gábor M (1972) The Anti-inflammatory Action of Flavonoids. Akadémiai Kiadó, Budapest
6. Laham H, Pruckner H (1974) Bioflavonoide „Vitamin P". In: Ammon R, Dirscherl W(Hrsg) Fermente, Hormone, Vitamine. Thieme, Stuttgart
7. Gábor M (1975) Abriß der Pharmakologie von Flavonoiden. Akadémiai Kiadó, Budapest
8. Harborne JB, Mabry TJ, Mabry H (1975) The Flavonoids. Chapman and Hall, London
9. Farkas L, Gábor M, Kallay F (eds) (1977) Flavonoids and Bioflavonoids, Current Research Trends. Elsevier, Amsterdam Oxford New York
10. Voelter W, Jung G (Hrsg) (1978) O-(β-Hydroxyethyl-)rutoside, experimentelle und klinische Ergebnisse. Springer, Berlin Heidelberg New York
11. Wagner H (1980) Pharmazeutische Biologie, Drogen und ihre Inhaltsstoffe. Gustav Fischer, Stuttgart New York
12. Grisebach H, Barz W (1969) Naturwissenschaften 56:538
13. Pachéco H (1969) Bull Soc franc Physiol veg 15:3
14. Mahlbrock K, Grisebach H (1975) Biosynthesis of Flavonoids. In: Harborne JB, Mabry TJ, Mabry H (eds) The Flavonoids. Chapman and Hall, London
15. Schmidt H (1978) Kurze Einführung in die Chemie der Flavonoide unter besonderer Berücksichtigung der o-(β-Hydroxyethyl-)rutoside. In: Voelter W, Jung G (Hrsg) o-(β-Hydroxyethyl-)rutoside, experimentelle und klinische Ergebnisse. Springer, Berlin Heidelberg New York S 1
16. Mabry TJ, Markham KR, Thomas MB (1970) The Systematic Identification of Flavonoids. Springer, Berlin Heidelberg New York
17. Stahl E, Schild W (1981) Pharmazeutische Biologie, Drogenanalyse II: Inhaltsstoffe und Isolierungen. Gustav Fischer, Stuttgart New York
18. Voelter W, Oster O, Jung G, Breitmaier E (1971) Chimia 25:27
19. Lévai A (1977) Chiroptical Techniques in Flavonoid Chemistry. In: Farkas L, Gábor M, Kállay F (eds) Flavonoids and Bioflavonoids, Current Research Trends. Elsevier, Amsterdam Oxford New York, S 295
20. Voelter W, Brun J, Oster O, Jung G (1977) Circular Dichroism Studies on Flavone Glycosides. In: Farkas L, Gábor M, Kállay F (eds) Flavonoids and Bioflavonoids, Current Research Trends. Elsevier, Amsterdam Oxford New York, S 307
21. Unveröffentliche Ergebnisse
22. Stothers JB (1972) Carbon-13 NMR-Spectroscopy. Academic Press, New York
23. Breitmaier E, Voelter W (1974) ^{13}C NMR Spectroscopy. Verlag Chemie, Weinheim
24. Chari VM, Wagner H, Neszmélyi A (1977) Carbon-13 NMR Spectroscopy of Flavonoids. In: Farkas L, Gábor M, Kállay F (eds) Flavonoids and Bioflavonoids, Current Research Trends. Elsevier Amsterdam Oxford New York, S 49
25. Lallemand JY, Duteil M (1977) Org Magn Res 9:179
26. Neszmélyi A (1982) Persönliche Mitteilung
27. Voelter W, Breitmaier E, Price R, Jung G (1971) Chimia 25:168
28. Voelter W, Breitmaier E, Jung G (1971) Angew Chem 83:1011; Angew Chem Intern Edit 10:935

Hochdruckflüssigchromatographische Bestimmung von O-(β-Hydroxyethyl)-rutosiden in Humanserum

O-(β-Hydroxyethyl)-rutosides and Their Quantitation
in Human Serum by HPLC

WILHELM KUHNZ, GÜNTHER JUNG und WOLFGANG VOELTER

Summary

A procedure for the quantitative determination of O-β-hydroxyethylated rutosides (HR) by HPLC is presented, which can be applied to the detection of these modified flavonoids in human serum. In serum samples proteins were precipitated first by addition of acetone; the supernatant was further purified on a XAD-2 microcolumn and the methanol eluate finally chromatographed on a reversed phase column, using a HPLC-system with UV detection. An almost linear calibration curve and about 80% recovery were obtained. The method has a detection limit of 1 mg/l (UV 256 nm) and was successfully applied to pharmacokinetic studies in human volunteers.

Zusammenfassung

Es wird eine Methode zur quantitativen Bestimmung von O-β-hydroxyethylierten Rutosiden (HR) mittels HPLC beschrieben, die zum Nachweis dieser modifizierten Flavonoide in Humanserum geeignet ist. Serumproben werden durch Zugabe von Aceton deproteiniert. Der Überstand wird auf einer XAD-2 Mikrosäule weiter gereinigt. Schließlich wird mit Methanol das Rutosidgemisch eluiert und durch „reversed-phase"-HPLC bestimmt, wobei ein UV-Detektor verwendet wird. Dabei ergibt sich eine weitgehend lineare Beziehung zwischen Substanzmenge und Signalfläche. Die Wiederfindung der Aufarbeitung ist bei etwa 80%, die Nachweisgrenze der Methode liegt bei 1 mg/l (UV 256 nm). Die Methode wird zu pharmakokinetischen Studien an freiwilligen Versuchspersonen herangezogen.

1. Einleitung

Die O-(β-Hydroxyethyl)-rutoside (HR) werden seit längerer Zeit erfolgreich in der Therapie verschiedener Erkrankungen, wie venöser Insuffizienz und bei Strahlenschäden [1, 2] eingesetzt. Um verläßliche Informationen über das pharmakokinetische Verhalten von HR zu erhalten, mußte eine Methode entwickelt werden, die eine Quantifizierung der Substanz in menschlichem Serum ermöglicht. Die Ausarbeitung einer hierfür geeigneten Methode wird besonders dadurch erschwert, daß HR ein Gemisch von in unterschiedlichem Ausmaß substituierten Rutinkörpern darstellt. Die Verwendung von Hochdruckflüssigchromatographie (HPLC) an Umkehrphasen (reversed phase) erwies sich als geeigneter methodischer Ansatz. Im folgenden soll die Anwendung dieser Methode bei der Messung des zeitlichen Plasmaspiegelverlaufs nach intravenöser Applikation von HR gezeigt werden.

2. Experimenteller Teil

Die O-(β-Hydroxyethyl)-rutoside wurden von der Firma Zyma GmbH, München, zur Verfügung gestellt. Die einzelnen Isomere wurden durch Reinigung des Gemisches auf Sephadex LH 20 gewonnen, ihre Identifizierung erfolgte durch GC-MS [3, 4]. Die verwendeten analysenreinen Lösungsmittel wurden von der Firma Merck, das Harz Amberlite XAD-2 von der Firma Serva bezogen. Die Serumproben wurden von hospitalisierten Freiwilligen bezogen, deren Identität uns nicht bekannt war. Die tiefgefrorenen Proben wurden unmittelbar vor ihrer Aufarbeitung aufgetaut.

Für die HPLC-Messungen stand ein Gerät der Firma Waters zur Verfügung, das mit einem Gradientmischer, einem Integrator und einer UV-Einheit ausgerüstet war. Es wurde eine Fertigsäule RP-8 (250·4 mm) der Firma Merck verwendet, Laufmittel war ein Gemisch von Wasser/Methanol/Essigsäure (70/30/6). Die Fließgeschwindigkeit war 0,9 ml/min, die Detektion der eluierten Substanzen erfolgte bei 256 nm. Die Proben wurden über eine Dosierschleife zugeführt, das Probenvolumen lag zwischen 10 und 100 µl und war so bemessen, daß auch bei geringen Substanzkonzentrationen die Absolutmenge innerhalb des Bereichs der Eichkurve lag.

2.1 Aufarbeitung der Serumproben

Jeweils 1 ml Serum wurde nach dem in Tabelle 1 dargestellten Schema aufgearbeitet, 10—100 µl des Filtrates wurden chromatographiert. Nachdem durch Acetonfällung die Hauptmenge der Serumproteine entfernt wurde, folgte eine Chromatographie des Überstandes auf einer XAD-2 Säule (50·6 mm). Mit H_2O wurden zunächst die Salze, die freien Zucker und andere störende Begleitkomponenten entfernt. Schließlich wurde mit Methanol das Rutosidgemisch eluiert.

3. Ergebnisse

Zur Erstellung einer Eichkurve wurden zu jeweils 1 ml Serum 10, 20, 50, 100, 150, 200, 250 und 300 µg HR gegeben und nach dem in Tabelle 1 dargestellten Schema

Tabelle 1. Aufarbeitungsschema der O-(β-hydroxyethyl)-rutoside aus Humanserum

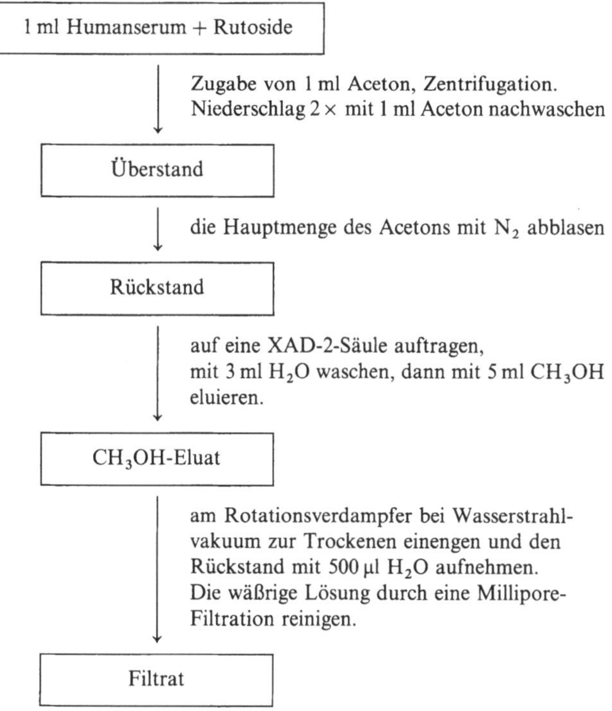

aufgearbeitet. Dies wurde für jede der Proben zweimal durchgeführt. Jeweils 10 µl des Filtrats wurden über HPLC vermessen und die Peakflächen des nicht ganz aufgelösten Signals, das den Di- und den Triethern entspricht, mit einem Integrator bestimmt (Abb. 1). Dabei ergab sich eine weitgehend lineare Beziehung zwischen der Menge an zugesetztem HR und der gemessenen Peakfläche (Abb. 2). Die Wiederfindung der Aufarbeitung wurde durch einen Vergleich der Flächenwerte bei Vermessung von reinem HR und aus Serum bestimmten HR erhalten, sie liegt bei $78 \pm 8\%$. Die Nachweisgrenze liegt bei einer HR-Konzentration von 1 µl/ml. Durch Injektion von 100 µl Filtrat wird dabei eine Gesamtmenge erreicht, die innerhalb der Eichkurve liegt.

3.1 Pharmakokinetik von HR nach intravenöser Verabreichung

Bei drei männlichen Probanden wurden 15, 30, 45, 60, 90 min und 2, 3, 4, 6, 8, 12 und 24 h nach erfolgter Injektion von 1,5 g HR Blutproben entnommen. Jeweils 1 ml des Serums wurde wie beschrieben aufgearbeitet und über HPLC vermessen. Die Summe der Flächenwerte für die Di- und Triether wurden anhand der Eichkurve umgerechnet. Der zeitliche Verlauf der HR-Konzentration im Blut ist in Abb. 3 dargestellt. Die Identität der vermessenen Substanz wurde dadurch gesichert, daß die Di- und Triether aufgefangen und anhand ihrer Massenspektren identifiziert wurden.

Der zweiphasige Kurvenverlauf deutet darauf hin, daß der eigentlichen Elimination eine Verteilung in tiefere Kompartimente vorausgeht (Abb. 3).

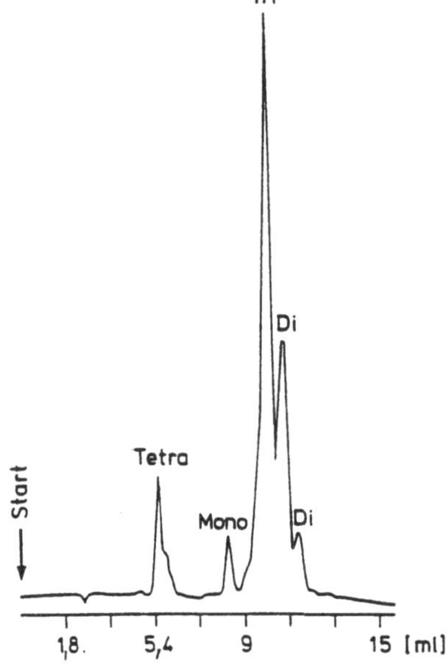

Abb. 1. HPLC Chromatogramm des Gemisches O-(β-Hydroxyethyl)-rutoside (HR). Die Zuordnung der einzelnen Komponenten erfolgte durch chromatographischen Vergleich mit den strukturell bestimmten Reinverbindungen. Bedingungen: RP-8 Säule 25 cm, Wasser/Methanol/Essigsäure (70/30/6), Fließgeschwindigkeit 0,9 ml/min

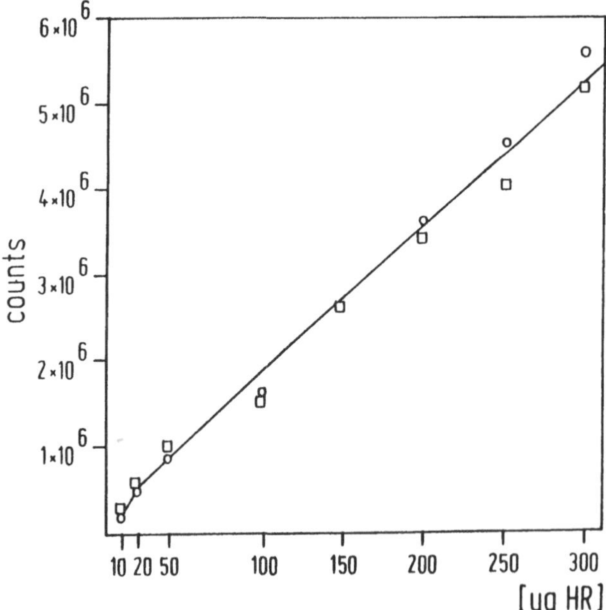

Abb. 2. Eichkurve für die Bestimmung von Di- und Tri-O-(β-hydroxyethyl)-rutosiden in Humanserum

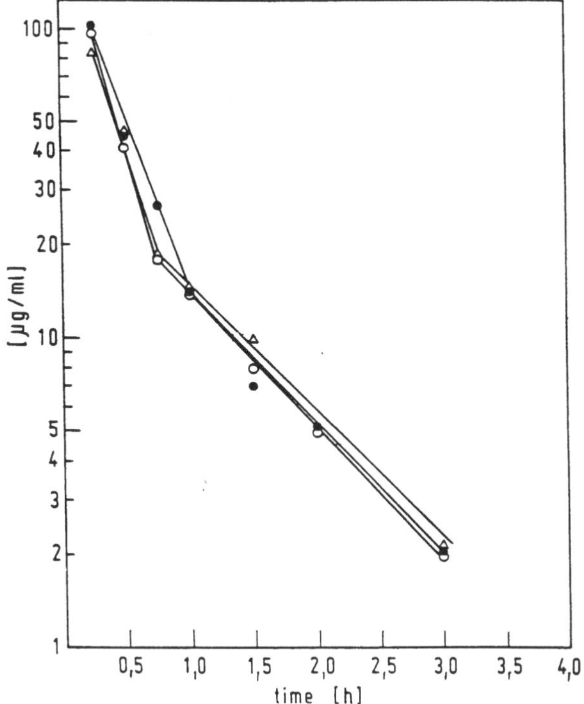

Abb. 3. Änderung des HR-Blutspiegels nach intravenöser Applikation von 1,5 g HR bei drei männlichen Probanden (semilogarithmische Darstellung)

4. Diskussion

Die durch HPLC-Analyse erhaltenen Werte befinden sich in Übereinstimmung mit den von Förster [5] und Griffith [6] gefundenen Resultaten, die mittels TLC und ^{14}C-markiertem HR erhalten wurden. Weiterhin bestätigen die HPLC-Resultate die zeitabhängigen Konzentrationskurven, die in unserem Arbeitskreis mit dem Circulardichroismus aufgestellt wurden [7].

Der zeitliche Verlauf der Plasmaspiegel ändert sich bei den 3 Probanden in gleicher Weise. Im Mittel sind nach Ablauf von 30 min nach Injektion noch 4–5 mg Di- und Triether pro 100 ml Serum vorhanden, nach 2 h noch etwa 500 µg. Nach 4 h sind weder Di- noch Triether nachzuweisen. Eine Diskussion dieser Daten hinsichtlich ihrer klinischen Bedeutung wird gesondert publiziert werden [8].

Literatur

1. Voelter W, Jung G (Hrsg) (1978) O-(β-Hydroxyethyl)-rutoside-experimentelle und klinische Ergebnisse. Springer, Berlin Heidelberg New York
2. Farkas L, Gabor M, Kallay F (Hrsg) (1977) Flavonoids and Bioflavonoids, current, research trends. Proc. of the 5th Hungarian Bioflavonoid Symposium, Matrafüred, Hungary, May 25–27, 1977. Elsevier, Amsterdam

3. Kuhnz W, Rembold H (1978) Massenspektrometrische Identifizierung der Hauptkomponenten des Wirkstoffkomplexes O-(β-Hydroxyethyl)-rutoside. In: Voelter W, Jung G (Hrsg) O-(β-Hydroxyethyl)-rutoside – experimentelle und klinische Ergebnisse. Springer, Berlin Heidelberg New York, S 21–24
4. Kuhnz W, Rembold H (1980) Identification and quantification of O-(β-Hydroxyl)-rutosides by mass spectrometry selected ion monitoring. Biomed Mass Spectrom, Vol 7(6):269–272
5. Förster H (1978) Resorption und Stoffwechsel von Hydroxyethylrutosiden. In: Voelter W, Jung G (Hrsg) O-(β-Hydroxyethyl)-rutoside – experimentelle und klinische Ergebnisse. Springer, Berlin Heidelberg New York, S 43–62
6. Griffith LA, Hackett AM (1977) In: Flavonoids and Bioflavonoids. Elsevier, Amsterdam, p 325
7. Jung G, Ottnad M, Voelter W (1977) Eur J Drug Metab Pharmacokinet 3:131
8. F. Matzkies et al., in Vorbereitung

Klinische Pharmakologie
von O-(β-Hydroxyethyl)-rutosiden

Clinical Pharmacology of O-(β-Hydroxyethyl)-rutosides

Luc P. Balant

Summary

O-(β-Hydroxyethyl)-rutosides (HR, Venoruton®) were developed about 20 years ago. The paper presents a survey of the research in the clinical pharmacology of HR and gives conclusions regarding the significance of HR for the treatment of diseases related to chronic venous insufficiency.

Our present knowlegde shows that tolerance to O-(β-hydroxyethyl)-rutosides is excellent. No adverse side-effects, which could be ascribed clearly to the drug, have been reported since the introduction of HR into medicine.

HR is a standardized mixture of hydroxyethylated rutosides, which can be administered both orally and intravenously. The pharmacokinetic behavior of HR has been determined using various analytical methods, which detect HR and its main constituents in biological fluids. The analytical methods include circular-dichroism, HPLC, spectrofluorimetry and thin layer chromatography.

Oral administration of ^{14}C-labelled HR to healthy volunteers yielded pseudo-pharmacokinetic data. Approximately 3–6 percent of the oral dose is excreted in the urine. The elimination half-life is estimated to be about 18–26 hours. The results from the determination of urinary radioactivity agree with the results from cold methods.

Equilibrium dialysis shows that about 30 percent of ^{14}C-HR is bound to plasma proteins. The determination of the pharmacokinetic parameters of the individual components of HR is tedious and time consuming. In general, methods, which simultaneously determine the main constituents of HR, lack specificity. The measurement of total radioactivity is an example. Thus, caution must be exercised in making a conclusion from the half-life determined from a non-specific analytical method.

Current analytical methods detect the drug for prolonged periods of time after oral administration, although the blood concentrations are low. This indicates that the drug is distributed in tissues from which it may be progressively released into the general circulation. This fast entry into the tissue is compatible with the rapid disappearance of the drug from the blood after its intravenous administration. Additionally the renal route of excretion may be of minor importance for the elimination of HR, according to earlier observations in experimental animals.

Drugs designed for the treatment of chronic diseases often do not exhibit acute clinical pharmacological activity. Only a few pharmacological parameters, which are related to this chronic disease, are known. There is a delay between the oral administration of HR and the resultant decrease in capillary filtration rate. After i. v. administration, the decrease in capillary filtration rate is observed more rapidly.

Zusammenfassung

O-(β-Hydroxyethyl)-rutoside (HR, Venoruton®) wurden vor etwa 20 Jahren entwickelt. Eine Übersicht über die klinisch-pharmakologische Forschung der folgenden zwei Jahrzehnte sowie Schlußfolgerungen hinsichtlich der Bedeutung von HR für die Behandlung von Erkrankungen mit chronisch-venöser Insuffizienz werden dargestellt.

Die Verträglichkeit von HR ist nach unserer heutigen Kenntnis ausgezeichnet. Unerwünschte Nebenwirkungen, die eindeutig der Substanz zugeschrieben werden könnten, wurden seit der Einführung von HR in die Medizin nicht beobachtet.

HR ist eine standardisierte Mischung hydroxyethylierter Rutoside, die sowohl oral als auch intravenös verabreicht werden kann. Zur Klärung der pharmakokinetischen Eigenschaften von HR wurden verschiedene Methoden für die Bestimmung der Substanz in biologischen Flüssigkeiten entwickelt. Hierzu gehören zirkulardichroitische Untersuchungen, HPLC, Spektrofluorimetrie und Dünnschichtchromatographie, die für die Analyse der Hauptbestandteile im Serum und Harn geeignet erschienen.

Pseudopharmakokinetische Ergebnisse wurden außerdem durch Verwendung von ^{14}C-markiertem HR nach oraler Gabe bei gesunden Freiwilligen erzielt. Ungefähr 3–6% der verabreichten oralen Dosis werden im Harn ausgeschieden. Die Eliminationshalbwertszeit lag zwischen 18 und 26 Stunden. Ergebnisse, die mit den oben erwähnten kalten Analysenmethoden gewonnen wurden, stimmen mit diesen Resultaten aus der Bestimmung der Harnradioaktivität gut überein.

Etwa 30% von ^{14}C-markiertem HR werden nach Gleichgewichtsdialyse-Experimenten an Plasmaproteine gebunden.

Während die Bestimmung der pharmakokinetischen Parameter für alle einzelnen Bestandteile von HR ausgesprochen schwierig und zeitaufwendig ist, erlaubt die gleichzeitige Bestimmung der Hauptbestandteile im allgemeinen Spezifität. Dies gilt vor allem für die Bestimmung der Gesamtradioaktivität. Deshalb muß eine gewisse Vorsicht bei der Berechnung von Halbwertszeiten und den darauf basierenden Schlußfolgerungen hinsichtlich letzterer Methoden beachtet werden.

Nach den derzeit zur Verfügung stehenden Methoden ist das Pharmakon HR längere Zeit nach oraler Verabreichung meßbar. Allerdings sind die Blutkonzentrationen niedrig. Dies deutet darauf hin, daß HR in die Gewebe verteilt wird und von hier Zug um Zug in den allgemeinen Kreislauf freigesetzt wird. Dieser rasche Übertritt von HR in Gewebe stimmt mit der Beobachtung des schnellen Verschwindens des Pharmakons aus dem Blut nach seiner intravenösen Verabreichung gut überein.

Zusätzlich scheint der renale Ausscheidungsweg von geringerer Bedeutung für die Elimination von HR zu sein, was auch frühere Beobachtungen nahelegten.

Pharmaka wie HR, die für die Behandlung chronischer Erkrankungen entwickelt wurden, zeigen normalerweise keine akuten klinisch-pharmakologischen Wirkungen oder wenige pharmakologische Parameter, die in Beziehung zu diesen chronischen Zuständen stehen, sind bekannt. Allerdings konnte für HR gezeigt werden, daß die capilläre Filtrationsrate (KFR) für eine längere Zeit nach oraler Verabreichung erniedrigt ist. Dieser Effekt wird nach i. v.-Verabreichung schneller beeinflußt.

1. Einleitung

Arzneimittelversuche werden gegenwärtig in vier Phasen durchgeführt. In der Phase I wird die Testsubstanz erstmalig einer kleinen Anzahl gesunder freiwilliger Probanden verabreicht. In dieser Phase sollen hauptsächlich die Verträglichkeit der Substanz bei kurzfristiger Anwendung, das pharmakokinetische Profil und, wenn möglich, die pharmakodynamischen Eigenschaften bestimmt werden.

Die Phase II wird gewöhnlich in einen ersten (a) und einen zweiten (b) Versuchsabschnitt aufgegliedert; in diesen wird die Substanz einer kleinen Anzahl ausgewählter Patienten verabfolgt, die das Krankheitsbild aufweisen und bei denen das Medikament therapeutisch eingesetzt werden soll. Die Versuchsphase II b ist eine Weiterführung der Versuchsphase II a. In diesem Versuchsabschnitt sollen die Verträglichkeit bei chronischer Verabreichung, der Dosisbereich, die endgültige Darreichungsform sowie weitere Informationen im Hinblick auf Stoffwechsel und Kinetik der Substanz bestimmt werden.

Die Phase III umfaßt die klassischen Versuche unter Einbeziehung einer großen Anzahl von Patienten. Die Versuche der Phase II werden gewöhnlich von einem klinischen Pharmakologen und die der Phase III von einem Prüfarzt durchgeführt.

Die Überprüfung der klinischen Pharmakologie eines vor etwa 20 Jahren entwickelten Arzneimittels ist problematisch, weil die seinerzeit angewendeten Untersuchungsmethoden sich von dem zuvor beschriebenen Schema unterscheiden. Wir wollen dessen ungeachtet versuchen, unsere bisherigen Erfahrungen auf dem Gebiet der klinischen Pharmakologie von Venoruton® hier vorzustellen.

2. Verträglichkeit

O-(β-Hydroxyethyl)-rutoside (HR) haben sich in den Phasen III und IV der klinischen Versuche als eine sehr gut verträgliche Substanz erwiesen. Wir werden daher dieses Thema nicht weiter behandeln.

3. Pharmakokinetik beim Menschen

HR sind ein Gemisch aus hydroxyethylierten Rutosiden, deren Zusammensetzung in Tabelle 1 aufgeführt ist. Die Substanz kann oral und intravenös verabreicht werden.

Tabelle 1. Zusammensetzung von HR, nachgewiesen mit Hilfe der Gaschromatographie. (Die Methode basiert auf der Abtrennung silylierter Aglykone)

7,3′4′-Trihydroxyethylrutosid	50,1%
7,4′-Dihydroxyethylrutosid	21,9%
7,3′-Dihydroxyethylrutosid	11,7%
3′-Monohydroxyethylrutosid	7,3%
5,7,3′,4′-Tetrahydroxyethylrutosid	5,1%
3,7,3′,4′-Tetrahydroxyethylquercitin	3,4%
Rutin	0,5%

3.1 Das pharmakokinetische Dilemma

Da es sich bei HR um ein Gemisch handelt, wäre es theoretisch möglich, die Metabolisierung seiner Hauptkomponenten zu verfolgen. Zu diesem Zweck müßten mindestens 4 chemisch verwandte Verbindungen unabhängig voneinander bestimmt werden, um 90% der zugeführten HR-Dosis zu erfassen (Abb. 1). Es muß nicht besonders erwähnt werden, daß eine derartige Untersuchung sehr zeitraubend ist und darüber hinaus keine Gewähr dafür bietet, daß brauchbare Parameter bestimmt werden können.

Eine andere Möglichkeit wäre, nur die Hauptbestandteile in ihrer unveränderten Form zu untersuchen. Mit der Bestimmung der wichtigsten Tri- und Diether würden etwa 83% der zugeführten HR-Dosis erfaßt werden.

Schließlich könnten Untersuchungen mit Tri-HR, dem Hauptbestandteil von HR, nach alleiniger Verabreichung durchgeführt werden. Die Ergebnisse könnten möglicherweise einen Einblick in das Verhalten der Substanz vermitteln.

Weiterhin kämen nichtspezifische Methoden, beispielsweise die Bestimmung der Gesamtradioaktivität, die auch für HR angewandt wurde, zur Untersuchung in Betracht. Daß mit einer derartigen Methode lediglich pseudopharmakokinetische Parameter erfaßt werden, ist in der wissenschaftlichen Literatur allgemein anerkannt. Das Problem ist schon bei der Metabolisierung einer Monosubstanz recht kompliziert. Es muß nicht sonderlich betont werden, daß es gerade bei einem Gemisch aktiver Substanzen wie in HR sehr schwierig ist, die experimentellen Ergebnisse in eine befriedigende Vorstellung vom Verhalten des Präparates im menschlichen Organismus umzusetzen.

Hier könnte ebenfalls die Gesamtradioaktivität der verschiedenen HR-Bestandteile und ihrer Metaboliten verfolgt werden. Eine solche Untersuchung dürfte

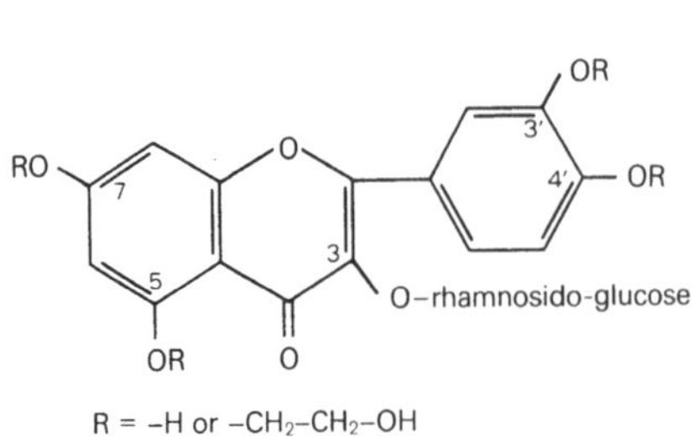

Abb. 1. Chemische Grundformel von HR

relativ problemlos im Harn durchzuführen sein, Plasmauntersuchungen dagegen würden die Applikation unannehmbar hoher Dosen der radioaktiv markierten Substanz voraussetzen.

3.2 Analytische Methoden, die zur Bestimmung der HR-Bestandteile in biologischen Flüssigkeiten herangezogen wurden

3.2.1 Analytische Methoden zur Qualitätskontrolle von HR

Viele Methoden, die zur Kontrolle des Rohstoffs oder der galenischen Formen geeignet sind, wurden auch zur Untersuchung von HR angewandt. Sie gestatten die Abtrennung und Identifizierung der wichtigsten Bestandteile und Begleitkomponenten von HR. Für biologische Flüssigkeiten ist ihre Empfindlichkeit jedoch nicht befriedigend. Diese Methoden sind
– Dünnschichtchromatographie
– Gaschromatographie mit Flammenionisationsdetektion

3.2.2 Methoden für biologische Flüssigkeiten

HR wurden vielfach mit Hilfe von ^{14}C-markierten Verbindungen untersucht. In diesem Zusammenhang wurden verschiedene Methoden zur Abtrennung angewandt. Für die Beschreibung dieser Methoden sei auf entsprechende Literatur verwiesen.

a) Dünnschichtchromatographie. Diese Methode wurde von Wienert u. Gahlen (1970) zur Analyse von Harnproben herangezogen. Förster (1978) verwendet sie zur Analyse von Serum- und Harnproben.

b) Circulardichroismus. Diese Methode wurde von Jung und Voelter (1977, 1978) beschrieben. Sowohl nach oraler als auch nach intravenöser Verabreichung von HR wurde die Substanz im Blut nachgewiesen.

c) Hochdruckflüssigkeitschromatographie (HPLC). Die Nachweisgrenze der beiden von Kuhnz et al. (1980) beschriebenen Methoden für die Tri- und Diether liegt bei 1 μg/ml und bei 0,1 μg/ml für die Tetraether (Fluoreszenznachweis). Nach intravenöser Verabreichung von 1,5 g HR an gesunde freiwillige Probanden erreichten die Serumkonzentrationen der Triether die Nachweisgrenze nach 2 h, während die Konzentrationen der Tetraether die Nachweisgrenze nach 3 h erreichten. Pharmakokinetische Parameter können somit nur geschätzt und nicht genau berechnet werden.

d) Spektrofluorimetrie. Tan et al. (1978) beschrieben eine Methode zum Nachweis von Trihydroxyethylrutosid. Die Spezifität der Methode ist indessen zweifelhaft, und höchstwahrscheinlich werden mehr als nur eine Komponente erfaßt. Da die Eigenfluoreszenz der einzelnen Rutosid-Aluminium-Komplexe unterschiedlich ist, dürften befriedigende Ergebnisse zur Beschreibung des pharmakokinetischen Profils von HR kaum zu erwarten sein. Die Empfindlichkeit der Methode ist für Plasmauntersuchungen unzureichend.

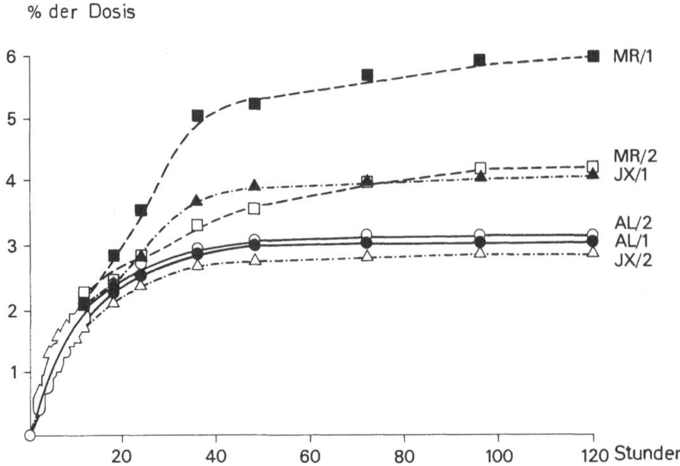

Abb. 2. Kumulative Ausscheidung der Gesamtradioaktivität im Harn von 3 gesunden freiwilligen Probanden nach oraler Verabreichung von 300 mg ^{14}C-HR vor (geschlossene Symbole) und nach (offene Symbole) 8 wöchiger Behandlung mit täglich 900 mg HR. (Daten von Hackett et al., 1976)

3.3 Übersicht über die derzeit verfügbaren pharmakokinetischen Daten

a) Wienert u. Galen (1970) verabreichten HR an gesunde, freiwillige Probanden. Nach intravenöser Zufuhr von 500 mg HR oder oraler Verabreichung von 3600 mg HR wurden die gesammelten Harnproben mit Hilfe der Dünnschichtchromatographie analysiert. Die Autoren folgern, daß HR im Gastrointestinaltrakt nicht resorbiert werden. Hier muß berücksichtigt werden, daß HR-Konjugate mit dieser Methode wahrscheinlich nicht zu erfassen sind die Ergebnisse dieser Studie infolgedessen mit Vorsicht interpretiert werden müssen.

b) Hackett et al. (1976) verabfolgten 300 mg der ^{14}C-markierten Substanz per os an gesunde freiwillige Probanden. Im Harn wurden 3–6% des zugeführten ^{14}C ausgeschieden (Abb. 2). Die im Harn nachgewiesene Menge des unveränderten ^{14}C-HR entsprach 1,6–3% der zugeführten Gesamtdosis. Wenn man die Ausscheidung des HR im Harn gegen die Zeit graphisch darstellt, läßt sich die Halbwertzeit der Elimination berechnen (Abb. 3). Die Halbwertzeit scheint im Bereich zwischen 10–25 h zu liegen, sie bleibt relativ konstant nach zweimaliger Verabreichung der Substanz. Die Tatsache, daß eine zweite Zufuhr von ^{14}C-HR im Anschluß an eine Verabreichung von 900 mg HR täglich über einen Zeitraum von 8 Wochen keine Veränderung in der ^{14}C-Ausscheidung bewirkte, deutet darauf hin, daß HR den eigenen Stoffwechsel weder durch Enzymhemmung noch durch Enzyminduktion beeinflussen. Innerhalb 1 h wurden nach oraler Applikation signifikante Spiegel von ^{14}C nachgewiesen. Spitzenwerte wurden zwischen 2–9 h beobachtet. Die Autoren folgern, daß ihre Befunde vereinbar sind mit den Ergebnissen aus Tierversuchen, wobei HR hauptsächlich über Galle und Darm ausgeschieden wird.

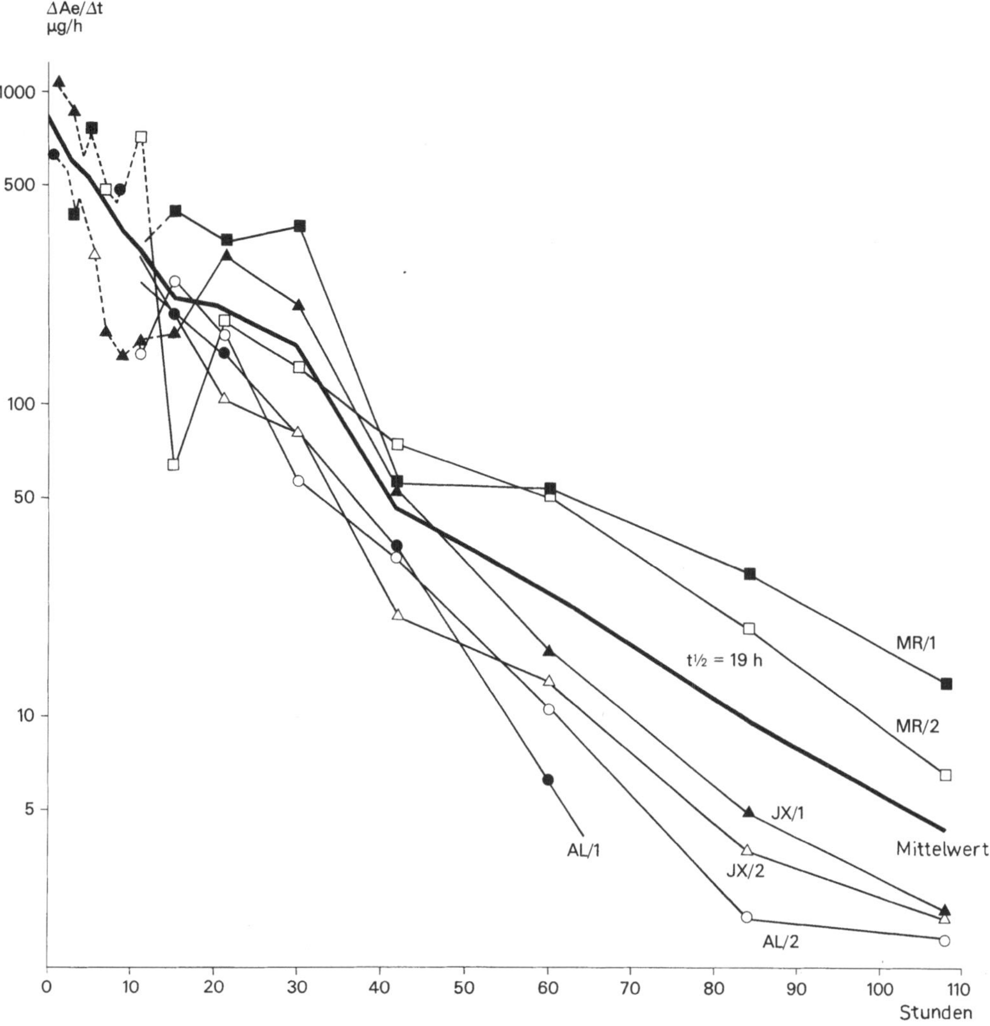

Abb. 3. Harnausscheidungsrate der Gesamtradioaktivität nach oraler Zufuhr von HR in Abhängigkeit von der Zeit. Die Versuchsbedingungen sind in Abb. 2 dargestellt. (Daten von Hackett et al., 1976)

c) Macchia et al. (1977) verabreichten ^{14}C-markiertes HR als Kapsel mit 300 mg, als Retardtablette mit 300 mg und als Retardtablette mit 500 mg. Die Plasmaradioaktivität war niedrig, und im Harn wurden 2,4–4,6% der zugeführten Dosis ausgeschieden. Die Ausscheidung der Gesamtradioaktivität aus dem Plasma erfolgt langsam und im Harn wurde bis zu 96 h nach Verabreichung der Substanz noch ^{14}C-HR nachgewiesen.

d) Förster (1978) bestimmte nach 6stündiger HR-Infusion (1 680 mg, 3 360 mg und 6 720 mg) bei freiwilligen Probanden mit Hilfe der Dünnschichtchromatographie die Serum- und Harnkonzentrationen der Tri- und Tetraether. Aus der Serumkonzentrationskurven geht hervor, daß die Ausscheidung von Tri- und Tetra-HR

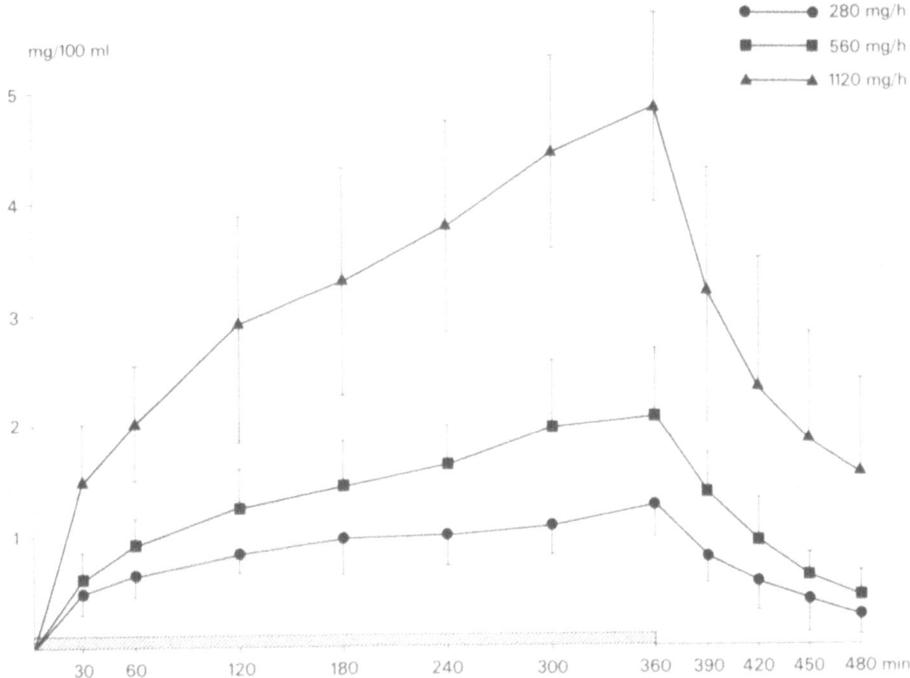

Abb. 4. Serumkonzentrationen von 7,3',4'-Trihydroxyethylrutosid bei gesunden Probanden nach 6stündiger Infusion von Venoruton®. (Daten von Förster, 1978)

bei den in diesen Untersuchungen verwendeten Dosen nicht linear verläuft (Abb. 4). Dasselbe Phänomen ist bei der Harnausscheidung zu beobachten. Je höher die zugeführte HR-Dosis ist, um so mehr wird im Harn ausgeschieden (Abb. 5). Die Menge der ausgeschiedenen Triether nach Verabreichung von 1 680 mg entspricht etwa 10% der Dosis und erhöht sich auf etwa 40% nach Zufuhr von 6 720 mg. Eine Erklärung für dieses eigenartige Verhalten der Substanz wurde in diesen Versuchsreihen nicht gefunden. Aus den Ergebnissen läßt sich zumindest teilweise erklären, warum die Ausscheidung von HR (und Metaboliten) nach intravenöser Injektion (hohe Initialdosis) höher ist als nach oraler Verabreichung.

e) Jung u. Voelter (1978) applizierten die Substanz intravenös (1 500 mg Bolusinjektion) und oral (4 000 mg). Die Methode des Circulardichroismus gestattete keine Quantifizierung der Serumkonzentrationen von HR. Es kann dennoch gefolgert werden, daß die Substanz nach intravenöser Injektion rasch aus dem Serum verschwindet, da nach 1–2 h Ausgangswerte gemessen wurden, während nach oraler Verabreichung die circulardichroitischen Effekte gewöhnlich länger als 12 h beobachtet wurden.

f) Ritschel u. Kaul (1981) verabreichten an acht gesunde freiwillige Probanden 3',4',7-Tri-O-(β-hydroxyethyl)-rutosid (500 mg per os). Die gesammelten Harnproben wurden mit spektrofluorimetrischen Methoden analysiert. Im Sammelurin von 120 h wurden im Mittel 8,6% der zugeführten HR-Dosis wieder gefunden.

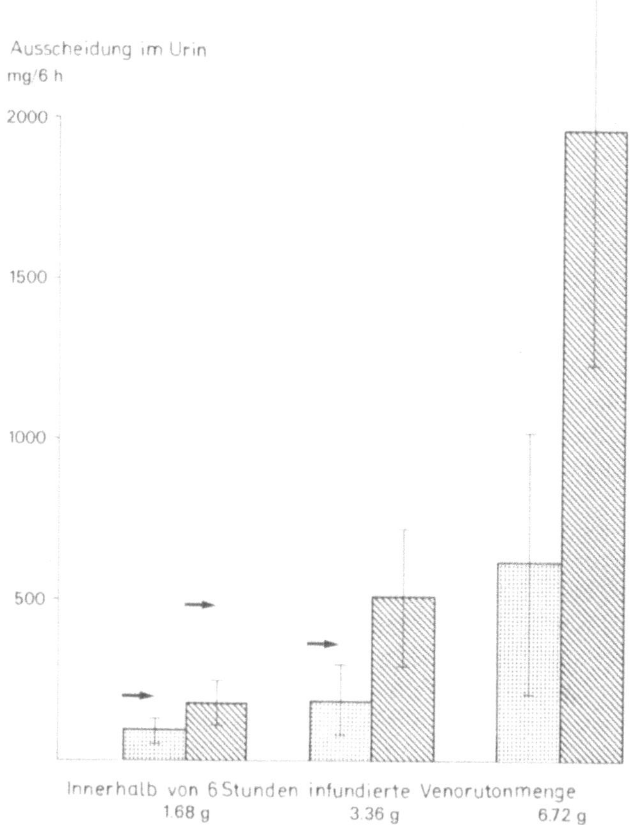

Abb. 5. Harnausscheidung von Tri- und Tetra-HR nach intravenöser Injektion von Venoruton® bei gesunden Probanden. Die Pfeile symbolisieren ½ und ¼ der nach höherer Dosierung bestimmten Ausscheidungsmenge. Die relative Harnausscheidung nach Zufuhr von 1,68 g und 3,36 g/6 h ist geringer als nach Zufuhr von 6,72/6 h. (Daten von Förster, 1978)

Die mit der Sigma-minus-Methode ermittelte terminale Halbwertzeit betrug 18,3 h innerhalb eines Vertrauensbereiches von 13,5–25,7 h. Die Ergebnisse stimmen mit den von Hackett u. Griffiths (1978) bestimmten Harnparametern gut überein.

g) Ognyanova et al. (1981) applizierten 900 mg HR bei 10 gesunden freiwilligen Probanden. Mit Hilfe von spektralphotometrischen Untersuchungen wurden 8 h nach Verabreichung der Substanz maximale Plasmakonzentrationen von etwa 5 µg/ml nachgewiesen.

h) Hackett u. Griffiths (1976) bestimmten die Proteinbindung nach Verabreichung der mit ^{14}C-markierten Substanz sowie nach Zugaben von ^{14}C-HR zu Humanplasmaproben. Die Ergebnisse der Gleichgewichtsdialyse zeigen, daß etwa 30% der Radioaktivität an Plasmaproteine gebunden waren.

4. Diskussion

4.1 Theoretische Betrachtungen

Es ist zu berücksichtigen, daß die Berechnung der apparenten Halbwertzeit der Elimination durch die zur Bestimmung der Substanz in biologischen Flüssigkeiten angewandten Methoden beeinflußt werden kann. Spezifität und Empfindlichkeit der Methode sind in diesem Zusammenhang von großer Bedeutung (Abb. 6, 7).

Bei ungenügender Spezifität der Methode wie z. B. die Bestimmung der Gesamtradioaktivität, ist nicht sichergestellt, daß die gewünschten Moleküle erfaßt werden. Gibaldi u. Perrier (1975) zeigten, daß die Halbwertzeit einer Substanz unter bestimmten Bedingungen durch Messung der Gesamtradioaktivität berechnet werden kann. Es gibt a priori keine Möglichkeit zu bestimmen, ob diese Bedingungen bei einer bestimmten Substanz auch erfüllt sind. Daher ist bei Schlußfolgerungen über derart berechnete oder anhand von Daten aus nichtspezifischen Methoden ermittelte Halbwertzeiten Vorsicht geboten. Im Falle von HR ist es dennoch möglich zu folgern, daß die mittlere Halbwertzeit der verschiedenen HR-Komponenten etwa 20 h beträgt, da der von Hackett et al. (1976) bei der Untersuchung der Radioaktivität ermittelte Wert nahe bei den von Ritschel u. Kaul (1981) gemessenen Werten liegt, wobei 7,3'4'-Tri-hydroxyethylrutosid (der Hauptbestandteil von HR) an gesunde freiwillige Probanden verabreicht und danach im Harn spezifisch bestimmt wurde. Aufgrund dieser Befunde liegt die Vermutung nahe, daß eine kumulative Speicherung der aktiven Wirkstoffe von Venoruton® nach zwei- oder mehrmaliger Verabreichung täglich erfolgen könnte (Abb. 8). Vom pharmakokinetischen Standpunkt aus wäre es vorstellbar, zur Erzielung rascher Wirksamkeit eine hohe Initialdosis zu applizieren. Die vorangegangenen Hypothesen müssen aber noch durch geeignete Experimente überprüft werden.

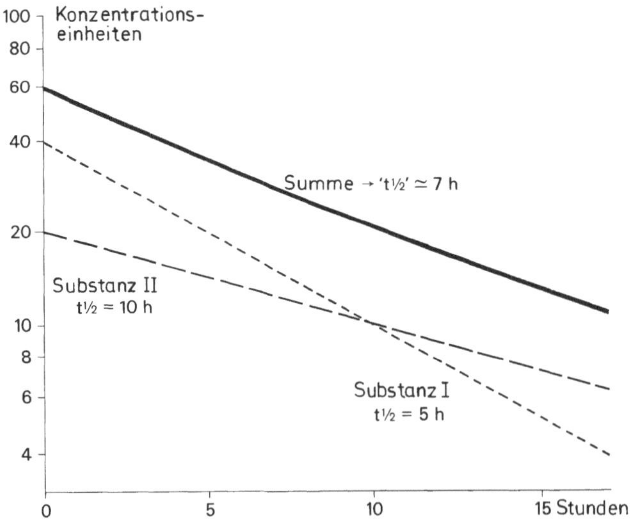

Abb. 6. Einfluß unzureichender Spezifität der analytischen Methode auf die Bestimmung der globalen Halbwertzeit von 2 Verbindungen mit ähnlichen kinetischen Eigenschaften

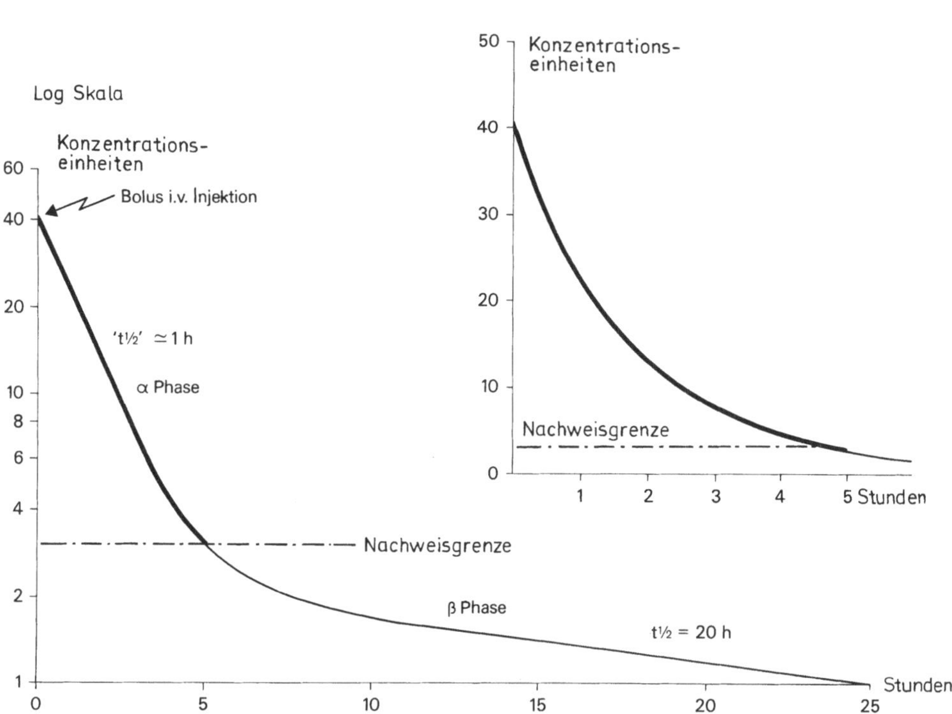

Abb. 7. Einfluß unzureichender Empfindlichkeit der analytischen Methode auf die Bestimmung der Halbwertzeit einer Substanz mit bi-exponentiellem Profil im Blut. Bei dieser theoretischen Situation wird nur die (kurze) Halbwertzeit der Verteilung (α-Phase) im Blut gemessen, während die Werte der Harnausscheidung eine längere Halbwertzeit ergeben könnten, die der β-Phase entsprechen würden. Demnach sollten Blut- und Harnwerte nicht als inkompatibel, sondern als komplementär betrachtet werden

Die vorgestellten Daten gestatten die vorsichtige Beschreibung des pharmakokinetischen Profils von HR beim Menschen. Nach Zufuhr hoher Dosen scheint die Ausscheidung von Tri- und Tetra-HR einer sättigbaren Eliminationskinetik zu folgen. Es ist somit möglich, daß sich die nach intravenöser Bolusinjektion von HR erfaßten pharmakokinetischen Parameter signifikant von den nach oraler Verabreichung bestimmten Werten unterscheiden, da die Plasmakonzentration in diesen beiden Situationen erhebliche Unterschiede aufweist.

Nach intravenöser Bolusinjektion verschwindet die Substanz rasch aus dem Plasma, während sie nach oraler Gabe trotz geringer Blutkonzentration noch über einen längeren Zeitraum nachweisbar ist. Die verlängerte Ausscheidung von HR im Harn und die lange scheinbare Halbwertzeit der Elimination der Gesamtradioaktivität des Trihydroxyethylrutosids könnten eine Gewebsverteilung und nachfolgende Freisetzung der Substanz in den Blutkreislauf vermuten lassen. Eine andere Erklärungsmöglichkeit besteht darin, daß HR auch beim Menschen einem intensiven enterohepatischen Kreislauf unterliegt.

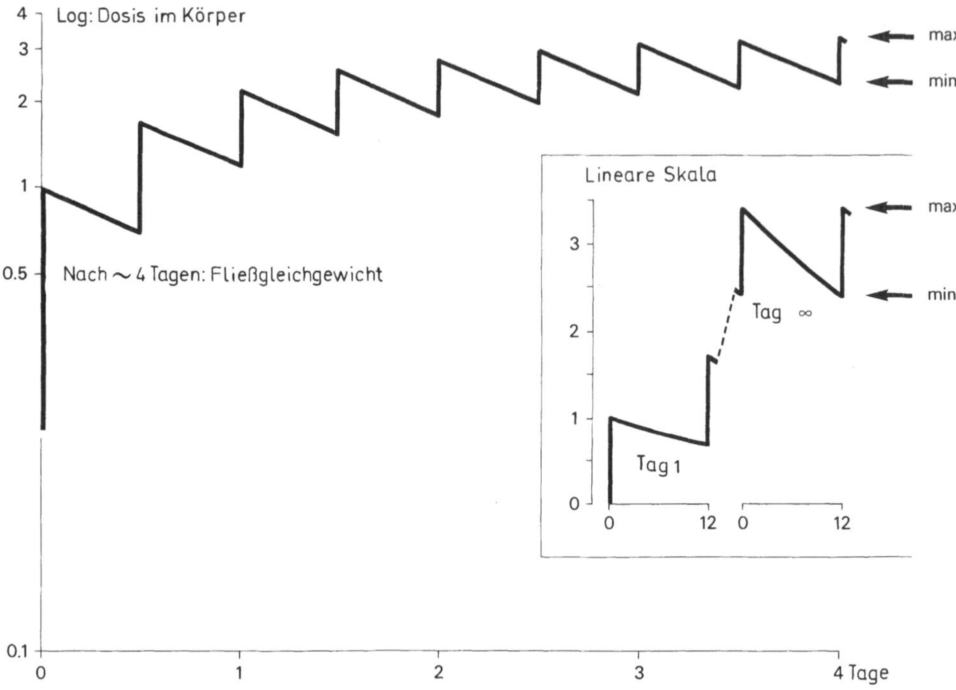

Abb. 8. Vereinfachte Darstellung des Kumulationsprozesses einer Substanz mit ähnlichen kinetischen Eigenschaften wie HR. Ein Gleichgewichtszustand wird nach etwa 4 Tagen erreicht, und die Fließgleichgewicht-Konzentrationen sind etwa 3 mal höher als nach oraler Zufuhr

Die im Harn nachgewiesene geringe Menge von unverändertem HR oder seiner Metaboliten stimmt mit früheren Befunden aus Tierversuchen (Barrow u. Griffiths 1972, 1974) überein, wonach die renale Ausscheidung von Hydroxyethylrutosiden bei Ratten unbedeutend ist; die Ausscheidung erfolgt mit Ausnahme von Tetra-HR selektiv über die Galle und nachfolgend in den Faeces.

Die lange Halbwertzeit der HR-Elimination könnte zu der Vermutung Anlaß geben, daß eine Retardform zur oralen Verabreichung der Substanz überflüssig ist. Ritschel u. Kaul (1981) beobachteten jedoch bei Kaninchen, daß die biologische Verfügbarkeit von Trihydroxyethylrutosid nach Verabreichung in Retardform im Vergleich zu einer oral applizierten Lösung erhöht ist. Die Autoren glauben die Befunde damit erklären zu können, daß die Lösung den Gastrointestinaltrakt oder Segmente davon zu schnell passiert, so daß die zur Resorption benötigte Zeit verkürzt wird. Somit könnte die Entwicklung einer Retardform gerechtfertigt sein. Es ist schwer zu sagen, ob diese Ergebnisse auf das Verhalten der Substanz beim Menschen übertragen werden können. Es kann somit gefolgert werden, daß HR im Gastrointestinaltrakt resorbiert wird, die biologische Verfügbarkeit jedoch mit den derzeit bekannten Methoden nicht quantifiziert werden kann. Die biliäre Ausscheidung der Substanz – bei Tieren ein bedeutender Ausscheidungsweg – kann aus den vorliegenden Daten nicht ermittelt werden.

4.2 Klinische Folgerungen der Pharmakokinetik von HR

Die Rolle der Kinetik einer Substanz wie z. B. HR, die zur Langzeitverabreichung bestimmt ist, läßt sich nicht genau definieren. Die Resorptionseigenschaften der Substanz sind zweifellos von großer Bedeutung, aber Clearance und Verteilungsvolumen sind wahrscheinlich noch wichtiger. Wie bereits erwähnt, ist es nicht möglich, diese beiden Dispositionsparameter von HR zu berechnen. Es kann jedoch postuliert werden, daß die Substanz im Gewebe gut verteilt wird, wie aus der langsam verlaufenden Elimination der Radioaktivität im Harn nach oraler Zufuhr zu ersehen ist. Eine weitere indirekte Bestätigung der systemischen Wirksamkeit von

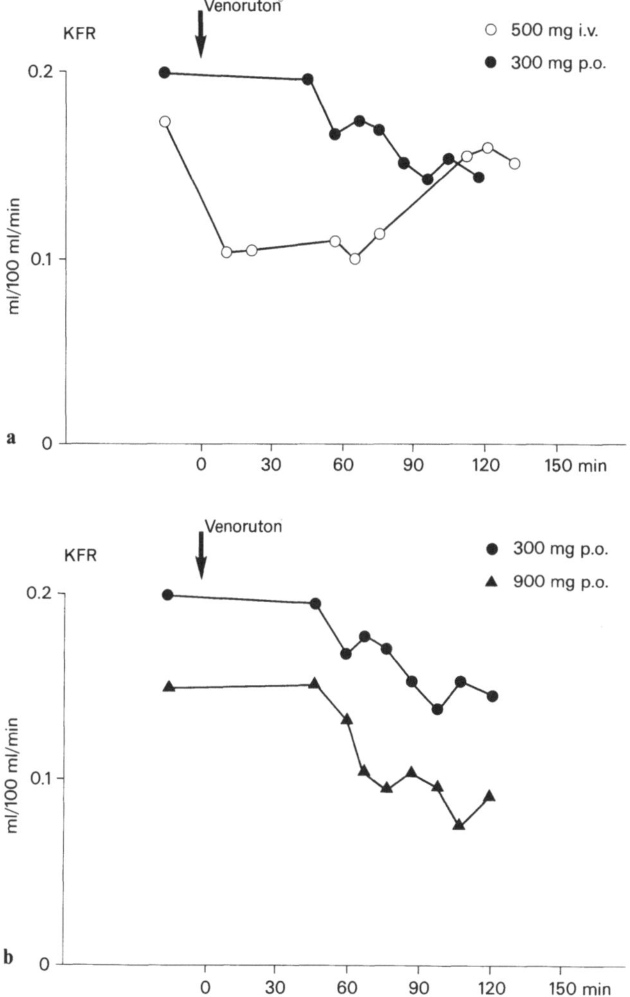

Abb. 9 a, b. Mittlere Kapillarfiltrationsrate (KFR) nach Verabreichung von Venoruton. **a** Obere graphische Darstellung: Vergleich von intravenöser und oraler Zufuhr von HR. **b** Untere graphische Darstellung: Einfluß von HR auf die KFR nach oraler Verabreichung. (Daten von Roztočil et al., 1977)

44

HR nach oraler Verabreichung ergibt sich bei der Analyse seiner pharmakologischen Aktivität.

Roztočil et al. (1977) beobachteten bei gesunden, freiwilligen Probanden, daß der Zeitverlauf der Verringerung der Kapillarfiltrationsrate (KFR) durch die Verabreichungsform von HR deutlich beeinflußt wird (Abb. 9). Nach intravenöser Injektion ist die Kapillarfiltrationsrate rasch verringert, während die Wirkung nach oraler Applikation verzögert eintritt und im Vergleich zu der Wirkung nach i. v.-Zufuhr länger anhält (Abb. 9 a). Die Autoren konnten auch einen Zusammenhang zwischen oraler Verabreichung und dem Ausmaß der Verringerung der Kapillarfiltrationsrate nachweisen (Abb. 9 b).

Přerovský et al. (1972) erzielten ähnliche Ergebnisse in einem akuten Doppelblindversuch bei Patienten mit chronisch-venöser Insuffizienz. Es ist einleuchtend, daß die akute Wirksamkeit einer Substanz bei der Behandlung von Patienten mit chronisch-venöser Insuffizienz große Schwierigkeiten bereitet, da nur wenige oder gar keine pharmakologischen Parameter bekannt sind, die diesem Krankheitsbild entsprechen. Die Fülle der pharmakodynamischen Daten von HR beim Menschen wurde dementsprechend mit Hilfe von Langzeitversuchen ermittelt (Golden, 1978).

5. Schlußfolgerungen

Die klinische Pharmakologie dient bei der Entwicklung eines neuen Arzneimittels der Beantwortung spezifischer Fragen im Hinblick auf Sicherheit, Dosierung oder Kinetik und Metabolismus des „noch unbekannten" therapeutischen Wirkstoffs, um die Phase III der klinischen Versuche mit einem Maximum an brauchbarer Information beginnen zu können. Im Falle von Venoruton® scheint die klinische Wirksamkeit bei der Behandlung der chronisch-venösen Insuffizienz zweifellos nachgewiesen. Demnach ist die Tatsache, daß das Arzneimittel jahrelang erfolgreich und sicher angewendet wurde, von größerer Bedeutung als die Kenntnis der pharmakokinetischen Parameter aller seiner Bestandteile. Trotzdem könnte das Vorliegen weiterer quantitativer pharmakokinetischer Daten sicher dazu beitragen, die Wirkung der Substanz noch besser zu erklären.

Literatur

1. Barrow A, Griffiths LA (1972) Metabolism of the hydroxyethylrutosides – Biliary and urinary excretion of 3′,4′,5-(hydroxyethyl-^{14}C), 7-tetra-O-(β-hydroxyethyl)-rutoside in rats and monkeys after parenteral administration. Xenobiotica 2:575–586
2. Barrow A, Griffiths LA (1974) Metabolism of the hydroxyethylrutosides II. Excretion and metabolism of 3′,4′,7-tri-O-(β-hydroxyethyl)-rutoside and related compounds in laboratory animals after parenteral administration. Xenobiotica 4:1–16
3. Förster H (1978) Resorption und Stoffwechsel von Hydroxyethylrutosiden. In: Voelter W, Jung G (Hrsg) O-(β-Hydroxyethyl)-rutoside – experimentelle und klinische Ergebnisse. Springer, Berlin Heidelberg New York, S 43–62
4. Gibaldi M, Perrier D (1975) Pharmacokinetics. Dekker, New York
5. Golden G (1978) Eine Übersicht über neue pharmakologische Effekte und klinische Resultate von O-(β-Hydroxyethyl)-rutosiden. In: Voelter W, Jung G (Hrsg) O-(β-Hydroxyethyl)-rutoside – experimentelle und klinische Ergebnisse. Springer, Berlin Heidelberg New York, S 141–153

6. Hackett AM, Griffiths LA (1976) Pharmacokinetics of HR in man. Internal report
7. Hackett AM, Griffiths LA, Luyckx AS, van Cauwenberge H (1976) Metabolism of hydroxyethyl-rutosides (HR). Metabolism of [^{14}C]-HR in man. Arzneimittelforsch. 26:925–928
8. Jung G, Voelter W (1978) Circulardichroitische Bestimmung von O-(β-Hydroxyethyl)-rutosiden in Humanblut. In: Voelter W, Jung G (Hrsg) O-(β-Hydroxyethyl)-rutoside – experimentelle und klinische Ergebnisse. Springer, Berlin Heidelberg New York, S 31–42
9. Jung G, Ottnad M, Voelter W (1977) Quantitative determination of O-(β-hydroxyethyl)-rutosides in human blood after intravenous and oral administration by circular dichroism. Eur J Drug Metab Pharmacokinet 3:131–141
10. Kuhnz W, Zech K, Jung G, Voelter W, Matzkies F (to be published) Quantitative determination of O-(β-hydroxyethyl)-rutosides in serum by high-performance-liquid chromatography. J Chromatogr
11. Macchia E, Ferdeghini M, Oberhauser V (1977) Pharmacokinetische Untersuchungen von O-(β-Hydroxyaethyl)-rutoside am Menschen – Vergleich zwischen den Zubereitungsformen mit normaler und mit verzögerter Abgabe. Folia Angiologica 25:337–341
12. Ognyanova V, Drenska A, Dikova N (1981) Troxevasin-study on its absorption and excretion in experimental animals and humans. Med Biol Information 4:25–28
13. Přerovskýy, Roztočil K, Hlavová A, Koleilat Z, Rázgová L, Oliva I (1972) The effect of hydroxyethylrutosides after acute and chronic oral administration in patients with venous diseases. Angiologica 9:408–414
14. Ritschel WA, Kaul S (1981) Cumulative urinary excretion of 3,4,7-tri-O-(β-hydroxyethyl)rutoside upon peroral administration in man. Sci Pharm 49:57–61
15. Roztočil K, Přerovský I, Oliva I (1977) The effect of hydroxyethylrutosides on capillary filtration rate in the lower limb of man. Eur J Clin Pharmacol 11:435–438
16. Tan HSI, Mowery PJ, Ritschel WA, Neu C (1978) Spectrophotofluorimetric analysis of THER in urine. J Pharm Sci 67:1142–1144
17. Wienert V, Gahlen W (1970) Über die Ausscheidung von Trihydroxyäthylrutosid (Venoruton®) durch die Niere nach parenteraler und oraler Applikation. Hautarzt 21:278–279

Rheologische Wirksamkeit von Venoruton®
bei Ex-vivo-Gabe zu pathologisch veränderten Bluten

Rheological Effect of Venoruton® on Pathologically Altered Blood
After Ex Vivo Treatment

HOLGER KIESEWETTER, HARTMUT RADTKE, FRIEDRICH JUNG und ROLF SCHNEIDER

Summary

Recently one recognized that blood flow strongly depends on the viscosity of blood when the vasomotoric reserve is exhausted. So an increased viscosity of the blood can lead to a stasis of blood in the microcirculation. Finally stain will cause necrosis of the tissue. There are numerous therapeutical possibilities today to influence the fluidity of blood. Therefore the rheological efficiency of Venoruton® was studied. For this purpose blood of healthy volunteers was treated with 5 mmol/l calcium (Ca^{2+}). When 1 µmol/l Venoruton® were added a significant improvement of the fluidity of blood could be demonstrated. In some cases the blood of patients with reduced blood circulation showed an improved fluidity after adding in vitro the same concentration of Venoruton®.

Zusammenfassung

In zunehmendem Maße gewinnt die Erkenntnis an Bedeutung, daß der Blutfluß bei Erschöpfung der vasomotorischen Reserve von der Zähigkeit des Blutes selbst abhängt. Eine Zunahme der Zähigkeit kann somit leicht eine Stase des Blutes im Bereich der Endstrombahn verursachen. Dies führt letztlich zu Parenchymuntergängen. Es gibt heute zahlreiche Möglichkeiten, die Fließfähigkeit des Blutes therapeutisch zu beeinflussen. Deshalb wurde die rheologische Wirksamkeit von Venoruton® untersucht. Hierzu wurden Blute gesunder Spender mit 5 mmol/l Kalzium gestreßt. Bei vorheriger Zugabe von 1 µmol/l Venoruton® konnte eine signifikante Verbesserung der Fließfähigkeit nachgewiesen werden. Gleichfalls konnte nach Zugabe der gleichen Konzentration zu entnommenem Blut vom Patienten mit Durchblutungseinschränkungen in einigen Fällen eine verbesserte Fließfähigkeit beobachtet werden.

1. Einleitung

Neben intakten Gefäßwänden ist für eine ausreichende Ver- und Entsorgung des Parenchyms ein Mindestblutfluß $\dot{V}_{Blut}$ erforderlich. Dieser hängt linear

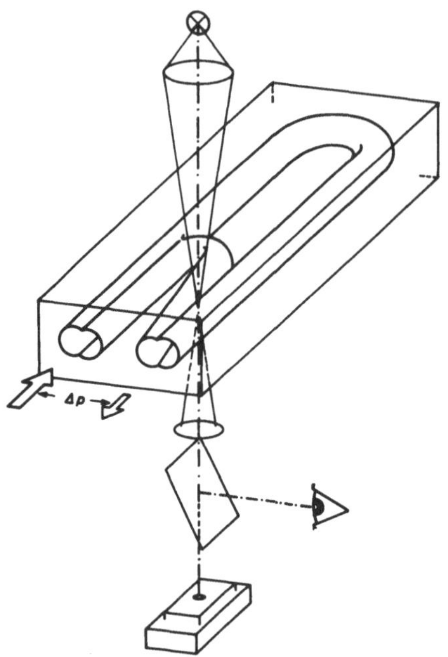

Abb. 1. Erythrozyten-Stase-Meßgerät (ESM)

ab vom arterio-venösen Druckgefälle Δp und ist invers proportional zum hydrodynamischen Widerstand R: $\dot{V}_{Blut} = \Delta p / R$. R setzt sich zusammen aus den Einzelwiderständen R_G eines jeden Gefäßes. R_G ist näherungsweise eine Funktion der Berandung, also der Gefäßlänge l und des Gefäßradius r und der stark variablen Zähigkeit des Blutes selbst: $R_G = 8\eta_{Blut}\, l/\pi r^4$. Bei intakter Vasomotorik kann R_G über den Gefäßradius r in einem weiten Bereich verändert werden. Nach Erschöpfung der vasomotorischen Reserve, also dem Verlust der Variabilität von r und einer zusätzlichen Ausschöpfung der Herzleistung, hängt der Blutfluß nur noch von der Zähigkeit des Blutes ab [1, 2, 12]. Da die Zähigkeit des Blutes extrem variiert, ist es schwierig, einen sinnvollen In-vitro-Test vorzunehmen, der gerade die Fließfähigkeit nahe der Stase quantifiziert. Bei pathologisch veränderten Bluten ist zu beobachten, daß auch bei treibenden Drucken größer als null das Blut, speziell die Erythrozyten, in den Gefäßen steht [9,10]. Blut kann also neben dem Verhalten einer Flüssigkeit auch ein Festkörperverhalten aufweisen [8]. Dieses Phänomen haben wir uns zunutze gemacht. In einem Modell der Endstrombahn (Abb. 1) sind zwei Gefäße mit demselben Durchmesser d = 108 μm aber unterschiedlicher Länge (Längenverhältnis 1:7) parallel geschaltet [6]. Diese werden mit Vollblut (Antikoagulanz 50 IE/ml Na-heparinat) gefüllt und über Zu- und Abfluß wird ein treibender Druck $\Delta p = 2{,}5$ Pa angelegt.

Bei rheologisch gesunden Probanden ist auch im langen Kanal immer eine Erythrozytenbewegung zu beobachten, während bei pathologisch veränderten Bluten eine Erythrozytenstase auftreten kann. Der treibende Druck wird nun so weit gesteigert (in Schritten von 2,5 Pa) bis die Erythrozyten zu fließen beginnen. Die dann mit Hilfe der geometrischen Berandung berechnete Schubspannung wird als Fließschubspannung τ_y bezeichnet. Die Fließschubspannung wird von folgenden rheo-

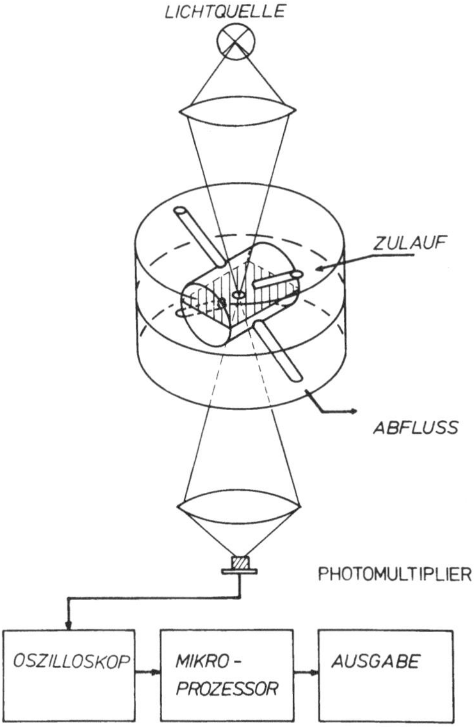

Abb. 2. Selektierendes Erythrozyten-Rigidometer (SER)

logischen Parametern beeinflußt [7, 11]:

1. Hämatokrit
2. Plasmaviskosität
3. Erythrozytenverformbarkeit
4. Erythrozytenaggregation.

Auch diese müssen bei einem rheologischen Test quantifiziert werden.

Hämatokritwert und Erythrozytenaggregation werden simultan mit dem HEAM [5] und die Plasmaviskosität mit dem Coulter-Harkness-Viskosimeter [3] gemessen.

Erst seit kurzem [7, 11] ist bekannt, daß die Fließschubspannung stark von der Erythrozytenverformbarkeit abhängt. Für den Stoffaustausch in der Endstrombahn ist die Verformbarkeit in den Kapillaren von besonderer Bedeutung. Deshalb haben wir ein Modell einer Kapillare entwickelt (Abb. 2), an dem die Verformbarkeit als Passagezeit einzelner Erythrozyten durch eine kapilläre Pore ($\varnothing$ 5 µm, $l=$ 25 µm, $\tau = 4$ Pa) quantifiziert wird [4].

Insgesamt werden 200 einzelne Passagen vermessen und der arithmetische Mittelwert t_M ausgegeben.

2. Ergebnisse

Rheologisch untersucht wurde Blut von Diabetikern und Patienten mit unbehandeltem cerebralen ischämischen Insult. Die Ergebnisse sind in der Tabelle 1 und Abb. 3 zusammengestellt.

Tabelle 1. Rheologische Parameter in Vollblut von Kontrollpersonen (n = 20), Patienten mit Diabetes mellitus (n = 10) und Patienten mit frischem cerebralen ischämischen Insult (n = 20): Fließschubspannung τ_y, mittlere Passagezeit t_M, Ausmaß der Erythrozytenaggregation QFA, Plasmaviskosität η_{Pl}, Hämatokritwert Hkt. Die Daten wurden dem U-Test (Wilcoxon, Mann und Witney) unterworfen

	Kontrolle	Diabetes mellitus	Insult
τ_y (mPa)	0,2 ±0,1	0,7 ± 0,5 p<0,01	0,6 ± 0,5 p<0,01
t_M (ms)	30,1 ±8,9	41,5 ±19,7 p<0,05	55,0 ±25,5 p<0,001
QFA	16,8 ±4,5	26,5 ± 8,7 p<0,001	25,5 ±11,4 p<0,01
η_{Pl} (mPa)	1,30±0,07	1,46± 0,20 p<0,01	1,35± 0,11 n.s.
Hkt. (%)	45 ±3	44 ± 2 n.s.	45 ± 4 n.s.

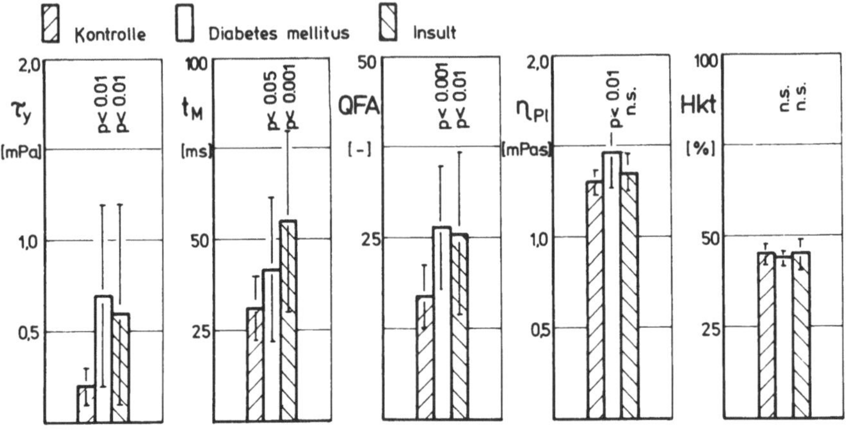

Abb. 3. Die Daten der Tabelle 1 als Säulendiagramme dargestellt

Neben den Untersuchungen von Patientenblut ist es von besonderem Interesse, pathologische Zustände in vitro zu simulieren. Bei Durchblutungseinschränkungen kommt es in einigen Parenchymbezirken zur Laktazidose und damit zum Ansteigen der ionalen Kalziumkonzentration. Mit zunehmender ionaler Kalziumkonzentration nimmt die Fließfähigkeit des Blutes ab, bedingt durch eine Abnahme der Verformbarkeit [7]. Dieses pathologische Modell hat sich bisher zur Testung rheologischer Präparate mit rascher Wirkung gut bewährt. Aus diesem Grunde wurde mit 50 IE/ml Natrium-heparinat antikoaguliertes Blut von klinisch gesunden Spendern (n = 10) entnommen, zentrifugiert und fraktioniert. In das Plasma von vier der sechs Fraktionen wurde Venoruton® in verschiedenen Konzentrationen (10^{-7} mol/l – 10^{-4} mol/l zugegeben, die Zellen resuspendiert, wobei der Hkt-Wert auf 45% eingestellt wurde. Anschließend wurde das Blut bei 37 °C 30 min inkubiert. Nach erneuter Zentrifugation wurde den vier mit Venoruton® behandelten und einem der beiden anderen Plasmen 5 mmol/l Kalzium zugegeben, die Zellen wurden wiederum resuspendiert (Hkt = 45%) und weitere 30 min bei 37 °C inkubiert. Nach der Behandlung wurden alle vorab erwähnten rheologischen Para-

Tabelle 2. Mittelwerte und Standardabweichungen der rheologischen Daten von Bluten (n = 10), die mit verschiedenen Konzentrationen von Venoruton und 5 mmol/l Kalzium behandelt wurden

	Kontrolle	Kontrolle +5 mmol/l Ca	Kontrolle +5 mmol/l Ca +10^{-7} mol/l HR	Kontrolle +5 mmol/l Ca +10^{-6} mol/l HR	Kontrolle +5 mmol/l Ca +10^{-5} mol/l HR	Kontrolle +5 mmol/l Ca +10^{-4} mol/l HR
τ_y (mPa)	0,1 ±0,1	0,65±0,32	0,48±0,3	0,28±0,21	0,71±0,43	0,71±0,43
t_M (ms)	26,6 ±5,1	37,9 ±8,4	38,4 ±9,4	33,8 ±8,6	36,1 ±7,8	–
QFA	14,4 ±2,45	15,1 ±3,3	16,8 ±2,3	15,3 ±6,9	12,1 ±7,9	–
Kkt. (%)	45,2 ±0,6	45,2 ±0,6	45,2 ±0,6	45,2 ±0,6	45,2 ±0,6	45,2 ±0,6
η_{Pl} (mPas)	1,23±0,12	1,22±0,13	1,22±0,13	1,22±0,13	1,22±0,13	1,22±0,13

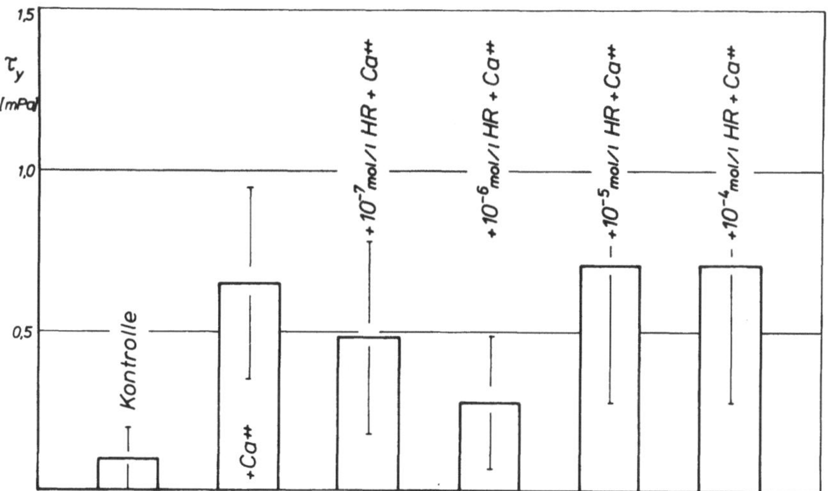

Abb. 4. Fließschubspannung τ_y in Abhängigkeit von der HR-(Venoruton®-)Konzentration gemessen mit dem ESM

meter bei Zimmertemperatur (22 °C) quantifiziert. Die Ergebnisse sind in der Tabelle 2 und in den Abb. 4 und 5 zusammengestellt.

Weiterhin wurde Blut von Patienten mit Durchblutungsstörungen (cerebral und peripher) entnommen und diesem ex vivo 10^{-6} mol/l Venoruton® zugesetzt. Es zeigt sich, daß eine Zunahme der Fließfähigkeit immer dann zu beobachten ist, wenn die Erythrozytenverformbarkeit ebenfalls zunimmt und die Abrollbewegung der Zellmembran erleichtert ist. Wegen der zu geringen Fallzahl wird an dieser Stelle auf eine Ergebnisdarstellung verzichtet.

3. Diskussion

Bei Patienten mit frischem unbehandelten cerebralen ischämischen Insult sind alle gemessenen rheologischen Parameter signifikant erhöht. Die Signifikanzen sind der Tabelle 1 zu entnehmen; bei den Patienten mit Diabetes mellitus erhält man ein ähnliches Ergebnis mit Ausnahme des Hkt-Wertes.

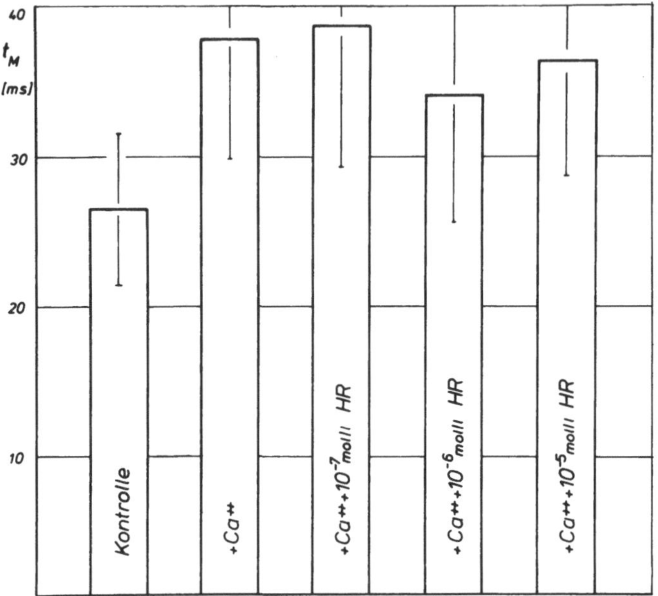

Abb. 5. Erythrozytenverformbarkeit (mittlere Erythrozytenpassagezeit t_M) in Abhängigkeit von der HR- (Venoruton®-)Konzentration gemessen mit dem SER

Die Frage, die sich aus diesen Ergebnissen ergibt, betrifft das therapeutische Vorgehen. Diese Frage sollte, soweit es die Fließfähigkeit des Blutes betrifft, eng gekoppelt werden an die Diagnostik der vorab beschriebenen rheologischen Parameter. Als erste diagnostische Maßnahme muß die Fließschubspannung gemessen werden. Ist diese größer als null, müssen alle weiteren sie beeinflussenden Parameter (Hämatokritwert, Plasmaviskosität, Erythrozytenaggregation, Erythrozytenverformbarkeit) quantifiziert werden. Ist die Fließschubspannung null, muß zunächst nur der Hkt-Wert quantifiziert werden. Liegt dieser unterhalb von 45%, müssen die drei weiteren rheologischen Parameter erfaßt werden.

Ist eine Zunahme der Fließschubspannung nur auf eine Hkt-Wert-Steigerung zurückzuführen, wird als Therapie eine isovolumetrische Hämodilution vorgeschlagen (Hkt-Wert-Einstellung auf 35–40%, Volumenersatz durch Haes 200, Fresenius). Ist sowohl die Plasmaviskosität als auch das Ausmaß der Erythrozytenaggregation auf eine Konzentrationserhöhung großmolekularer Eiweiße zurückzuführen, und ist damit die Fließfähigkeit deutlich eingeschränkt, so ist immer dann eine Plasmapherese indiziert, wenn die Kausalität selbst nicht therapierbar ist. So bleibt als letztes die Einschränkung der Fließfähigkeit aufgrund verminderter Erythrozytenverformbarkeit bzw. der Einschränkung der Abrollbewegung der Erythrozyten aufeinander. Zur Erprobung eines Therapievorschlages betreffend dieser rheologischen Parameter wurde Venoruton® an dem oben beschriebenen Schädigungsmodell in vitro getestet. Zum anderen wurden erste Versuche an Patientenbluten in vitro durchgeführt. Die ersten Befunde deuten an, daß Venoruton® die Fließfähigkeit des Blutes verbessern kann. Zur statistischen Sicherung dieser Behauptung sind jedoch noch weitere Messungen erforderlich.

Literatur

1. Chien S (1972) The present state of blood rheology. In: Messmer K, Schmid-Schönbein H (eds) Hemodilution. Theoretical Basis and Clinical Application. Karger, Basel New York, pp 1–40
2. Dintenfass L (1971) Blood microrheology: Viscosity factors in blood flow, ischaemia and thrombosis. Butterworth, London
3. Harkness J (1963) A new instrument for the measurement of plasmaviscosity. Lancet 2:280
4. Kiesewetter H, Dauer U, Gesch M, Seiffge D, Angelkort B, Schmid-Schönbein H (1981) A method for the measurement of the red blood cell deformability. Scand J Clin Lab Invest 41 Suppl 156:229–233
5. Kiesewetter H, Jung F, Lazar H, Schmid-Schönbein H (to be published) HEAM (Hematocrit Erythrocyte Aggrego-Meter) A new apparatus to measure hematocrit and extent of erythrocyte aggregation simultaneously. Microcirculation: clinical and experimental
6. Kiesewetter H, Radtke H, Schmid-Schönbein H (1981) The yield stress of blood in branched models of the microcirculation. Effect of hematocrit and plasma macromolecules. In: Schmid-Schönbein H, Messmer K, Rieger S (eds) Hemodilution and flow improvement. Karger, Basel, New York (Bibl Haematologica No. 47, pp 14–21
7. Kiesewetter H (1982) Neue rheologische Techniken und ihre Anwendung in Modellversuchen zur Simulation von Hypoperfusionszuständen bei pathologisch veränderten Bluten. Habilitationsschrift, RWTH Aachen
8. Kiesewetter H, Radtke H, Jung F, Schmid-Schönbein H (1982) Determination of yield point: Methods and Review. Biorheology 19:363–374
9. Krogh A (1922) The anatomy and physiology of capillaries. Yale University Press, Newhaven
10. Landis EM (1934) Capillary pressure and capillary permeability. Physiol Rev 14:404
11. Radtke H (1982) Bestimmung der Fließschubspannung an Vollblut und Erythrozytensuspensionen in einem neuartigen Kapillarviskosimeter mit y-förmiger Verzweigung. Dissertation, RWTH Aachen
12. Schmid-Schönbein H (1976) Microrheology of erythrocytes, blood viscosity, and the distribution of blood flow in the microcirculation. Int Rev Physiol II (9):1–62

Membranen als Zielsysteme von Flavonoiden: Der Einfluß von Quercetin und Quercetinderivaten auf die Permeabilität künstlicher Lecithinmembranen

Membranes as Targets for Flavonoids:
Influence of Quercetin and Quercetin Derivatives on the Permeability
of Artificial Lecithin Membranes

Klaus Ring, Antje Valenteijn, Ursula Haardt, Birgit Henkel,
Günter Hennings und Gotthard Wurm

Summary

The permeability of lecithin containing membranes is changed by quercetin and its congeners in a characteristic manner. Quercetin increases the permeability in low doses and leads to lysis of the membrane in higher dosages. Hydroxyethyletion of quercetin in positions 3,7,3′4′ and 3,5,7,3′,4′ leads to congeners whose affinity towards membranes is considerably decreased compared to quercetin. Whereas tetrahydroxyethylquercetin shows a small enhancing activity regarding permeability at low doses, permeability of membranes is decreased with pentahydroxyethylquercetin. Both derivatives are not able to destroy membrane structures at high concentrations. Acetylation of these derivatives leads to substances which are more lipophilic. Both substances increase the permeability of lecithin membranes extraordinarily. The influence of temperature on this activity shows that these agents are incorporated into the membranes probably in the same way as quercetin. In agreement with this hypothesis are results of experiments with lecithin membranes with different fatty acid composition which show that the activity of lipophilic derivatives of quercetin is higher if the membrane structure is more rigid and more condensed.

Zusammenfassung

Die Permeabilität von Lecitinmembranen wird durch Quercetin und Quercetinderivate in charakteristischer Weise verändert. Quercetin erhöht bei niedrigen Dosen die Permeabilität; bei hohen Konzentrationen werden die Membranen lysiert. Durch Hydroxyethylierung des Quercetins an den Positionen 3,7,3′,4′ und 3,5,7,3′,4′ entstehen Derivate, deren Membranaffinität gegenüber Quercetin deutlich herabgesetzt ist. Während Tetrahydroxyethylquercetin bei niedrigen Dosen eine leicht permeabilitätssteigernde Wirkung zeigt, ist unter dem Einfluß des Pentahydroxyethylquercetins die Membranpermeabilität vermindert. Keines der beiden Derivate scheint in der Lage, bei hohen Konzentrationen die Membranstruktur zu zerstören. Acetylierung der beiden Derivate führt zu Verbindungen, die im Gegensatz zu ihren Vorstufen stark lipophil sind. Beide Substanzen erhöhen die Permea-

56

bilität der Lecithinmembranen in einem außergewöhnlichen Maß. Analysen der Temperaturabhängigkeit ihrer Wirkung weisen darauf hin, daß sie, wie wahrscheinlich auch Quercetin, in die Membranstruktur integriert werden. Damit in Einklang stehen die Ergebnisse von Experimenten an Lecithinmembranen mit unterschiedlichen Fettsäuremustern, welche zeigen, daß die Wirksamkeit der lipophilen Quercetinderivate um so größer ist, je rigider und kondensierter die Membranstruktur ist.

1. Einleitung

Zu den am längsten bekannten physiologischen Zielsystemen von Flavonoiden (Hennings 1979) gehören die Plasmamembranen und Membranen subzellulärer Organellen, wie Mitochondrien und Lysosomen. Das Spektrum der Wirkungen ist qualitativ breit. Flavonoide beeinflussen die „passive" Permeabilität von Zellmembranen (Ring et al. 1976, 1977), den carrierkatalysierten, aktiven Stofftransport bei pro- und eucaryotischen Einzellern (Ring et al. 1977) und durch die Epithelien der Darmschleimhaut und Niere (Sépulveda und Robinson 1976; Robinson et al. 1979; Robinson und del Castillo 1981); auf die Erythrocytenmembranen wirken sie protektiv gegenüber der hämolysierenden Wirkung von Detergenzien (Biesendorfer et al. 1981); schließlich wurde gezeigt, daß auch die Verformbarkeit von Erythrocyten und ihre Fließfähigkeit in der kapillaren Endstrombahn durch Flavonoide beeinflußt werden kann (Schmid-Schönbein 1978). Niebès und Ponnard (1975) beschrieben einen membranstabilisierenden Effekt einzelner Flavonoide an Rattenleberlysosomen.

Bei aller Vielfalt der experimentellen Modelle und analysierten Funktionen läßt sich ein Teil der Flavonoidwirkungen auf Wechselwirkungen mit integralen Membranbestandteilen, vorzugsweise Phospholipiden, also einem allen Membranen gemeinsamen Strukturelement zurückführen. Alle bisherigen Untersuchungen an biologischen Membranen lassen den Schluß zu, daß Flavonoide, sofern sie bestimmte strukturelle Voraussetzungen erfüllen, in die Phospholipidschicht der „unit membrane" eingelagert werden können. Es ist zu vermuten, daß es dabei zu lokalen Störungen der Wechselwirkungen der einzelnen Phospholipidmoleküle untereinander kommt; es kann ferner angenommen werden, daß aber auch Wechselwirkungen zwischen der Phospholipidmatrix und integralen Membranproteinen mit katalytischen Funktionen, wie Substratcarriern und einzelnen Enzymen, beeinflußt werden. Die unter Flavonoideinwirkung auftretenden Veränderungen der Barrierefunktion der Membranen, ihrer Fluidität und osmotischen Stabilität, aber auch der Aktivität einzelner Membranenzyme und aktiven Transportsysteme könnte darin ihre Erklärung finden.

Um diese Annahmen gezielt auf molekularer Ebene untersuchen zu können, haben wir vor einiger Zeit begonnen, künstliche Membranen, sogenannte Liposomen, als Modelle einzusetzen. Liposomen sind geschlossene, sphärische Partikeln, die sich spontan bilden, wenn Phospolipide mit verdünnten Puffern oder Salzlösungen vermischt werden. In ihren Membranen sind die Phospholipidmoleküle zu Doppelschichten geordnet, die in ihrem Grundaufbau der biologischen Einheitsmembran entsprechen. Die Liposomenmembran hat daher alle Eigenschaften einer selektiv permeablen Membran.

Liposomen verhalten sich wie Osmometer. Gibt man zu einer Liposomensuspension eine permeable Substanz, z. B. Glycerin, beginnen die Partikeln zu schwellen, da die Diffusion des Glycerins in den intraliposomalen Raum einen gleichgerichteten Fluß von Lösungswasser induziert. Umgekehrt führt die Zugabe einer nichtpenetrationsfähigen Substanz, z. B. Saccharose, zum Schrumpfen, da nun Wasser zum osmotischen Ausgleich aus den Liposomen herausströmt. Die Volumenänderungen lassen sich photometrisch leicht verfolgen. Die Schwellung ist mit einer Abnahme der Extinktion, die Schrumpfung mit einer Zunahme verbunden. Die Schwellungsrate ist der Volumenänderung, und damit auch der Permeabilität der Membran für das betreffende Permeans, direkt proportional (Bangham et al. 1967).

Der wesentliche Vorteil, den dieses Untersuchungsmodell bietet, liegt darin, daß die Zusammensetzung der Membran nahezu beliebig modifiziert werden kann. Die physiologisch wichtigsten Phospholipide sind in chemisch reiner Form kommerziell zugänglich. Von Lecithin, dem in tierischen Zellmembranen mengenmäßig vorherrschenden Phospholipid, stehen Homologe mit unterschiedlichen Fettsäuremustern zur Verfügung. Dies erlaubt nicht nur, die Art der Wirkung einzelner Flavonoide auf die Membran zu untersuchen, sondern auch die strukturellen Voraussetzungen hierfür sowohl hinsichtlich der Flavonoide als auch der Phospholipide zu analysieren. Hiervon wird auch die Frage der Zell- und Organellspezifität berührt, da jede Zellspecies ihre typischen Phospholipidmuster aufweist.

Nachdem in einer vorangegangenen Arbeit (Ring et al. 1981) der Einfluß von (+)-Catechin [(+)-Cyanidanol-3] und einiger Derivate auf die Permeabilität von Lecithinliposomen beschrieben worden ist, beschäftigt sich dieser Beitrag mit der Wirkung von Quercetin und Quercetinderivaten. Das Flavonol Quercetin ist die Grundsubstanz der Rutoside.

2. Methoden und Materialien

Multilamellare Lecithinliposomen wurden nach der Methode von Bangham et al. (1967) hergestellt. 30 mg des jeweiligen Lecithins und 1,5 mg Phosphatidsäure wurden in Chloroform-Methanol (2:1) in einem kleinen Rundkolben gemeinsam gelöst und im Rotationsverdampfer bei 40 °C vorsichtig eingedampft, so daß sich der auf der Glaswandung ablagernde Lipidfilm möglichst gleichmäßig ausbilden konnte. Anschließend wurden Reste der Lösungsmittel durch mindestens einstündige Lagerung der Kölbchen im Hochvakuum entfernt. Das auf der Glasoberfläche gespreitete, trockene Lipid wurde nun bei einer Temperatur von 5 °C oberhalb der Phasenübergangstemperatur (T_t) mit 1,5 ml 10 mM Tris-HCl, pH 7,2, überschichtet; bei leichtem Schwenken des Kolbens bildete sich innerhalb weniger Minuten eine milchige Dispersion, die aus mehrschichtigen Lecithinvesikeln („handshaken liposomes") bestand. Für die Permeabilitätsmessungen wurden 0,1 ml der Liposomendispersion mit 2,0 ml Puffer gemischt, der den zu untersuchenden Wirkstoff enthielt. Nach 15 minütiger Inkubation wurden 0,5 ml des Gemisches zu

2,0 ml Glycerol (200 mM in Tris-Puffer) gegeben und sofort anschließend die Änderung der Extinktion bei 450 nm für 5 min registriert. Alle Lösungen waren vor Beginn des Experimentes sorgfältig temperiert; die Messungen erfolgten in einem Zweistrahl-Photometer (Perkin-Elmer) mit temperiertem Küvettenhalter.

Die initialen Schwellungsraten wurden durch Anlegen der Tangente an den Nullpunkt der Schwellungskurven erhalten. Die in den Abbildungen angegebenen Schwellungsraten sind als $\Delta E(\%)/\Delta t$ ausgedrückt; sie sind der Permeabilität der Membran für das Permeans direkt proportional. Quercetin wurde von der Fa. Roth, Karlsruhe bezogen. Phosphatidsäure und alle Lecithine waren Produkte der Firma Sigma, München: Dimyristoylphospatidylcholin (DMPC), Dipalmytoyl-phosphatidylcholin (DPPC), Distearoylphosphatidylcholin (DSPC), Dioleoyl-phosphatidylcholin (DOPC), und Eilecithin.

3. Ergebnisse

3.1 Quercetin

Quercetin ist seit langem als spezifischer Hemmstoff membrangebundener ATPasen bekannt (Kuriki und Racker 1976). Seine Wirkung ist aber nicht auf Membranproteine beschränkt, sondern auch die Membranmatrix selbst, also die geordnete Phospholipid-Doppelschicht, gehört zu seinen Zielsystemen. Dabei verhält es sich wie ein klassischer membranaktiver Wirkstoff im Sinne der Definition Seemans (1972). Im Bereich niedriger Konzentrationen wirkt es Membran-protektiv; es steigert die Permeabilität und vermutlich auch die visco-elastischen Eigenschaften der Schicht. Mit zunehmender Konzentration wird dieser Effekt aber mehr und mehr von einer entgegengesetzt gerichteten Aktivität überlagert: Die Membran wird destabilisiert und schließlich lysiert. Abbildung 1 zeigt dies am Beispiel zweier

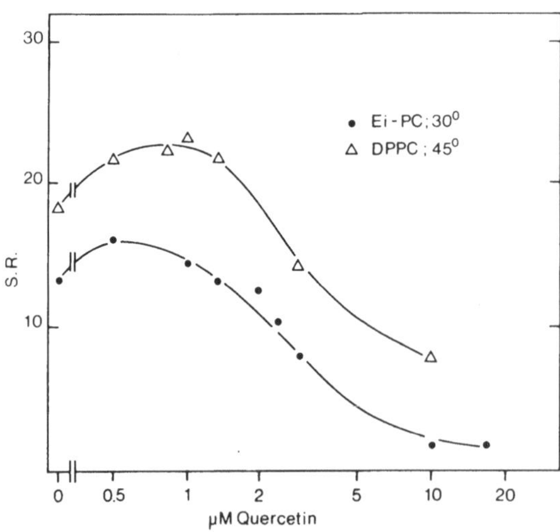

Abb. 1. Einfluß von Quercetin auf die Glycerin-induzierte osmotische Schwellung von Liposomen aus Di-palmitoyllecithin (*DPPC*) und Eileci-thin (*Ei-PC*). Ordinate: Schwellungs-rate in %; Abszisse: Quercetinkonzentration

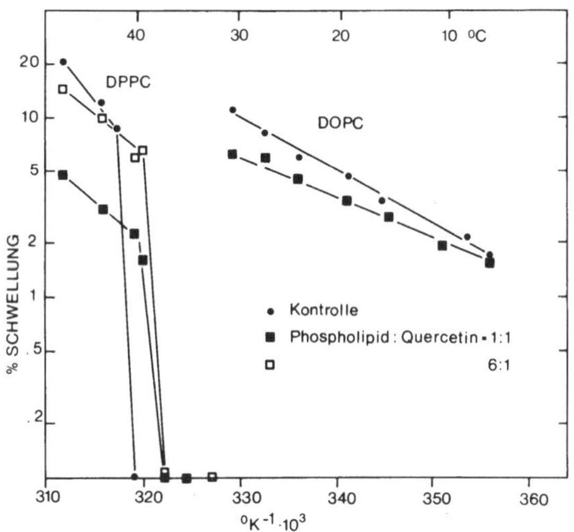

Abb. 2. Temperaturabhängigkeit der Schwellungsraten von Lecithinliposomen unter dem Einfluß von Quercetin. Auftragung nach Arrhenius. Ordinate: %-Schwellung; Abszisse (unten): 1/absolute Temperatur; Abszisse (oben): Temperatur in °C

Liposomenpräparationen, die aus Eilecithin, resp. Dipalmitoyllecithin (DPPC) hergestellt worden waren. In der Abbildung sind die Anfangsgeschwindigkeiten der durch Zugabe von Glycerin als Permeans induzierten osmotischen Schwellungen gegen die Quercetinkonzentrationen aufgetragen. Im Bereich sehr niedriger Konzentrationen, zwischen 0,5 und 1 µM, steigt die Permeabilität (und damit die Schwellungsrate) mit der Quercetinkonzentration zunächst an, durchläuft ein Maximum, fällt danach wieder ab und nähert sich bei ausreichend hohen Quercetinkonzentrationen Null. Wie wir aus Untersuchungen an biologischen Membranen schließen können, wird die Membranstruktur in Gegenwart hoher Quercetindosen offenbar irreversibel zerstört. Vergleicht man das Verhalten der beiden Liposomenpräparationen miteinander, so sieht man, daß die aus dem gesättigten Lecithin gebildeten Membranen gegenüber Quercetin offenbar widerstandsfähiger sind als die aus Eilecithin aufgebauten. Dies mag darauf beruhen, daß DPPC geordnetere, kondensiertere und damit auch stabilere Membranstrukturen ausbildet als das a priori bereits sehr fluide Eilecithin mit seinem hohen Gehalt an mehrfach ungesättigten Fettsäuren.

Während das Dosis-Wirkungsprofil allenfalls einen ersten Hinweis auf den Wirkungsmodus des Quercetins geben kann, erlaubt die in Abb. 2 zusammengefaßte Untersuchung der Temperaturabhängigkeit der Quercetinwirkung eine vorsichtige Analyse. In der Abbildung ist nach Arrhenius die Anfangsgeschwindigkeit der osmotischen Schwellung (im logarithmischen Maßstab) gegen die reziproke absolute Temperatur aufgetragen. Als Liposomen wurden Präparationen aus DPPC und DOPC, also einem gesättigten und einem ungesättigten Phospholipid, verwendet.

Die Messung der Temperaturabhängigkeit der Schwellung der Quercetin-freien DPPC-Vesikeln zeigt zwischen 48° und 42,5 °C eine lineare Abnahme der Schwellungsraten mit der Temperatur. Unterhalb von 42,5 °C fällt das Schwellungsvermögen jedoch drastisch bis auf praktisch Null ab. DPPC geht in diesem kritischen Temperaturbereich aus der flüssig-analogen in die fest-analoge Phase über. Aus zahlreichen Untersuchungen ist bekannt, daß ein solcher Phasenübergang mit erheblichen Änderungen der Membraneigenschaften einhergeht. In biologischen Systemen können nur fluide Membranen ihre Funktionen erfüllen, und es existieren verschiedene Mechanismen, die Membranfluidität zu steuern. Die Phasenübergangstemperatur, T_t, ist daher nicht nur eine wichtige theoretisch-physikalische Größe zur Charakterisierung der Membranlipide, sondern auch physiologisch von größter Bedeutung.

Wie das Beispiel der DPPC-Membranen zeigt, ist der Phasenübergang bei einem chemisch einheitlichen Phospholipid ein hoch-kooperativer Vorgang. Ist die „Initialzündung" zum Phasenübergang einmal erfolgt, läuft die Umorganisation aus dem relativ ungeordneten, „flüssigen", Zustand zu einer geordneten kristallgitterähnlichen Struktur innerhalb eines engen Temperaturbereiches sehr schnell ab. Bei biologischen Membranen ist dieser Bereich auf Grund der chemischen Heterogenität der Membranbausteine sehr viel breiter.

Der Einbau von Quercetin in die Liposomen bewirkt eine deutliche Veränderung der thermotropen Eigenschaften der Membran, die sich vor allem in der Verschiebung des kritischen Temperaturbereichs zu niedrigeren Werten hin ausdrückt. Bei einem Molverhältnis von 6:1 zwischen Phospholipid und Quercetin macht dies ca. 3 °C aus. Durch Einbau von Quercetin in die Membran scheint es zu einer Störung der Wechselwirkungen zwischen den einzelnen Lecithinmolekülen zu kommen, die phänomenologisch einer „Fluidisierung" entspricht. Selbst bei einem Molverhältnis von 1:1 ist dieser Effekt noch deutlich nachweisbar, obwohl hier bereits die Struktur-desintegrierende Wirkung des Quercetins vorherrscht. Betrachtet man das Verhalten der aus DOPC hergestellten Liposomen, so zeigt sich eine vergleichsweise geringe Aktivität des Quercetins, wie dies zuvor bereits an Eilecithin-Vesikeln beobachtet worden war. Eine Beeinflussung des Lipidphasenübergangs läßt sich an diesen Präparationen nicht untersuchen, da T_t unterhalb von 0 °C liegt und aus meßtechnischen Gründen nicht erreicht werden kann.

3.2 Einfluß hydrophiler Substituenten auf die Membranwirksamkeit des Quercetins

Die permeabilitätsverändernden Eigenschaften des Quercetins werden durch Einführung von Substituenten an den freien Hydroxylgruppen stark modifiziert. Durch Hydroxyethylierung an den Positionen 3,7,4′,5′ entsteht ein Tetrahydroxyethyl quercetin (HS-1), welches dem Tetrahydroxyethylrutosid chemisch nahe verwandt ist. Bei erschöpfender Hydroxyethylierung entsteht das Pentahydroxyethylquercetin, HS-2. Durch ihre endständigen alkoholischen Gruppen sind diese Substituenten relativ hydrophil.

Das in Abb. 3 dargestellte Dosis-Wirkungsprofil zeigt, daß bei Konzentrationen zwischen 5 und 100 µM HS-1 das Schwellungsvermögen der Eilecithinliposomen deutlich, wenn auch nicht sehr stark erhöht wird. Damit verhält sich HS-1 qualitativ ähnlich wie seine Stammsubstanz Quercetin bei niedrigen Konzentrationen. Im Gegensatz zu Quercetin ist bei höheren Konzentrationen, auch über die in Abb. 3 angeführten 200 µM hinaus, aber keine Umkehr des Effektes, wie sie für die Wirkung des Quercetins charakteristisch ist, festzustellen. Für tiefergehende Eingriffe in die Membranarchitektur ist HS-1 wahrscheinlich zu hydrophil.

Demgegenüber verhält sich HS-2 deutlich anders (Abb. 3). Schon bei sehr niedrigen Konzentrationen wirkt es schwellungshemmend, ohne daß sich dieser

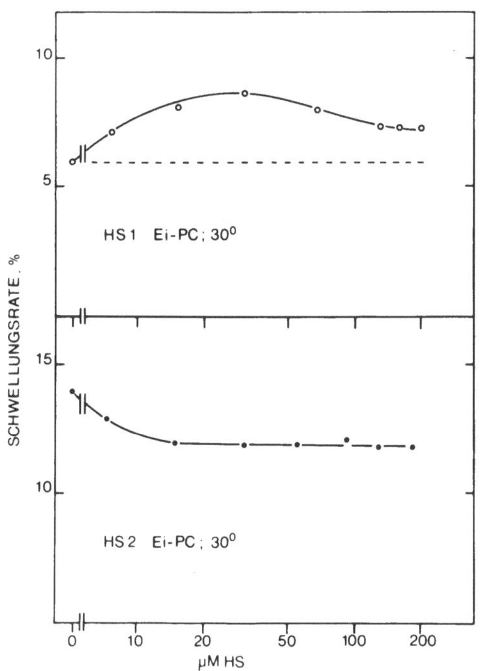

Abb. 3. Einfluß von Tetrahydroxyethylquercetin (HS-1) und Pentahydroxyethylquercetin (HS-2) auf die Schwellungsraten von Eilecithinliposomen

Einfluß mit Steigerung der Konzentration qualitativ oder quantitativ signifikant veränderte.

Ob dieser Effekt auf einer partiellen Lyse von Liposomen beruht, wie für Quercetin angenommen werden kann, erscheint zweifelhaft. Eher ist zu vermuten, daß HS-2 schwach membrankondensierend und deshalb permeabilitätsvermindernd wirkt. Dies ist auch deswegen nicht unwahrscheinlich, als selbst bei niedrigen Konzentrationen keine schwellungssteigernde Aktivität feststellbar war, wie sie üblicherweise lytischen Prozessen vorausgeht. Eine Klärung dieser Fragen wird erst durch weitere Untersuchungen möglich sein.

3.3 Einfluß lipophiler Substituenten auf die Membranwirksamkeit des Quercetins

Geradezu dramatische Veränderungen in der Membranaffinität der Substanzen HS-1 und HS-2 ergeben sich, wenn die freien OH-Gruppen der Substituenten acetyliert werden. Dabei entstehen die Derivate LS-1 und LS-2, die gegenüber ihren Stammsubstanzen stark lipophil sind. Abbildung 4 zeigt die Dosiswirkungskurven für LS-1, aufgenommen mit Liposomen aus DMPC, DPPC und DOPC. Wegen der geringen Löslichkeit in hydrophilen Medien ist die Untersuchung der Konzentrationsabhängigkeit der Wirkung auf den hier angegebenen Bereich beschränkt. Wie die Daten zeigen, bewirkt LS-1 eine außerordentlich starke Erhöhung der Schwellungsraten, die bei den hier eingesetzten Temperaturen bei einem Faktor von maximal 12 liegen. Der Bereich der wirksamen Konzentrationen ist relativ eng. Liposomen aus DPPC werden stärker beeinflußt als Liposomen aus DMPC oder DOPC. Dies ist ein spezifischer Effekt. Auf Grund der eingeschränkten Löslichkeit konnte nicht geprüft werden, ob LS-1 bei höherer Konzentration Membranlyse in-

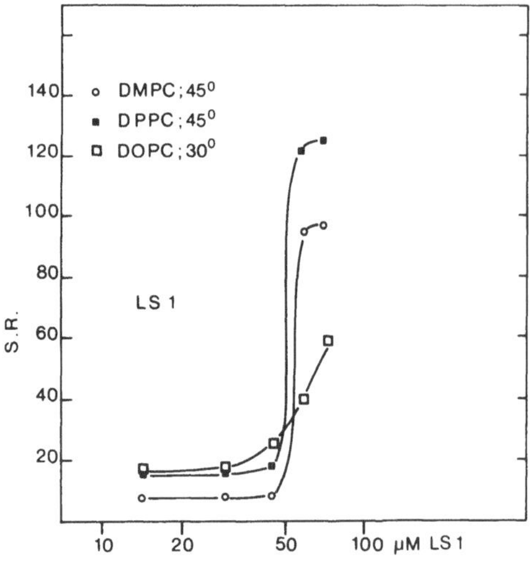

Abb. 4. Einfluß von LS-1 auf das Schwellungsvermögen von Liposomen aus verschiedenen Lecithinen

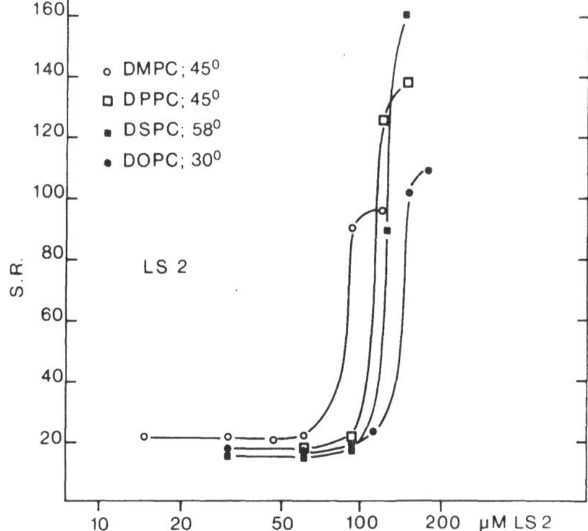

Abb. 5. Einfluß von LS-2 auf das Schwellungsvermögen von Liposomen aus verschiedenen Lecithinen

duziert. Noch wirksamer als LS-1 ist LS-2. In Abb. 5 sind die Dosiswirkungskurven aus Untersuchungen an 4 verschiedenen Vesikelpräparationen zusammengefaßt. Der Konzentrationsbereich für die Stimulierung der Schwellung liegt etwas höher als bei LS-1; die Effekte sind noch ausgeprägter. Auch die Wirksamkeit von LS-2 nimmt in der Reihenfolge DMPC-DPPC-DSPC zu.

Analysiert man den Einfluß der Wirkstoffe auf die thermotropen Membraneigenschaften etwas näher, so ergeben sich folgende Daten. Wie in Abb. 6 an Liposomen aus DPPC gezeigt, wird bei $T > T_t$ die Aktivierungsenergie der Schwellung durch beide Substanzen vermindert. LS-1 verschiebt die für die Permeabilität kritische Temperatur um ca. 8° auf 34 °C. Der anschließende Übergangsbereich erstreckt sich über ca. 10 °C, ist also gegenüber der Kontrolle stark verbreitert. Das hohe Maß an Kooperativität, welches den Phasenübergang von reinen DPPC-Membranen auszeichnet, wird durch LS-1 anscheinend erheblich beeinträchtigt.

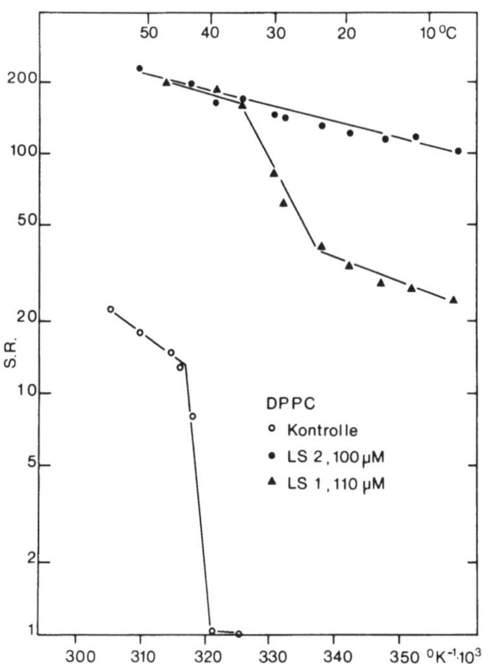

Abb. 6. Temperaturabhängigkeit der Schwellungsraten von DPPC-Liposomen in Gegenwart von LS-1 und LS-2; Auftragung nach Arrhenius (s. Abb. 2)

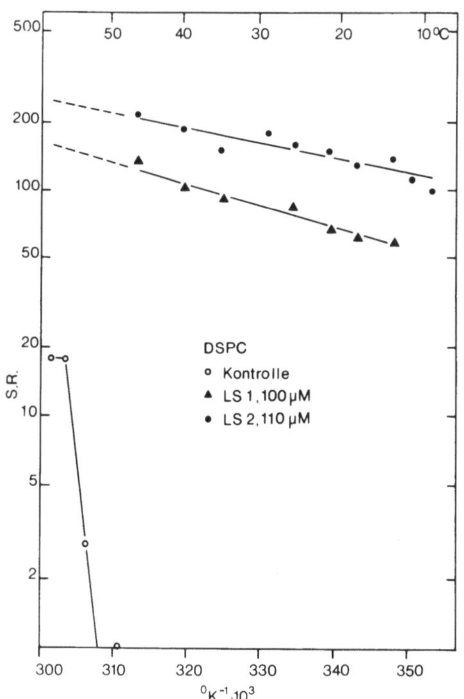

Abb. 7. Temperaturabhängigkeit der Schwellungsraten von DSPC-Liposomen in Gegenwart von LS-1 und LS-2; Auftragung nach Arrhenius (s. Abb. 2)

64

Dies deutet darauf hin, daß die Ausbildung geordneter Strukturen im Membran-
lipid durch LS-1 erschwert wird. Schließlich ist festzustellen, daß selbst bei $T < T_t$
das osmotische Schwellungsvermögen der Liposomen in Gegenwart von LS-1
noch größer ist als dasjenige reiner DPPC-Vesikeln *oberhalb* des Phasenüberganges.

LS-2 hat bei $T > T_t$ etwa die gleiche Wirksamkeit wie LS-1. Bei niedrigen Temperaturen zeigt sich jedoch deutlich, daß es auf die Membran noch stärker struk-
turverändernd wirkt als LS-1, da bis etwa 6 °C, dem Minimum bei unseren Messungen, ein kritischer Temperaturbereich nicht nachgewiesen werden konnte.

Betrachtet man das Verhalten von DSPC-Liposomen, so findet man eine
weitere Verstärkung der Wirksamkeit beider Derivate. Während bei Liposomen
aus DPPC in Gegenwart von LS-1 ein kritischer Temperaturbereich noch
feststellbar war, ist dies bei Liposomen aus DSPC nicht mehr der Fall. Zwischen
den beiden Derivaten LS-1 und LS-2 gibt es demnach Unterschiede in der
Wirkungsintensität, offenbar aber nicht in der Art der Wirkung (Abb. 7).

Auch diese Serie von Messungen bestätigt, daß die Wirkung der Substanzen um
so größer ist, je mehr das Lipid zur Ausbildung starrer, kondensierter Strukturen
neigt. Hieraus ergeben sich Konsequenzen nicht nur für die Permeabilität der
Membranen, sondern vermutlich auch für ihre visco-elastischen Eigenschaften.

Literatur

1. Bangham AD, DeGier J, Greville D (1967) Osmotic properties and water permeability of phospholipid liquid crystals. Chem Phys Lipids 1:225–246
2. Biesendorfer H, Felix W, Wildenhauer DB (1981) Studies on the hemolytic action of amphiphilic
substances *in vitro:* Inhibition by O-(β-hydroxyethyl)-rutosides. Biochem Pharmacol 30:2287–2292
3. Hennings G (1979) Zum molekularen Wirkungsmechanismus von (+)-Cyanidanol-3. Arzneimittelforsch 29:720–724
4. Kuriki Y, Racker E (1976) Inhibition of (Na$^+$, K$^+$)adenosine triphosphatase and its partial
reactions by quercetin. Biochemy 15:4951–4956
5. Niebès P, Ponard G (1975) Stabilization of rat liver lysosomes by (+)-cyanidanol-3 *in vivo.* Biochem Pharmacol 24:905–909
6. Ring K, Ehle H, Schwarz M (1976) Influence of the flavonoid (+)-catechin on the permeability
of Ehrlich mouse ascites tumour cell membranes. Naunyn Schmiedebergs Arch Pharmacol
294:217–224
7. Ring K, Ehle H, Foit B, Schwarz M (1977) The cytoplasmic membrane as a target for (+)-catechin
and some other flavonoids. In: Farkas L, Gabor M, Kallay F (eds) Flavonoids and Bioflavonoids.
Current research trends. Elsevier, Amsterdam Oxford New York, pp 427–437
8. Ring K, Haardt U, Henkel B, Valenteijn A (1981) The effect of catechins on the glycerol and water
permeation through liposomal membranes prepared from phosphatidylcholines. In: Farkas L, Gabor M, Kallay F, Wagner H (eds) Flavonoids and Bioflavonoids. Elsevier, Amsterdam Oxford
New York, pp 493–500
9. Robinson JWL, L'Herminier ML, Claudet HGA (1979) The effect of naringenin on the intestinal
and renal transport of organic solutes. Naunyn Schmiedebergs Arch Pharmacol 307:79–89
10. Robinson JWL, del Castillo JR (1981) Interactions of (+)-catechin and naringenin on renal and
intestinal transport. In: Farkas L, Gabor M, Kallay F, Wagner H (eds) Flavonoids and Bioflavonoids. Elsevier, Amsterdam Oxford New York, pp 487–492
11. Schmid-Schönbein H (1978) Die Erhaltung der Fließfähigkeit des Blutes durch O-(β-Hydroxyethyl)-rutoside. In: Voelter W, Jung G (Hrsg) O-(β-Hydroxyethyl)-rutoside – experimentelle und
klinische Ergebnisse. Springer, Berlin Heidelberg New York, S 129–139
12. Seeman P (1972) The membrane action of anaesthetics and tranquilizers. Pharmacol Rev 24:583–
655
13. Sépulveda FV, Robinson JWL (1976) Effect of (+)-catechin on renal and intestinal transport. Ex-
perientia 32:87–88

Wirksamkeit von O-(β-Hydroxyethyl)-rutosiden bei peroraler Applikation und Unspezifität ihrer protektiven Wirkung

Oral Efficacy of O-(β-Hydroxyethyl)-rutosides.
Unspecificity of Its Protective Action

WOLFGANG FELIX, JOSEF NIEBERLE und GABRIEL SCHMIDT

Summary

The protective effect of O-(β-hydroxyethyl)-rutosides (HR) against the damaging action of etacrynic acid and polidocanol was studied with vascular endothelium (hind leg of anaesthesized cat), smooth muscle preparations of blood vessels (isolated portal vein, aorta of the rat), and with the ileumot the guinea-pig. These studies were intended to investigate the unspecificity of the protective action of HR and its oral efficacy. The following results were obtained:

1. HR protected not only the vascular endothelium but also smooth muscles of vasculature and ileum.
2. When HR is added to the isolated organs in vitro, it can be washed out easily. When given i.v. before isolation of organs, the protective activity cannot be washed out, even the organs are washed several times. Thus it is suggested that HR is bound to the tissue of the isolated organs.
3. This is in agreement with data showing very short elimination half-lives of HR in plasma, which are detected mainly after i.v. administration and prolonged half-lives of the fractions of HR stored in tissues. These fractions are probably responsable for the protective activity of the drug.
4. In our hands HR is active after i.v. and oral administration. Using a single i.v. administration considerably higher dosages are required compaired to repeated oral administration. Reasons for these results may be: (a) Very short elimination half-lives in plasma and prolonged half-lives in tissues, (b) an active transport of HR which facilitates absorption into the blood stream after oral administration.

Zusammenfassung

Der protektive Effekt von O-(β-Hydroxyethyl)-rutosiden (HR) gegenüber der schädigenden Wirkung von Etacrynsäure und Polidocanol wurde am Gefäßendothel (Versuche am Hinterlauf der narkotisierten Katze), an der glatten Gefäßmuskulatur (isolierte Pfortader und Aorta der Ratte) und an der glatten Darmmuskulatur (Ileum des Meerschweinchens) untersucht. Ziel der Untersuchungen war der Nachweis einer Unspezifität der protektiven Wirkung des HR und seiner Wirksamkeit bei oraler Applikation. Die Untersuchungen brachten folgende Ergebnisse:

1. HR wirkt protektiv nicht nur am Gefäßendothel, sondern ebenso an der glatten Muskulatur der Gefäße und des Darmes.
2. HR ist bei Versuchen an den isolierten Organen nur dann leicht auswaschbar, wenn es in das Organbad gegeben wird. Dagegen haftet es an den isolierten Organen fest, wenn es vor deren Entnahme i. v. in das Tier gegeben wurde. Die Wirkung bleibt dann trotz wiederholten Spülens unvermindert erhalten.
3. Dies steht im Einklang mit der sehr kurzen Plasmahalbwertzeit, die vor allem bei i. v. Applikation eine Rolle spielt, und der sehr langen Halbwertzeit des Anteils, der im Gewebe verankert ist und dort protektiv wirkt.
4. HR ist sowohl bei i. v. als auch bei peroraler Applikation wirksam. Bei i. v. Applikation erfordert die Wirkung im akuten Versuch erheblich höhere Dosen als bei peroraler. Als Ursache hierfür werden zwei Mechanismen diskutiert: zum einen die sehr kurze Plasmahalbwertzeit und die lange Gewebehalbwertzeit, zum anderen ein aktiver Transport, der möglicherweise bei peroraler Anwendung die Aufnahme in die Blutbahn fördert.

1. Einleitung

„Ein Pharmakon, das sich sehr gut in Wasser und nicht in Fett löst, das zudem ein Molekulargewicht von >400 besitzt, gelangt bei chronischer peroraler Applikation nicht in wirksamen Konzentrationen in den Organismus." So verheißt es die Theorie. Diese stützt sich dabei auf grundlegende pharmakokinetische Tatsachen: Eine fettunlösliche Substanz vermag die Magen/Darm-Mucosa nicht in nennenswertem Maß zu durchdringen, es sei denn, ein aktiver Transport hilft diese Schranke zu überwinden. Bei einem Molekulargewicht von >400 geht der geringe Teil, der absorbiert worden ist, in den enterohepatischen Kreislauf über. Die kleinen Mengen, die diesem Kreislauf entgehen und in den großen Kreislauf gelangen, werden dann dank der sehr guten Wasserlöslichkeit rasch über die Nieren ausgeschieden. Hydroxyethylrutoside (HR), der Venoruton®-Wirkstoff, lösen sich sehr gut in Wasser und nicht in Fett; sie haben ein mittleres Molekulargewicht von 750. Bei i. v. Injektion beträgt die Plasmahalbwertzeit etwa ½ h. Somit sind die Voraussetzungen erfüllt, die auf eine Unwirksamkeit bei peroraler Medikation schließen lassen.

Dem widersprechen tierexperimentelle Untersuchungen. Förster [1] fand beim Meerschweinchen eine Absorptionsquote von 4–10% bei oraler Applikation. Hier könnte man einwenden, daß diese Untersuchungen vorwiegend an Meerschweinchen und anderen Pflanzenfressern durchgeführt wurden, deren Absorptionsverhältnisse im Magen-/Darm-Trakt nicht denen beim Menschen gleichen. Zum Nachweis eines antiödematösen Effektes benötigt man im Tierversuch bei i. v. oder i. p. Zufuhr 50 mg HR/kg KG und mehr. Unterstellt man bei peroraler Applikation eine 10%ige Absorptionsquote, so müßten immerhin 500 mg/kg KG oral gegeben werden. Nimmt man auch für den Menschen eine 10%ige Absorptionsquote an, so errechnet sich für den Erwachsenen eine Einzeldosis von ca. 35 g. Zu dieser extrem hohen Dosis ist aber zu bemerken: Im Tierversuch erzeugt man innerhalb kurzer Zeit eine Endothelschädigung, die zum Ödem führt. Daß die Hemmung einer derart starken schädigenden Wirkung hohe Dosen erfordert, ist selbstverständlich. Für die weniger aggressiven Vorgänge bei der chronischen Veneninsuffizienz des Menschen genügen möglicherweise weniger hohe Dosen.

Es liegen aber Doppelblindstudien vor [2, 3], bei denen mit der geringen Tagesdosis von 0,5–1,5 g ein antiödematöser Effekt nachgewiesen wurde. Solche Untersuchungen weisen darauf hin, daß die genannten physikochemischen Eigenschaften, nämlich hohe Wasserlöslichkeit, Fettunlöslichkeit und großes Molekulargewicht, die Pharmakokinetik des HR nicht ausreichend charakterisieren. Wie Ritschel und Kaul nachgewiesen haben [4], besitzt Trihydroxyethylrutosid neben seiner sehr kurzen Plasmahalbwertszeit noch eine zweite Halbwertszeit von ca. 20 h. Demnach muß man annehmen, daß der für die Wirkung verantwortliche Teil im Gewebe sehr viel länger verweilt. Da es wahrscheinlich ist, daß diese lange Halbwertszeit nicht nur für Tri-, sondern auch für Mono-, Di- und Tetrahydroxyethylrutoside gilt, ist eine Wirksamkeit des HR bei peroraler Applikation auch dann zu erwarten, wenn die Absorptionsquote nur 10% beträgt. Dies würde das positive Ergebnis der Doppelblindstudien erklären. So erschien es aussichtsreich, die perorale Wirksamkeit des HR im Tierversuch zu prüfen, obgleich hier starke toxische Wirkungen zu hemmen sind.

Weiterhin interessierte die Unspezifität des protektiven Effektes: Unspezifisch kann dieser zum einen gegenüber der auslösenden Noxe, zum anderen gegenüber der zu schützenden Struktur sein. Bei den meisten bisherigen Ödemmodellen lösten die ödemerzeugenden Substanzen entzündliche Reaktionen aus. Ein Pharmakon, dem man eine unspezifische ödemprotektive Wirkung zuschreibt, sollte auch gegenüber nichtentzündlichen Prozessen, die zum Endothelschaden führen, schützend wirken. Aus diesem Grund wandten wir Noxen an, von denen wir annahmen, daß sie keine Entzündungen hervorrufen. Dadurch wollten wir bei der protektiven Wirkung des HR eine antiphlogistische Komponente ausschließen. Hierzu eigneten sich das zur i. v. Narkose verwendete Thiopental, das Diuretikum Etacrynsäure (Hydromedin®) und das Sklerosierungsmittel Polidocanol (Aethoxysklerol®). Inzwischen hat Hammersen [5] in morphologischen Untersuchungen nachgewiesen, daß Etacrynsäure und Polidocanol die Endothelien nicht auf dem Weg über eine entzündliche Reaktion, sondern direkt schädigen.

Wir haben Polidocanol und Etacrynsäure auf zweierlei Art angewandt. In Versuchen am Hinterlauf der narkotisierten Katze gaben wir sie intravasal, um einen Endothelschaden zu erzeugen. Zum Nachweis einer schädigenden Wirkung an der glatten Muskulatur von Blutgefäßen und Darm führten wir Versuche an isolierten Gefäß- und Darmpräparaten durch. Hier wurden die beiden Noxen in das Organbad gegeben, so daß sie direkt zur glatten Muskulatur diffundieren konnten und keine Endothel- bzw. Epithelschranke passieren mußten. Diese Untersuchungen sollten ein Beitrag sein zum Nachweis einer unspezifischen HR-Wirkung gegenüber der auslösenden Substanz wie gegenüber der zu schützenden Struktur. Weiterhin sollten mit ihnen die Haftfestigkeit des HR im Gewebe und seine perorale Wirksamkeit festgestellt werden.

2. Methodik

2.1 Ödemprotektive Wirkung

Die Versuche wurden am strömungskonstant perfundierten Hinterlauf der Katze in Chloralosenarkose durchgeführt. Die Methodik ist an anderer Stelle ausführlich

68

beschrieben [6–8], so daß hier nur auf das Prinzipielle eingegangen sei. Zur Ödemerzeugung wurde die Perfusion mit Blut unterbrochen, das Blut aus der Extremität mit isotoner Kochsalzlösung ausgewaschen und dann Etacrynsäure zu 0,1% in isotoner Kochsalzlösung gelöst bzw. Polidocanol in einer 0,025%igen Lösung mit der gleichen Stromstärke perfundiert wie zuvor das Blut. In einigen Versuchen wurde auch eine 1%ige Thiopental-Lösung angewandt. Die Lösungen mit den schädigenden Substanzen gelangten nicht in den großen Kreislauf, sondern wurden am venösen Ende aus der Extremität herausgeleitet und verworfen. Nach 10 min Einwirkdauer wurde mit isotoner Kochsalzlösung die schädigende Substanz ausgespült, und es wurde wieder mit Blut perfundiert. Nach 45 min wurden die Tiere getötet und dann Flüssigkeits- und Eiweißgehalt im Gewebe bestimmt. Zum Nachweis von Plasmaeiweiß in dem ödematösen Gewebe wurden die Plasmaproteine mit Evansblue markiert.

2.2 Versuche an isolierten Gefäßen und Darmabschnitten

Wir verwandten spiralige Streifen von Pfortader und Aorta der Ratte [vgl. 9] und Ileumabschnitte des Meerschweinchens. Die Gefäß- bzw. Darmpräparate befanden sich in 37 °C warmer Krebs-Henseleit- bzw. Tyrode-Lösung. Die Schädigung durch Etacrynsäure bzw. Polidocanol wurde am Nachlassen der Kontraktilität der glatten Muskulatur geprüft. Die Einwirkzeit der beiden Noxen, die in das Organbad gegeben worden waren, dauerte ebenfalls genau 10 min. Festgestellt wurde dann auch hier, ob HR in der Lage ist, die Beeinträchtigung der Kontraktilität abzuschwächen oder zu verhindern. Das Ausmaß der Schädigung ergab sich aus dem Vergleich der Wirkungen von Noradrenalin bzw. Acetylcholin (jeweils 10^{-6} mol) vor und nach Anwendung der schädigenden Substanz. Etacrynsäure war zu 0,01% und Polidocanol zu 0,0015% in isotoner Kochsalzlösung gelöst.

3. Ergebnisse

3.1 Ödemprotektive Wirkung bei i.v. Gabe

Die Versuche wurden am perfundierten Hinterlauf von 18 Katzen durchgeführt, davon 6 als Verumversuche. HR wurde etwa 45 min vor der Etacrynsäure bzw. dem Polidocanol in einer Dosierung von 50 mg/kg KG i.v. injiziert. Diese Dosis wirkte statistisch signifikant ödemprotektiv gegenüber beiden Noxen. 45 min nach Ödemerzeugung war der Plasmaproteingehalt in der Ödemflüssigkeit sowohl der Haut als auch der Skeletmuskulatur bei den mit HR vorbehandelten Tieren statistisch signifikant niedriger (Abb. 1). Der Gehalt an Ödemwasser war zu dieser Zeit bei Kontroll- und Verumversuchen ungefähr gleich groß. Es zeigte sich aber, daß das Wasser bei den Verumversuchen langsamer einströmte. Versuche mit niedrigeren HR-Dosen ergaben, daß ab 20 mg/kg KG der ödemprotektive Effekt statistisch signifikant wird.

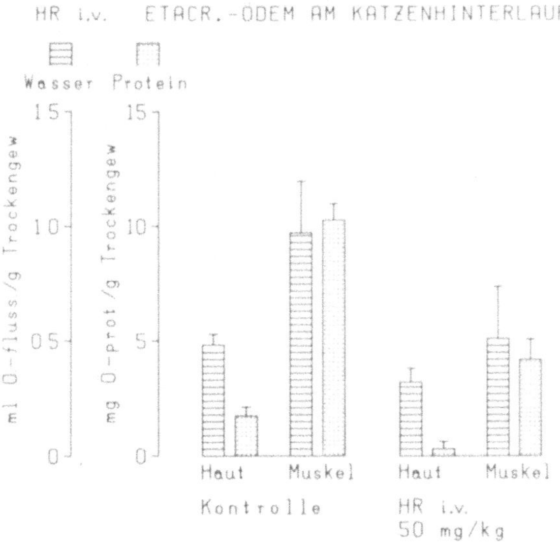

Abb. 1. Ödem im Hinterlauf der Katze 45 min nach intravasaler Anwendung der Etacrynsäure. Der protektive Effekt von HR (50 mg/kg KG i.v.) zeigt sich im geringeren Gehalt an Plasmaprotein im Ödem. Der Wassergehalt ist nicht signifikant vermindert. Mittelwerte mit Standarderror. Kontrollen: n = 16, HR: n = 6. In ähnlicher Weise wirkt HR beim Thiopental- und Polidocanolödem

3.2 Protektive Wirkung an der glatten Muskulatur im Organbad

Die Versuche wurden an isolierten Pfortadern und Aorten der Ratte und an Ileumstreifen des Meerschweinchens durchgeführt. Über den Schutz der Muskulatur von Pfortader und Aorta wurde bereits an anderer Stelle berichtet [9]. HR hemmte hier sowohl die Schädigung durch Etacrynsäure wie die durch Polidocanol statistisch signifikant. Der gleiche Effekt konnte auch an den Ileumabschnitten festgestellt werden. HR war hier in den gleichen Konzentrationen wirksam wie bei den Gefäßpräparaten. Dabei war das gleiche Phänomen zu beobachten, daß mit dem Überschreiten einer maximal wirkenden Konzentration die Wirkungsstärke nachläßt (Abb. 2). Die Schädigung durch Polidocanol war teilweise reversibel. Wieder-

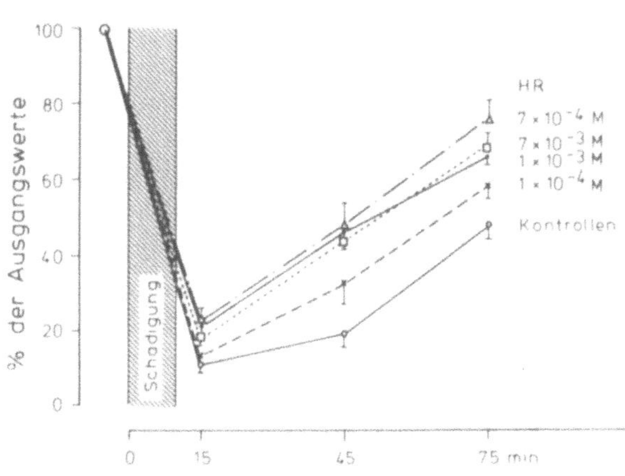

Abb. 2. Schädigung der glatten Muskulatur der isolierten Pfortader der Ratte, gemessen an der Abnahme der Noradrenalinwirkung (10^{-7} mol/l). Wirkung von Polidocanol = 100%. Der schädigende Effekt des Polidocanols ist teilweise auswaschbar, im Gegensatz zu dem der Etacrynsäure bzw. des Thiopentals. HR, das 10 min vor Polidocanol in das Organbad gegeben worden ist, hemmt konzentrationsabhängig die Schädigung und beschleunigt die Erholungsphase. Allerdings wird der Effekt nach Überschreiten der „optimalen" Konzentration ($7 \cdot 10^{-4}$) wieder schwächer

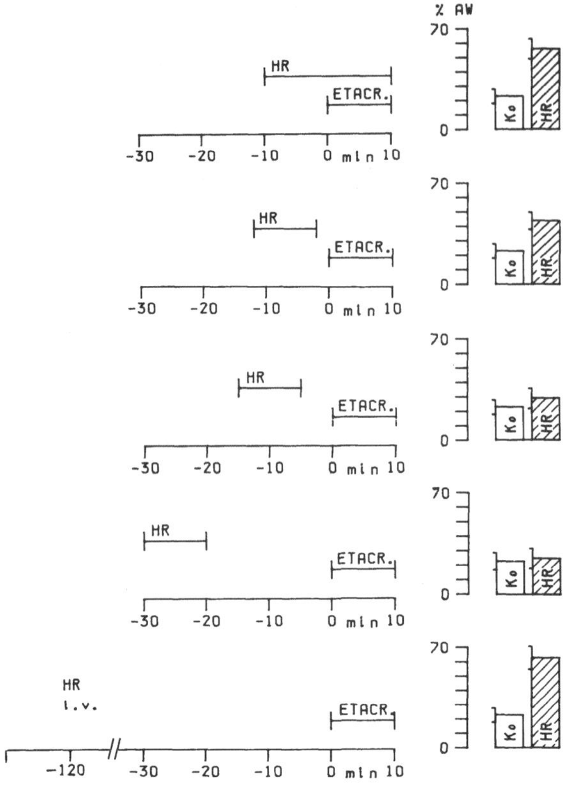

Abb. 3. Einfluß von HR auf die Schädigung isolierter Darmabschnitte (Meerschweinchen) durch Etacrynsäure, gemessen an der Wirkung von Acetylcholin (10^{-7} mol/l). Wirkung von Etacrynsäure = 100%. Die Säulen rechts zeigen die Acetylcholinwirkung 65 min nach der Etacrynsäure. HR wirkt bereits nicht mehr, wenn es 5 min vor Etacrynsäure ausgespült worden ist. Dagegen ist eine signifikante Wirkung vorhanden, wenn die Applikation i.v. ca. 1 h vor der Entnahme der Ileumabschnitte erfolgt ist. 50 mg HR/kg KG i.v., $7 \cdot 10^{-4}$ mol/l in das Organbad

holtes Spülen verminderte den schädigenden Effekt. HR hemmte nicht nur die Schädigung an sich, sondern beschleunigte auch die Erholungsphase. Dagegen schädigte die Etacrynsäure irreversibel. Auch wiederholtes Spülen schwächte den Effekt nicht ab. Dieser nahm vielmehr häufig zu. Auch hier vermochte HR das Ausmaß der Schädigung signifikant zu vermindern.

Bei diesen Versuchen war HR in der optimal wirkenden Konzentration von $7 \cdot 10^{-4}$ mol/l in das Organbad gegeben worden, und zwar 10 min vor Etacrynsäure bzw. Polidocanol, und wurde mit diesen zusammen ausgespült. Die gesamte Einwirkdauer betrug damit 20 min. In weiteren vier Versuchsserien, bei denen wir als Noxe ausschließlich Etacrynsäure verwandten, wurde die Einwirkdauer des HR auf 10 min begrenzt und der Zeitpunkt der Applikation variiert: 11, 15 und 30 min vor Gabe der Noxen; die Spülpausen dauerten hier also 1, 5 und 20 min. In der vierten Serie wurde HR 120 min vor den Noxen gegeben, jetzt aber nicht in das Organbad, sondern i.v. in einer Dosis von 50 mg/kg KG etwa 1 h vor Entnahme der Organe.

Die Ergebnisse sind in Abb. 3 dargestellt. Diese Abbildung zeigt, daß mit zunehmender Zeitdauer der Pause zwischen HR und Etacrynsäure das HR immer weniger wirkt. Der Effekt ist bereits bei einer Pause von 5 min nicht mehr statistisch signifikant. Das bedeutet, das HR ist ausgewaschen. In einer weiteren Versuchsreihe wurde die Spülpause von 5 min bis zur Applikation der Noxen konstant gehalten und die Einwirkdauer des HR variiert bis maximal 45 min. Auch diese Verlängerung der Einwirkdauer verbesserte das Ergebnis nicht.

Demgegenüber ist die i. v. gegebene Dosis voll wirksam. Daraus kann man schließen, daß HR bei intravitaler Applikation in das Gewebe übertritt, sich dort verankert und sich nicht mehr auswaschen läßt. Dabei bleibt offen, ob die Wirkung durch HR selbst oder einen seiner Metaboliten verursacht ist. Die starke Haftung des HR einerseits und die gute Ausspülbarkeit andererseits machen die beiden Halbwertzeiten verständlich.

Die kurze Plasmahalbwertszeit von 30 min nach i. v. Injektion ist vor allem zurückzuführen auf eine schnelle renale Ausscheidung eines hohen ungebundenen Anteils des gut wasserlöslichen HR und erklärt die Notwendigkeit einer hohen Dosis bei dieser Applikation. Vermutlich geht dabei nur ein kleiner Teil in das Gewebe über und wirkt dort protektiv.

Die lange Halbwertszeit des im Gewebe haftenden Anteils läßt eine perorale Applikation aussichtsreich erscheinen. Der langsame Absorptionsstrom erzeugt nämlich hierbei keine hohen Plasmakonzentrationen, so daß die renale Ausscheidung gering ist. Möglicherweise ist aber der Übertritt in das Gewebe weniger konzentrationsabhängig als die renale Ausscheidung. Das würde folgendes bedeuten: Im Gegensatz zur i. v. Gabe tritt bei oraler Applikation ein erheblich größerer Anteil in das Gewebe über, während die renale Ausscheidungsquote niedrig ist. Diese Erwägung war der Anlaß, die Wirkung des HR bei intravenöser mit der bei peroraler Applikation zu vergleichen.

3.3 HR-Wirkung bei peroraler Applikation
und Vergleich mit der bei intravenöser

Die Versuche wurden am Etacrynsäureödem des Katzenhinterlaufes durchgeführt.

Bei den Versuchen mit i. v. Applikation wurde 1 h vor Ödemerzeugung die gerade noch wirksame Dosis von 20 mg HR/kg KG gegeben. Die Versuche mit peroraler Anwendung gliederten sich in zwei Gruppen. Bei der ersten haben wir HR nur einmal verabreicht, und zwar wurde es ca. 4 h vor Ödemerzeugung durch eine Schlundsonde gegeben. Da eine 10%ige Absorptionsquote angenommen wurde, wurde die Dosierung auf 200 mg/kg KG angesetzt. Bei der zweiten Gruppe haben wir HR 4 Tage lang einmal täglich in einer Dosis von 20 mg/kg KG mit etwas Futter auf die Zunge gegeben. Bei einer etwa 20stündigen Halbwertzeit und einem Dosierungsintervall von 24 Stunden ist nach 4 Halbwertzeiten, die ungefähr 4 Tagen entsprechen, das Fließgleichgewicht erreicht, d. h., die Konzentration im Organismus hat die zur Erhaltungsdosis gehörende Höhe erreicht. Am 5. Tag wurde der Ödemversuch durchgeführt.

Die Ergebnisse sind in Tabelle 1 wiedergegeben und in Abb. 4, hier allerdings nur in Hinblick auf den Gehalt an Ödemprotein, dargestellt. 20 mg HR/kg KG i. v. wirkten nur schwach ödemprotektiv, demgegenüber war bei 200 mg, einmal i. v. gegeben, ein statistisch signifikanter Effekt vorhanden (Tabelle 1). Ebenso gut ödemprotektiv wirkte die 4 Tage dauernde Applikation der niedrigen Dosis. Es sei darauf hingewiesen, daß bislang nur die angegebenen Dosierungen erprobt wurden, diese aber vielleicht noch nicht optimal waren.

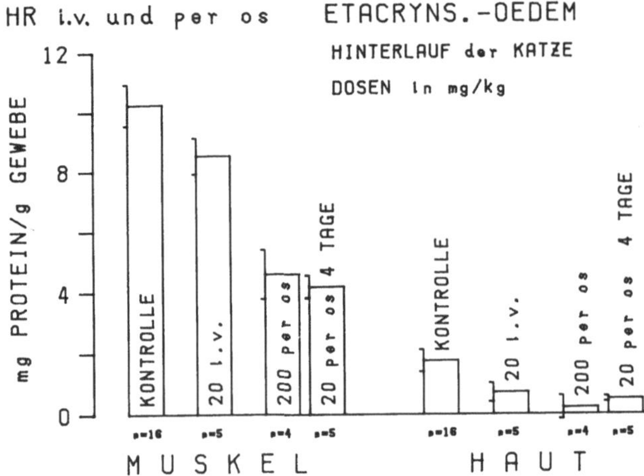

Abb. 4. Ödemprotektive Wirkung von HR bei i. v. und peroraler Anwendung, gemessen am Gehalt an Plasmaprotein pro g Trockengewebe. 20 mg HR/kg KG i. v. wirken nicht signifikant, im Gegensatz zu 200 mg/kg KG, einmalig 4 h vor Etacrynsäure gegeben, und zur 4 Tage dauernden Anwendung von 1mal 20 mg/kg KG als Tagesdosis

Tabelle 1. Protektive Wirkung von HR bei i.v. und peroraler Zufuhr am Etacrynsäureödem im Hinterlauf der Katze

	n		Haut		Muskel	
			Wasser	Protein	Wasser	Protein
Kontrolle	16	$\bar{x}$	0,4824	1,7707	0,9712	10,2719
		SE	0,0473	0,3674	0,2249	0,6981
20 mg/kg i.v.	5	$\bar{x}$	0,6275	0,7395	0,9539	8,5518
		SE	0,1856	0,3152	0,1307	0,6214
200 mg/kg per os	4	$\bar{x}$	0,3592	0,2467[a]	0,7629	4,6311[b]
		SE	0,0690	0,3899	0,2980	0,8143
20 mg/kg und Tag 4 Tage lang	5	$\bar{x}$	0,3098	0,5065[a]	0,4028	4,2118[b]
		SE	0,0717	0,0909	0,1960	0,3764

[a] $p < 0,07$, [b] $p < 0,001$

4. Diskussion

Die Untersuchungen bestätigen die Unspezifität der HR-Wirkung gegenüber den verschiedenartigen Noxen.

Die Wirksamkeit des HR an entzündlichen Ödemen ist wiederholt nachgewiesen worden [10–14]. Um nachzuprüfen, ob auch nichtentzündliche Ödeme gehemmt werden, haben wir zur Endothelschädigung Etacrynsäure und Polidocanol, in früheren Versuchen auch Thiopental angewandt, die, wie Hammersen [5] nachgewiesen hat, nicht über entzündliche Reaktionen schädigen. Es ist also berechtigt, von einer ödemprotektiven Wirkung zu sprechen, die umfassender ist als eine rein antiphlogistische Wirkung.

Wie die Ergebnisse zeigen, gilt die Unspezifität der Wirkung auch gegenüber der zu schützenden Struktur. Es wird nämlich die glatte Muskulatur sowohl der Blutgefäße als auch des Darmes vor der Schädigung durch Etacrynsäure und Polidocanol geschützt. Die Unspezifität wird auch durch die Untersuchungen von Fritz-Niggli [15] bestätigt, in denen ein protektiver Effekt gegenüber ionisierenden Strahlen nachgewiesen worden ist. Allerdings erforderte dieser sehr hohe Dosen.

Unsere Untersuchungen zeigen weiterhin, daß HR dank seiner guten Wasserlöslichkeit zwar sehr gut auswaschbar bzw. ausscheidbar ist, andererseits aber trotz dieser guten Wasserlöslichkeit sich im Gewebe verankern kann und dann schwer auszuwaschen ist. Die Applikation in das Organbad gewährleistet praktisch nur dann einen Schutz, wenn HR bei der Gabe der Noxen anwesend ist. Die Mechanismen, die zur Verankerung des HR im lebenden Organismus führen, sind im Organbad offensichtlich nicht wirksam. Bereits eine 5 min dauernde Spülpause eliminiert das HR so weitgehend, daß es nicht mehr wirkt. Dies läßt auch an einen sog. chemischen Antagonismus denken. Der protektive Effekt würde dann durch Bindung der Noxen an das HR oder dessen Metaboliten zustande kommen. In der Tat ist bekannt, daß Flavonoide Micellen bilden [16]. Allerdings ist damit nicht der Befund zu erklären, daß mit Überschreiten maximal wirkender Konzentrationen die protektive Wirkung wieder schwächer wird. Solche Phänomene der Membranbindung sind auch an nichtbiologischen Membranen nachgewiesen worden [17].

Eine feste Haftung an der glatten Muskelzelle ist nur bei intravitaler Applikation zu erreichen. Dies geht aus den Versuchen hervor, bei denen HR 1 h vor Entnahme der Gefäße bzw. Darmabschnitte i. v. gegeben wurde. Obwohl eine zweite Stunde verstrich, während der das Organbad, in dem sich die isolierten Präparate befanden, wiederholt ausgewechselt wurde, blieb der protektive Effekt unvermindert erhalten.

Dieser Befund steht im Einklang mit der langen Halbwertzeit des HR-Anteils, der in das Gewebe übertritt und protektiv wirkt. Bei oraler Applikation ist wohl diese lange Halbwertzeit entscheidend, während die kurze Plasmahalbwertzeit, die vorwiegend auf einer schnelleren renalen Ausscheidung beruht, bei i. v. Anwendung die wesentliche Rolle spielt und berücksichtigt werden muß. Vielleicht erklärt dies den Befund, daß 200 mg HR/kg KG per os bei einer angenommenen Absorptionsquote von 10%, die also einer in den Organismus gelangenden Menge von 20 mg/kg KG entspricht, erheblich stärker wirken, als die gleiche Dosis von 20 mg/kg KG, wenn sie i. v. injiziert wird. Als andere Möglichkeit wäre zu erwägen, ob nicht aufgrund eines aktiven Transports die Absorptionsquote erheblich mehr als 10% beträgt.

Weitere Fragen ergeben sich aus den Versuchen, bei denen 4 Tage lang als Tagesdosis 20 mg HR/kg KG, also insgesamt 80 mg/kg KG, per os gegeben wurden. Diese wirkten etwa ebenso stark wie die einmalige Gabe von 200 mg/kg KG per os. Das kann folgende Gründe haben:

a) Die Absorptionsquote bei niedrigen Dosen ist möglicherweise erheblich höher. Dies wiederum könnte darauf beruhen, daß der hypothetische aktive Transport nur begrenzte Kapazität hat, die mit 200 mg/kg KG überschritten ist.

b) Die Halbwertzeit von HR ist möglicherweise erheblich höher als 20 h, so daß HR stärker kumuliert als angenommen.

c) Bei geringen Plasmakonzentrationen ist die renale Ausscheidung pro 24 h zu vernachlässigen.

Die Versuche bestätigen nicht nur die orale Wirksamkeit, sondern bringen zusätzlich das unerwartete Ergebnis, daß HR bei akuter und vor allem bei chronischer peroraler Applikation stärker wirkt als bei intravenöser.

Literatur

1. Förster H (1978) Resorption und Stoffwechsel von Hydroxyethylrutosiden. In: Voelter W, Jung G (Hrsg) O-(β-Hydroxyethyl)-rutoside – experimentelle und klinische Ergebnisse. Springer, Berlin Heidelberg New York, S 43–62
2. Bergqvist D, Hallböök T (1981) A double-blind trial of O-(beta-hydroxyethyl)-rutosides in patients with chronic venous insufficiency. In: Pulvertaft TB, Lyons JS, Wink CAS (eds) Hydroxyethylrutosides in vascular disease. Proceedings of an International Symposium, Devon, 18th and 19th April 1980. Royal Society of Medicine, Academic Press, Grune & Stratton, London Toronto Sydney New York San Francisco, pp 31–32
3. Forconi S, Guerrini M, Pecchi S, Cappelli R, Bruni S (1981) Effect of hydroxyethylrutoside on impaired venous function in women taking oral contraceptives. In: Pulvertaft TB, Lyons JS, Wink CAS (eds) Hydroxyethylrutosides in vascular disease. Proceedings of an International Symposium, Devon, 18th and 19th April 1980. Royal Society of Medicine, Academic Press, Grune & Stratton, London Toronto Sydney New York San Francisco, pp 33–34
4. Ritschel WA, Kaul S (1981) Cumulative urinary excretion of 3,4,7-tri-O-(β-hydroxyethyl)rutoside upon peroral administration in man. Sci Pharm 49:57–61
5. Hammersen F, Hammersen E (1983) Zur Ultrastruktur des durch Etacrynsäure oder Polidocanol hervorgerufenen Ödems und seine Beeinflussung durch HR (dieser Band S 75–92)
6. Felix W, Remien J, Hällfritzsch K (1971) Zur Messung von Venenreaktionen im Tierversuch. Pflügers Arch 329:352–359
7. Felix W (1977) The actions of hydroxyethylrutoside (HR) on edema formation due to various capillary damaging substances. In: Farkas L, Gábor M, Kállay F (eds) Flavonoids and bioflavonoids. Current research trends. Proceedings of the fifth Hungarian bioflavonoid symposium, Mátrafüred, Hungary, May 25–27, 1977. Elsevier, Amsterdam Oxford New York, pp 411–416
8. Felix W (1978) Zur Wirkung von O-(β-Hydroxyethyl)-rutosiden auf die Ödembildung durch Ethoxysklerol und Thiopental am Hinterlauf der Katze. In: Voelter W, Jung G (Hrsg) O-(β-Hydroxyethyl)-rutoside – experimentelle und klinische Ergebnisse, Springer, Berlin Heidelberg New York, S 93–102
9. Felix W, Backhaus HJ, Eichler P, Hennings G (to be published) Protective and curative effect of O-(β-hydroxyethyl)-rutosides against injury of isolated portal veins caused by polidocanol and etacrynic acid. Internationales Bioflavonoid-Symposium, München, 6.–9. Sept. 1981
10. Klemm J (1967) Alteration of the vessel wall in the capillary bed after irridation with fast electrons. Experimental study of the protective substance trihydroxyethylrutoside (THR) by means of the rabbits ear chamber. Bibl Anat 9:207
11. Lecomte J, Cauwenberge H van (1971) Sur les propriétés pharmacologiques des bioflavonoids. Rev Med Liège 26:673–681
12. Lecomte J, Cession-Fossion A (1970) Sur la perméabilité vasculaire induite chez le rat par des dérivés hydroxyéthylés du rutoside. CR Soc Biol (Paris) 164:1165–1167
13. Gábor M, Gábor B (1978) Effekt von Rutosiden auf das Rattenpfoten-Ödem. In: Voelter W, Jung G (Hrsg) O-(β-Hydroxyethyl)-rutoside – experimentelle und klinische Ergebnisse. Springer, Berlin Heidelberg New York, S 73–78
14. Hammersen F (1978) Zur Ultrastruktur experimenteller Ödeme und deren Beeinflussung durch O-(β-Hydroxyethyl)-rutoside. In: Voelter W, Jung G (Hrsg) O-(β-Hydroxyethyl)-rutoside – experimentelle und klinische Ergebnisse. Springer, Berlin Heidelberg New York, S 103–120
15. Fritz-Niggli H (1978) Rutoside und strahleninduzierte Tumorregression: Differenzierte Reaktionen maligner und gesunder Zellen. In: Voelter W, Jung G (Hrsg) O-(β-Hydroxyethyl)-rutoside – experimentelle und klinische Ergebnisse. Springer, Berlin Heidelberg New York, S 169–180
16. Becker B (1982) Untersuchungen zur Wirkung von O-(β-Hydroxyäthyl)-rutosiden: Erythrocyten als Modell für Membranwirkungen. Dissertation, Universität München
17. Ring K, Valenteijn A, Haardt U, Henkel B, Hennings G, Wurm G. (1983) Membranen als Zielsysteme von Flavonoiden (dieser Band S 55–64)

Zur Ultrastruktur des durch Etacrynsäure oder Polidocanol hervorgerufenen Ödems und seine Beeinflussung durch O-(β-Hydroxyethyl)-rutoside

The Ultrastructure of Edema Caused by Etacrynic Acid or Polidocanol and the Influence of O-(β-Hydroxyethyl)-Rutoside

Frithjof Hammersen und Elke Hammersen

Summary

The microvasculature of cat skeletal muscle was studied by electron microscopy after the challenge of etacrynic acid and polidocanol which both produce an proteinaceous edema. In addition, the possible effect of HR (50 mg/kg body weight, given intravenously 30 min before onset of edema) on these vascular alterations was tested.

Without premedication the following ultrastructural alterations were seen:

1. A large number of blood vessels was occluded by platelet aggregates.
2. The endothelium of many capillaries appeared attenuated and displayed additional structural changes like deep plasmalemmal invaginations and vesicular chains which are believed to facilitate transport processes.
3. The occurrence of numerous luminal endothelial blisters varying in numbers and sizes.

These three parameters were semiquantitatively evaluated and compared with those obtained after premedication with HR. The positive effect of this flavonoid on all three alterations could be documented by a drop of obliterated vessels from 69% to 31% and a decrease of both endothelial attenuations from 67% to 31.5% and of endothelial blisters form 78% (without premedication) to 21%. These results clearly indicate that HR is obviously bound to cell membranes where it exerts its beneficial membrane-protective effects.

Zusammenfassung

Die terminalen Strombahnen der Skelettmuskulatur der Katze wurden nach der ödemauslösenden Einwirkung von Etacrynsäure und Polidocanol elektronenmikroskopisch untersucht und die mögliche Beeinflussung dieser Veränderungen durch HR (50 mg/kg KG, i. v. 30 min vor Ödemauslösung) geprüft.

Beim nicht vorbehandelten Ödem ergaben sich u. a. folgende Befunde:

1. Zahlreiche Gefäßverschlüsse durch Thrombozytenaggregate,
2. eine starke Abflachung des Endothels mit Ausbildung tiefer Invaginationen der luminalen Zellmembran und

3. Auftreten zahlreicher lumenwärts gerichteter, blasiger Endothelprotuberanzen. Die Zellfugen waren jedoch stets geschlossen.

Die unter 1–3 aufgeführten Veränderungen wurden an licht- bzw. elektronenmikroskopischen Aufnahmen halbquantitativ ausgewertet und den nach Vorbehandlung mit HR erhobenen Befunden gegenübergestellt. Dabei ergab sich ein deutlich positiver Effekt des HR für alle drei untersuchten Parameter, denn die Zahl thrombosierter Gefäße sank von 69% auf 31%, die Abflachungen des Endothels und dessen sonstige strukturellen Veränderungen traten nur noch in 31,5% gegenüber 67% bei nicht vorbehandelten Tieren auf, und die Häufigkeit der Endothelblasen fiel sogar von 78% (nicht vorbehandelt) auf 21%.

Diese Befunde sprechen deutlich für eine Bindung des HR an Zellmembranen, an denen sie dann ihre protektive Wirkung ausüben können.

1. Einleitung

Ausgehend von der Überlegung, die Wirkung antiödematöser Pharmaka an nichtentzündlichen Ödemen prüfen zu können, die darüber hinaus noch durch eine direkte Endothelschädigung erklärbar sein sollten, wurden von Felix (1978) neue Substanzen in die experimentelle Ödemforschung eingeführt. Dabei wird das schädigende Agens unter konstanten Bedingungen für eine definierte Zeit durch das zuvor blutfrei gespülte Gefäßbett einer hinteren Extremität perfundiert, das nach gründlicher Spülung mit physiologischer Kochsalzlösung erneut von Blut durchströmt wird. Da das innerhalb der nachfolgenden 60 min entstehende Ödem eiweißhaltig ist, schien es von Interesse, nach einem möglichen strukturellen Korrelat für diesen gesteigerten Durchtritt von Makromolekülen zu suchen, da Eiweiße die Endothelbarriere nur mit Hilfe spezieller und morphologisch erfaßbarer Transportmechanismen passieren können (Hammersen 1977). Die vorliegende Arbeit berichtet über die ultrastrukturellen Veränderungen der terminalen Strombahnen des Skelettmuskels im Zuge eines durch Etacrynsäure bzw. Polidocanol erzeugten Ödems und dessen Beeinflussung durch HR [O-(β-Hydroxyethyl)-rutoside].

2. Material und Methode

Die methodischen Einzelheiten, die pathophysiologischen Parameter sowie die verschiedenen Behandlungsschemata dieser Ödemmodelle sind bereits früher (Felix 1978), sowie in diesem Symposium ausführlich beschrieben worden (Felix et al. S. 65–74), so daß sie lediglich noch durch die Angaben zur morphologischen Technik ergänzt zu werden brauchen: Nach Abschluß der Experimente wurde die äußere Haut der hinteren Extremität entfernt und Biopsien aus drei Muskeln (M. gracilis, M. gastrocnemius, medialer Kopf, und M. tibialis ant.) möglichst faserparallel entnommen. Diese nur 1–2 mm dicken, etwa 3 cm langen und 1 cm breiten Gewebsplatten wurden in mäßig gespanntem Zustand in 2,5%igem Glutaraldehyd in 0,1 m Cacodylatpuffer für zwei Stunden bei 4 °C fixiert. Eine Perfusionsfixierung „in situ" war wegen der nachfolgenden biochemischen Aufarbeitung der Muskulatur leider nicht möglich. Nach dreimaligem Spülen in Puffer wurde für 1 h in 1% OsO$_4$ nachfixiert, dann in aufsteigender Alkoholreihe entwässert und in Araldit eingebettet. Die Ultradünnschnitte wurden mit Diamantmessern auf dem Reichert OM-U3 hergestellt, mit Uranylacetat und Bleizitrat kontrastiert und in einem ZEISS-EM-10A bei einer Strahlspannung von 60 kV mikroskopiert.

3. Auswertung

Im Gegensatz zu den früher von uns untersuchten experimentellen Ödemen (u. a. Dextranödem der Rattenpfote; Hammersen 1978), bei denen stets die terminalen Strombahnen des subkutanen Bindegewebes ausgewertet wurden, gestaltet sich beim Etacrynsäure- und Polidocanolödem die bildliche Dokumentation der Befunde wesentlich schwieriger. Infolge der großen Querschnittsfläche der einzelnen Skelettmuskelfasern können selbst bei schwächster Vergrößerung nur wenige Kapillaren gleichzeitig in einem Gesichtsfeld erfaßt werden, und diese wenigen lassen dann keinerlei strukturelle Einzelheiten mehr erkennen (Abb. 1). Es blieb daher keine andere Wahl, als die licht- und elektronenmikroskopisch erfaßbaren Veränderungen quantitativ zu bestimmen und in Form von Säulendiagrammen zu illustrieren, wohingegen sich die bildliche Dokumentation auf eine begrenzte Zahl beispielhafter elektronenmikroskopischer Photogramme beschränken muß.

4. Befunde

Lichtmikroskopisch fanden sich bei beiden Ödemmodellen gehäuft intravasale Zellaggregate, die beim Polidocanolödem vermehrt auch in größeren arteriellen und venösen Gefäßen auftraten (Abb. 2a–c: vgl. Abb. 3a; 10) und selbst diese noch vollständig verlegen konnten. Elektronenoptisch bestätigte sich der lichtmikroskopische Eindruck, daß es sich hierbei überwiegend um Ansammlungen von Thrombozyten handeln dürfte. Die oft dicht zusammengedrängten Plättchen zeigten elektronenmikroskopisch an Puzzelsteine erinnernde Schnittprofile sehr unterschiedlicher Massendichte (Abb. 3a). Ihre verschiedenen Granulatypen sind teilweise vollkommen entspeichert, jedoch konnte nur an einem einzigen Fall intravasales Fibrin mit Sicherheit nachgewiesen werden. Bei vollständigem und, wie wir vermuten, besonders langfristigem, thrombotischem Verschluß kommt es vereinzelt zu örtlich begrenzten Auflösungen des endothelialen Zellverbandes, von dem nur Reste in Form einzelner rund-ovaler zytoplasmatischer Schnittprofile erhalten bleiben (Abb. 3b). Um diesen Befund weiter zu sichern, wurden von den drei untersuchten Muskeln je 100 kleine venöse Gefäße bezüglich des Auftretens derartiger Zellaggregate lichtmikroskopisch ausgewertet. Da sich dabei zwischen den drei Muskeln (M. gracilis, M. gastrocnemius und M. tibialis ant.) keine signifikanten Unterschiede ergaben, wurde aus allen Zählungen ein Mittelwert mit Standardabweichungen errechnet. Dabei zeigten sich beim unbehandelten Etacrynsäureödem im Mittel in 69 ± 11 von 100 ausgezählten Gefäßen intravasale Aggregate gegenüber nur 31 ± 9 in den mit HR (50 mg/kg KG i. v.) vorbehandelten Ödemen. In den Kontrollen wurden dagegen derartige Thrombozytenansammlungen niemals gefunden (vgl. Abb. 9).

Hinsichtlich der Veränderungen der Gefäßwände selbst fiel auf, daß bei diesen beiden Ödemmodellen zum Unterschied gegenüber typisch entzündlichen Ödemen nach dem Histamintyp nicht nur die kleineren und kleinsten Venulen, sondern auch die Kapillaren beteiligt waren (vgl. Abb. 1; 4; 5a, b; 8a, b). Ein weiterer, ebenfalls für die nichtentzündliche Natur dieser Ödeme sprechender Befund ist die Tatsache, daß niemals typische interendotheliale Lücken („gaps") auftraten (vgl. Abb. 5a, b; 8a, b), wie sie für fast alle entzündlichen Ödeme charakteristisch sind (Hammersen 1972). Schon bei relativ schwachen Vergrößerungen zeigten viele Kapillaren trotz vorhandener offener Lichtung ein wellenartig oder geschlängelt verlaufendes Endothel, das streckenweise fast an eine Halskrause erinnerte (Abb. 1; 4; 5a, b). Das meist dicht vesikulierte Endothel ist in solchen Kapillaren zumindest streckenweise deutlich flacher als normal und kann sowohl luminale als auch basale Zytoplasmalappen ausbilden, die konzentrisch um sich selbst gewickelt, sehr deutlich an die Bilder bei der Markscheidenentstehung der peripheren Nerven erinnern (Abb. 5a).

Durch die Abflachung des Endothels wird aber nicht nur die Diffusionsstrecke generell vermindert, sondern es steigt auch die Wahrscheinlichkeit, daß durch die lokale Fusion von Vesikeln zunächst kurze, die gesamte Endothelhöhe durchquerende Vesikel„ketten" entstehen, aus denen nach Einriß der die Einzelbläschen zunächst noch voneinander trennenden Membranen (= Diaphragmen) echte

---

Abb. 1. Elektronenmikroskopische Übersichtsaufnahme (Primärvergr. 1 600fach) einer quer zur Faserrichtung geschnittenen Biopsie (M. gastrocnemius, Katze) zur Illustration der Größenverhältnisse von Kapillardurchmesser und Muskelfaserquerschnittfläche. Da letztere sehr groß ist – das Bild zeigt nur Anschnitte (!) von 3 Muskelfasern (*M*) – erfassen selbst sehr niedrige Primärvergrößerungen der Elektronenmikroskopie nur wenige Kapillaren in einem einzigen Gesichtsfeld. Die hier gewählte Vergrößerung reicht aber noch aus, um wenigstens die Abflachung des Endothels mit Sicherheit beurteilen zu können (unbehandeltes Polidocanolödem). *L* = Kapillarlumen; Gesamtvergr. 4 000fach

Abb. 2. a Semidünnschnitt einer Biopsie aus dem M. gastrocnemius der Katze bei unbehandeltem Polidocanolödem. Die dunklen elliptischen Schnittprofile (➤) entsprechen mit Erythrozyten gefüllten Blutkapillaren, die stellenweise erweiterten (➔) interstitiellen Räume enthalten Ödemflüssigkeit. Zwei postkapillare Venulen (○) sowie zwei größere Venen sind genauso komplett durch Thrombozytenaggregate verschlossen wie eine kleine Arterie (*A*). Vergr. 100fach. **b** Stärkere Vergrößerung der kleinen Arterie (*A*) aus **a** Vergr. 260fach. **c** Stärkere Vergrößerung des in **a** markierten Areals. Vergr. 260fach

Abb. 3. a Querschnitt einer prall mit Thrombozyten gefüllten, muskularisierten kleinen Vene, deren sehr elektronendichtes Endothel stellenweise so dünn ausgewalzt worden ist, daß man es kaum noch erkennen kann (➔). Die dicht gepackten Thrombozyten (*Th*) zeigen sehr unterschiedliche Schnittprofile, und sie sind wie Puzzlesteine in- und miteinander verhakt. Ihre Granula und sonstigen Organellen sind auf engem Raum zusammengedrängt, so daß die zahlreichen Fortsätze der Plättchen (✳) nur noch Plasma unterschiedlicher Elektronendichte enthalten. *M* = Skelettmuskelfaser; *gM* = glatte Gefäßmuskelzelle; *E* = Endothelkern; Gesamtvergr. 7 500fach. **b** Wandsektor einer vergleichbaren Vene wie zuvor, deren extrem abgeflachtes Endothel entlang der linken Gefäßzirkumferenz vollkommen aufgelöst ist. Die in diesem Bereich noch vorhandenen zytoplasmatischen Schnittprofile (✳) dürften zumindest teilweise von Thrombozyten stammen. Gesamtvergr. 6 000fach

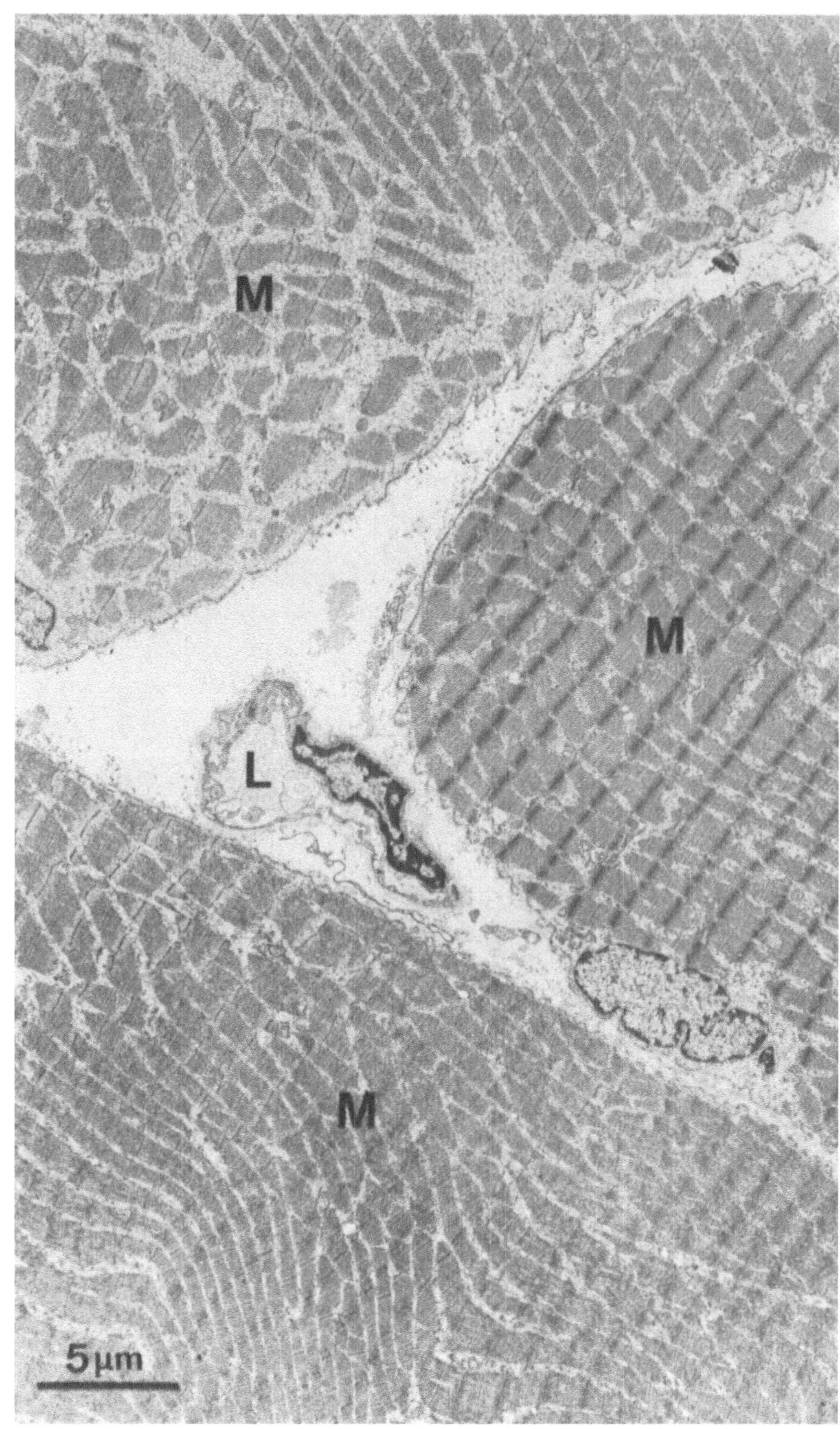

Abb. 1

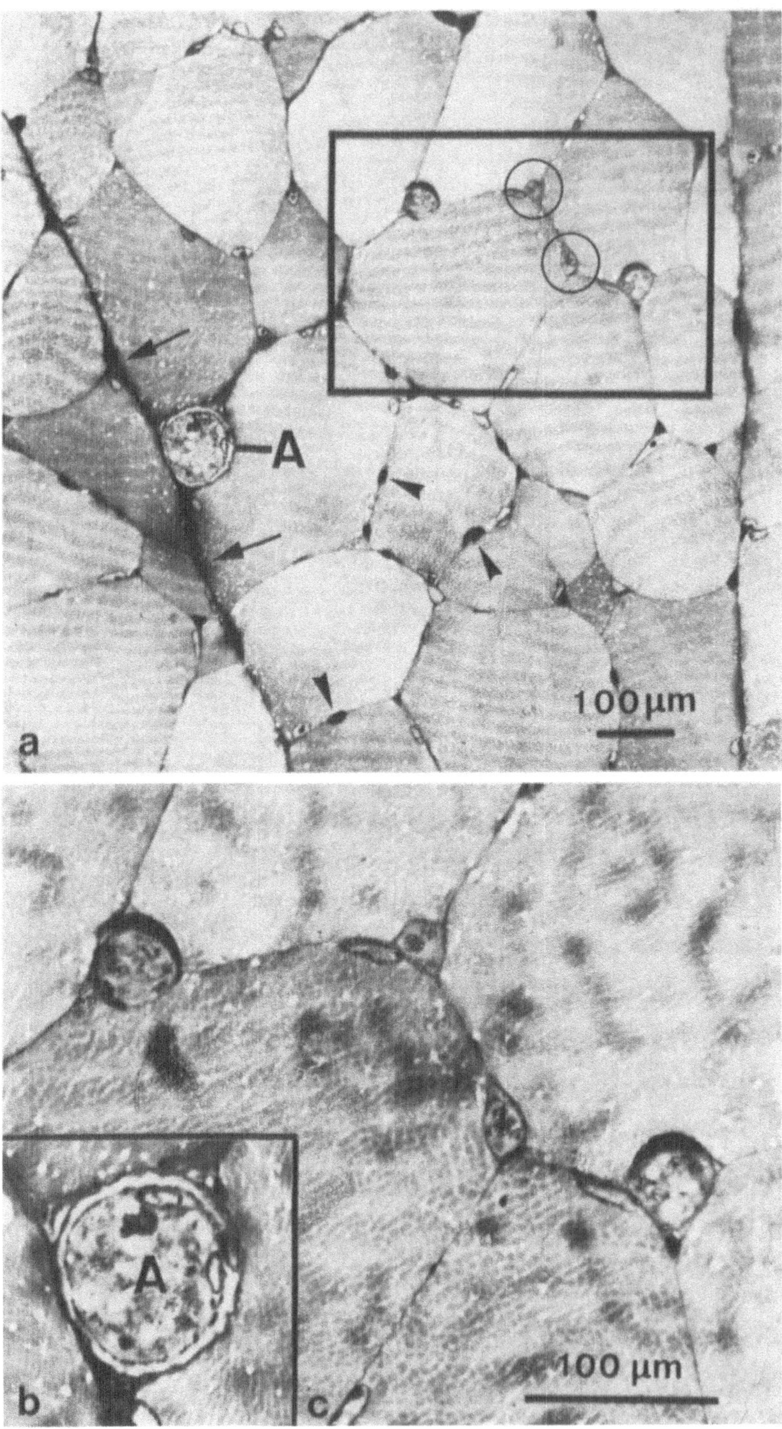

Abb. 2a—c

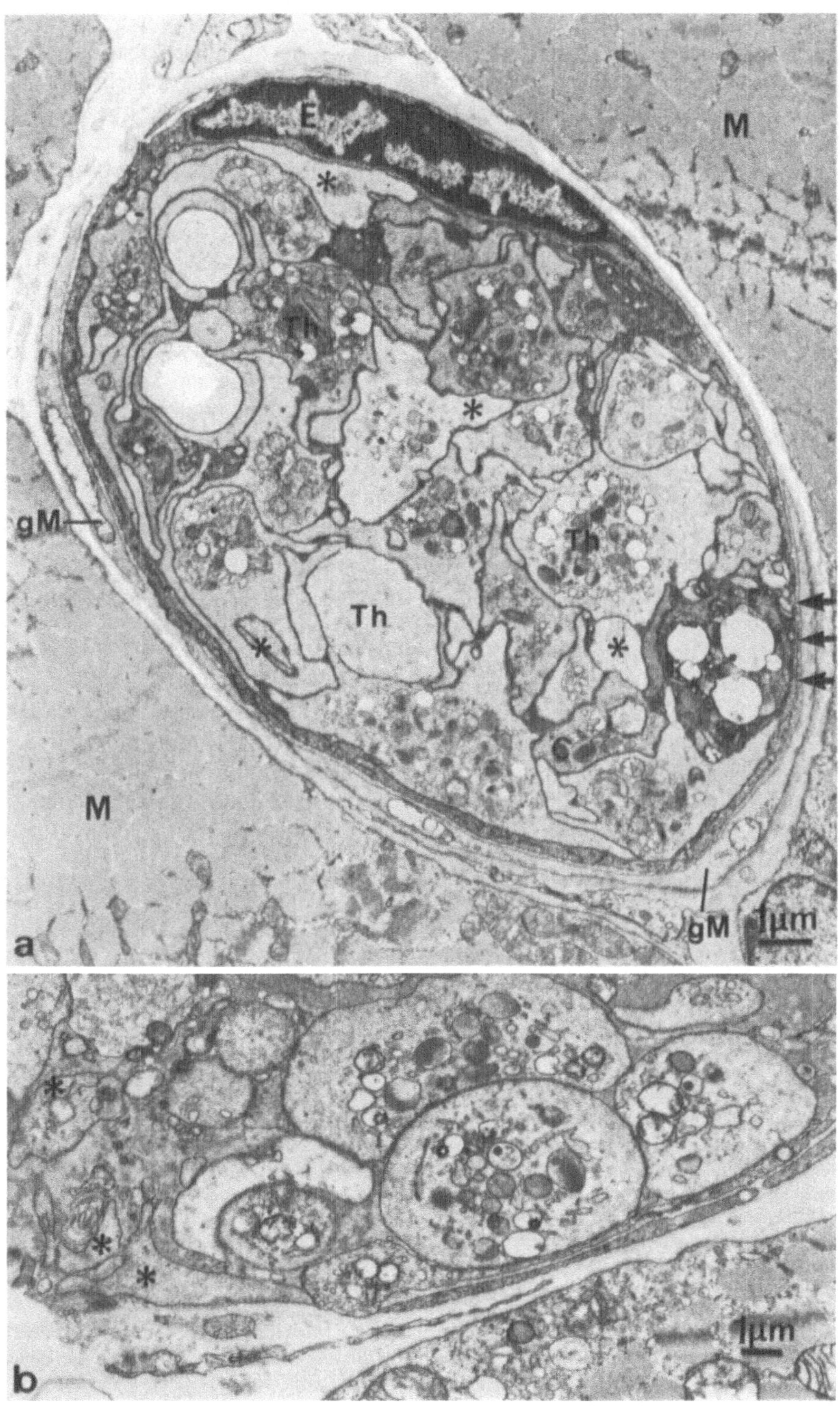

Abb. 3a, b

transendotheliale Kanäle entstehen können (Abb. 5b). Darüber hinaus kommt es zur Bildung tiefer, relativ plumper Invaginationen des luminalen Plasmalemms, mit deren Hilfe auch makromolekulare Bestandteile des Plasmas zunächst schrankenlos tief in das Endothel vordringen können, von wo aus sie dann nur noch das auf einen schmalen Saum reduzierte endotheliale Zytoplasma als Barriere zu überwinden haben (vgl. Abb. 5a). Auch diese ultrastrukturellen Veränderungen, die sich am deutlichsten in dem charakteristischen Wandel der Endothelkonturen zu erkennen gaben, haben wir versucht, quantitativ zu erfassen. Dazu wurden beim Etacrynsäureödem die Kapillaren (n = 10) von möglichst idealen Querschnitten (n = 20) aus verschiedenen Höhen der einzelnen Muskelbiopsien hinsichtlich ihrer Umrisse analysiert und in „normal", d. h. glatte innere und äußere Endothelkonturen bzw. „stark verändert" (vgl. Abb. 1; 4) gegliedert. Dabei waren beim unbehandelten Ödem 134 von 200 Kapillaren (= 67%) stark verändert, während nach einer Vorbehandlung mit HR (50 mg/kg KG i.v.) dies nur noch auf 63 von 200 Kapillaren (= 31,5%) zutraf. Bei den Kontrollen fielen dagegen solche Veränderungen nur in 1,5% auf (vgl. Abb. 9).

Der auffälligste und besonders regelmäßig beim Etacrynsäureödem zu erhebende Befund war jedoch das Auftreten wechselnd großer, blasenförmiger Vortreibungen des endothelialen Plasmalemms, die ausschließlich lumenwärts gerichtet waren. Die so entstandenen Endothel„blasen" sind fast vollkommen leer und enthalten nur vereinzelte, meist randständige Vesikel und Vakuolen (Abb. 8a, b). Sie kommen sowohl in Arterien als auch in allen Arten terminaler Gefäße vor und können selbst innerhalb von Kapillaren in Mehrzahl vorhanden sein und dabei je nach Größe und Zahl deren Lumen mehr oder weniger vollständig verlegen (Abb. 8b). Mit dem übrigen Zelleib sind diese ballonartigen Protuberanzen in der Regel durch eine oder mehrere, sehr kurze und dünne Zytoplasmabrücken verbunden, die oft nicht vom Schnitt getroffen werden, so daß diese „Blasen" scheinbar isoliert in den Gefäßlichtungen liegen (vgl. Abb. 5b; 8a). Schließlich kommt es zur

---

Abb. 4. Längsschnitt durch eine Skelettmuskelkapillare, die deutlich das stark abgeflachte und streckenweise gefältelte Endothel erkennen läßt (unbehandeltes Etacrynsäureödem, M. gastrocnemius, Katze). In der Kapillarlichtung (*L*) mehrere, durch den Schnitt aus dem Zusammenhang isolierte endotheliale Zellfortsätze (*F*) (vergl. auch 5a und b). *My* = Myofibrille; K_1 = Kern einer Skelettmuskelfaser; K_2 = Kern einer Endothelzelle; Gesamtvergr. 11500fach

Abb. 5. a Partiell kollabierte Kapillaren mit dünnem, stark gefälteltem Endothel. Die Endothelfugen (▷) zeigen keine pathologischen Erweiterungen, jedoch entstehen durch die Endothelfältelung lokal tiefe Invaginationen (→), die hier zu einer weiteren Endothelabflachung führen. Stellenweise (►◄) ist das Endothel so dünn, daß schon zwei bis drei Vesikel seine gesamte Dicke durchqueren können. Bei (✱) erkennt man luminale und basale in sich verschlungene Zytoplasmafortsätze, die wahrscheinlich durch Stauchung der Zellen entstanden sind. Gesamtvergr. 19000fach. **b** Ähnlich veränderte Kapillaren wie zuvor. Beachte die markierten (→) luminalen und basalen Invaginationen des endothelialen Plasmalemms, die zu einer extremen Reduktion der Endothelhöhe führen. Bei (✱) Anschnitte eines stark geschwollenen Mitochondriums, die Endothelfuge (►) zeigt keine pathologischen Veränderungen (unbehandeltes Etacrynsäureödem, M. gracilis, Katze). Gesamtvergr. 34000fach

Abb. 6. Elektronenmikroskopische Übersichtsaufnahme einer Muskelbiopsie (M. tibialis ant., Katze) nach vorbehandeltem Etacrynsäureödem (vgl. auch Abb. 9). Die Kapillare enthält Anschnitte zweier Erythrozyten (*E*) und zeigt völlig reguläre Außenkonturen (vgl. dagegen Abb. 1). Gesamtvergr. 4000fach

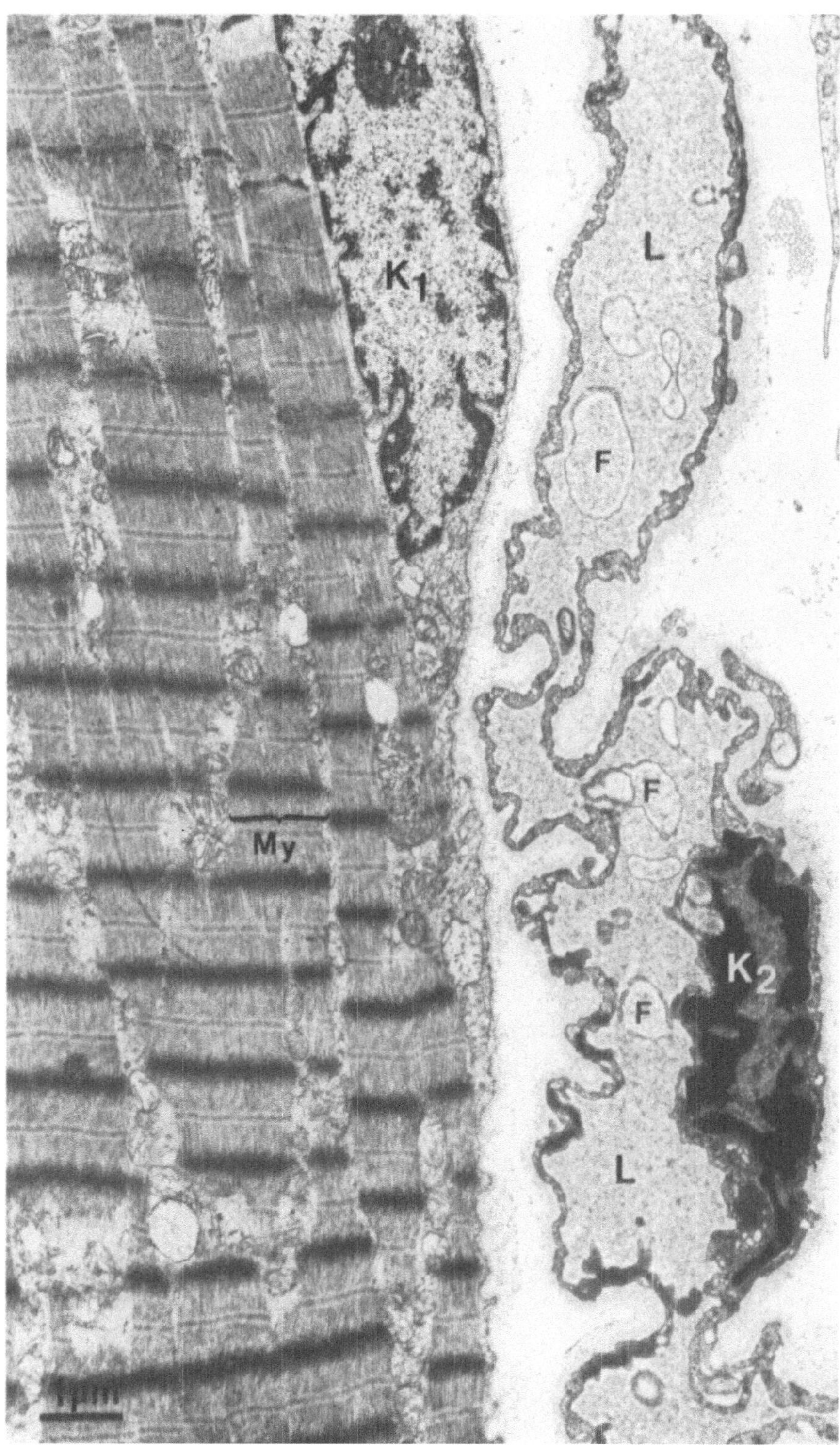

Abb. 4

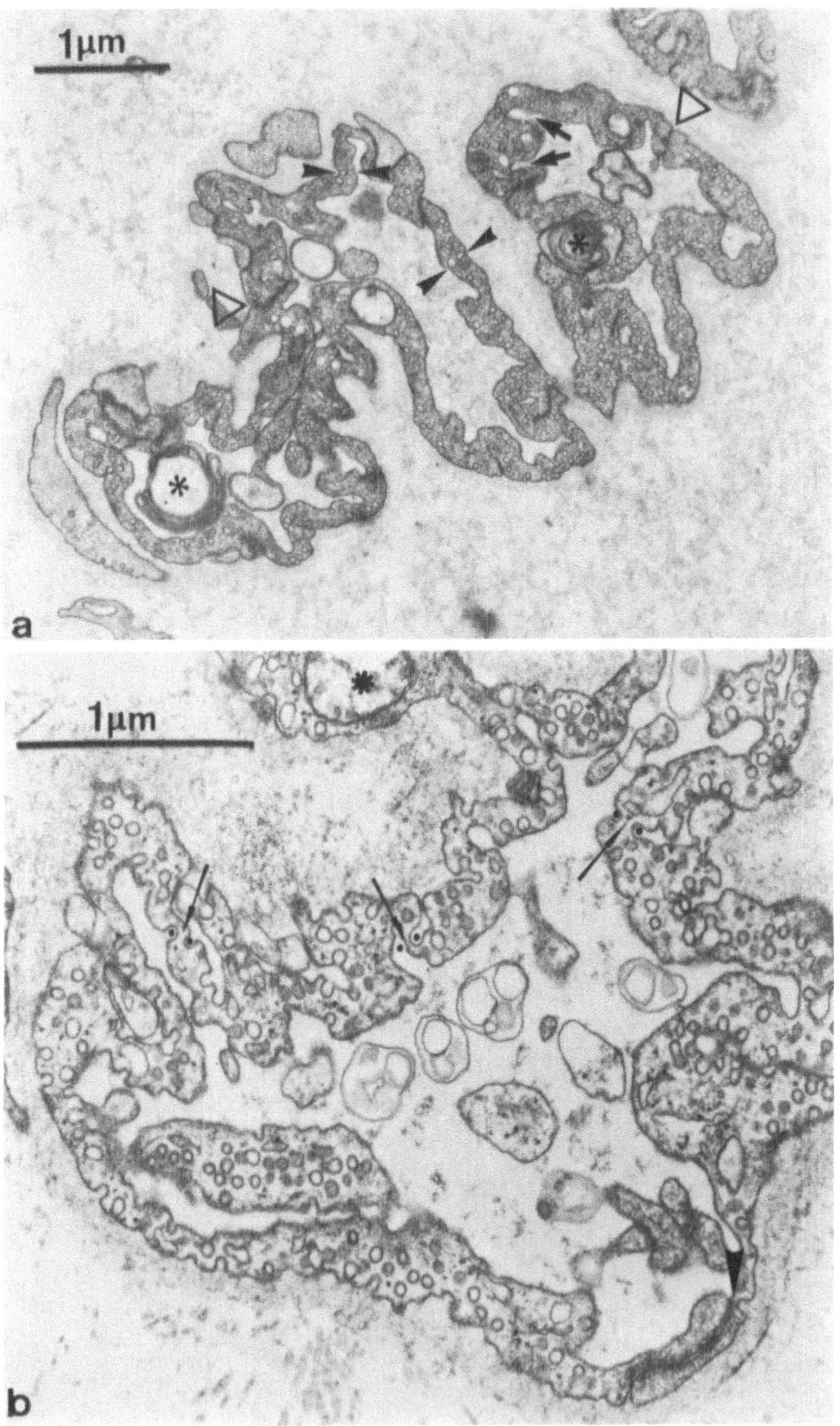

Abb. 5a,b

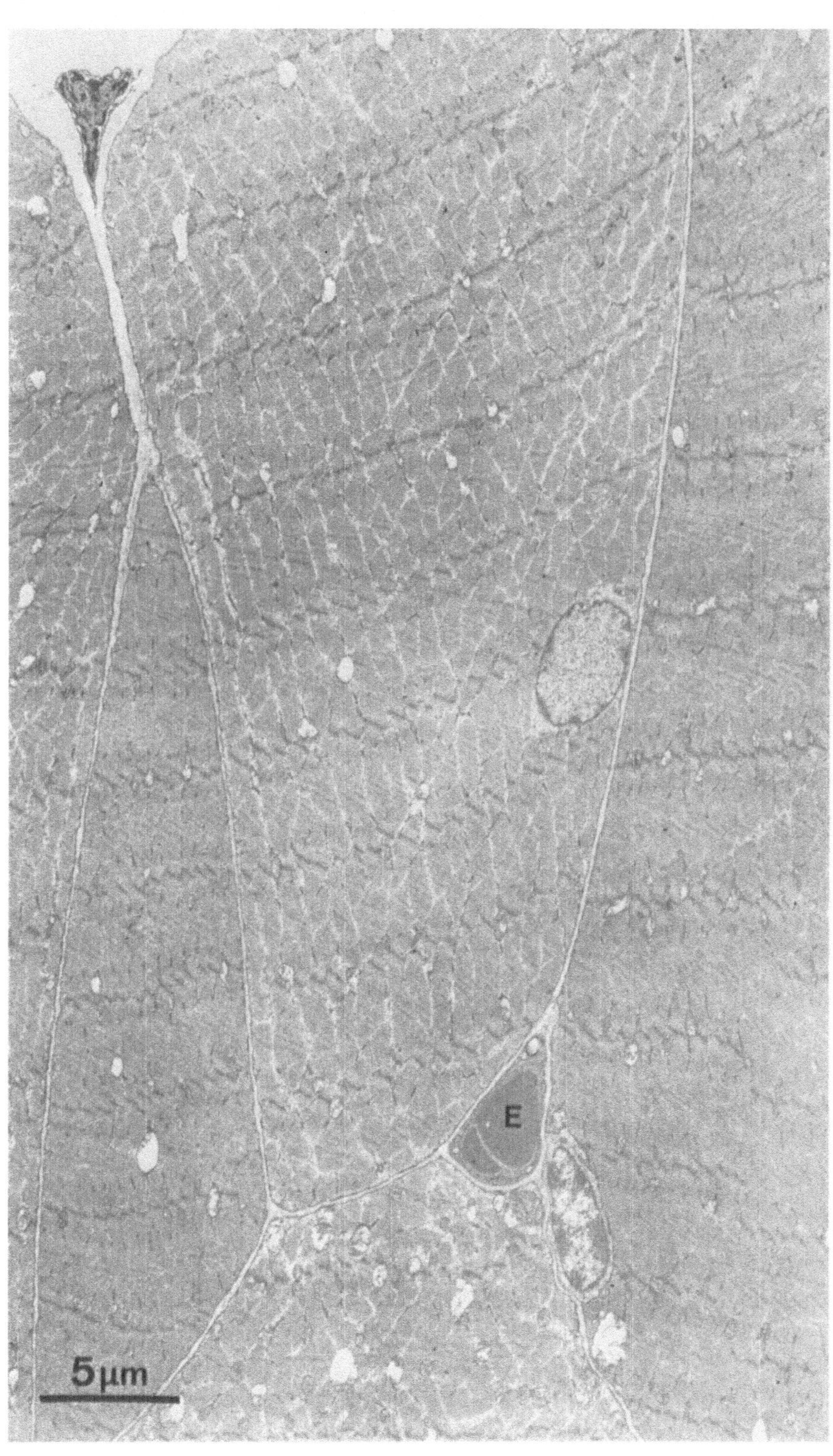

Abb. 6

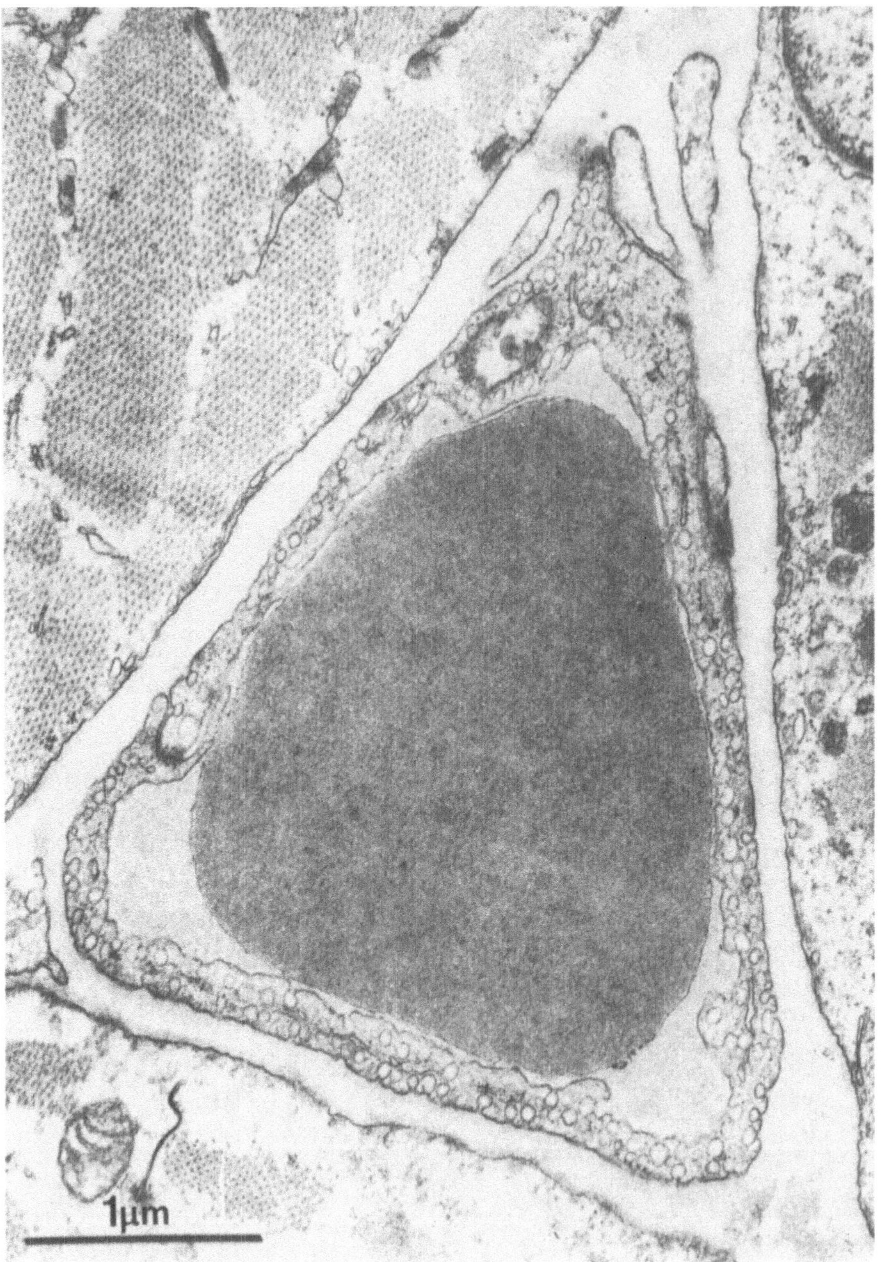

Abb. 7. Querschnitt einer Skelettmuskelkapillare aus demselben Muskel wie in Abb. 6 gezeigt. Das Endothel ist glatt konturiert und zeigt eine gleichförmige Höhe (vgl. dagegen Abb. 5a und b). Tiefe schlauchförmige Invaginationen des luminalen Plasmalemms fehlen. Gesamtvergr. 32000fach

Auflösung der Außenmembran dieser Endothel„blasen" mit Freisetzung des stark ödematösen Inhalts in das Lumen (Abb. 8 a.). Auch diese Veränderungen haben wir am Etacrynsäureödem, da dort besonders regelmäßig und deutlich auftretend, quantifiziert und ihre Beeinflussung durch eine einmalige i. v.-Gabe von HR (50 mg/kg KG) 30 min vor Auslösung des Ödems überprüft. Dabei fanden sich bei nicht-vorbehandeltem Ödem in 156 von 200 Kapillaren (= 78%) Endothel„blasen" in unterschiedlicher Zahl und Größe, gegenüber nur 42 Kapillaren (= 21%) nach Vorbehandlung mit HR. In den Kontrollen fanden sich solche Veränderungen nur in 1% der Fälle (Abb. 9).

Orientierende Vorversuche an demselben Ödemmodell zur Prüfung der peroralen Wirkung eines Acetyl-HR (20 mg/kg KG tägl. für 4 Tage vor Ödemauslösung) ließen ebenfalls eine deutlich positive Beeinflussung der hier beschriebenen Endothelveränderungen nachweisen.

5. Diskussion

Vergleicht man die strukturellen Veränderungen dieser beiden Ödemmodelle miteinander, so ist das Polidocanolödem vor allem durch das gehäufte Auftreten vollständiger thrombotischer Verschlüsse von größeren arteriellen und venösen Gefäßen charakterisiert, die offenbar frühzeitig die Kapillaren von der Zirkulation und damit auch vom Kontakt mit der schädigenden Substanz ausschließen. Infolgedessen sind strukturelle Normabweichungen in den Kapillarendothelien wesentlich seltener zu beobachten als beim Etacrynsäureödem. Auch bei diesem kommt es zu zahlreichen intravasalen Zellaggregaten, aber diese verlegen so gut wie nie die speisenden Arterien und führen auch sonst sehr viel seltener zu kompletten Verschlüssen kleinerer venöser Gefäße. Darüber hinaus erscheinen die Thrombozyten, aus denen diese Aggregate in beiden Fällen fast ausschließlich bestehen, beim Polidocanolödem in ihrer Ultrastruktur stark verändert (vgl. Abb. 3 a), während sie nach Perfusion mit Etacrynsäure weitgehend der Norm entsprechen (Abb. 10). Vor allem zeigen sie nicht die starken Formveränderungen und den hohen Verlust an Elektronendichte (visköse Metamorphose?), wie sie für das Polidocanolödem charakteristisch sind (vgl. Abb. 3 a). In diesen Unterschieden – vor allem dem Ausschluß größerer Kapillargebiete von der Zirkulation – dürfte auch in erster Linie die Ursache dafür zu suchen sein, daß das durch Polidocanol ausgelöste Ödem meist schwächer war und vor allem der Gehalt an Plasmaproteinen in der Ödemflüssigkeit des Skelettmuskels nur $^1/_3$ von dem betrug, der im Etacrynsäureödem gemessen wurde (Felix 1978).

Beim Polidocanolmodell fanden sich dagegen vermehrt generalisierte Ödeme einzelner Endothelzellen, die ebenfalls zu einem weitgehenden Verschluß der Kapillarlichtungen führten (Abb. 11). Derartige Veränderungen treten gehäuft nach längerfristigem Sauerstoffmangel mit anschließender Reperfusion auf (Gidlöf et al. 1982), was auch in diesem Fall am ehesten als kausale Erklärung für dieses Zellödem zutreffen dürfte. Aus all diesen Gründen erscheint das Polidocanolödem für eine morphologische Funktionsanalyse weit weniger geeignet als das durch Etacrynsäure erzeugte, weswegen wir auch nur an diesem Modell die Wirkung von HR geprüft haben.

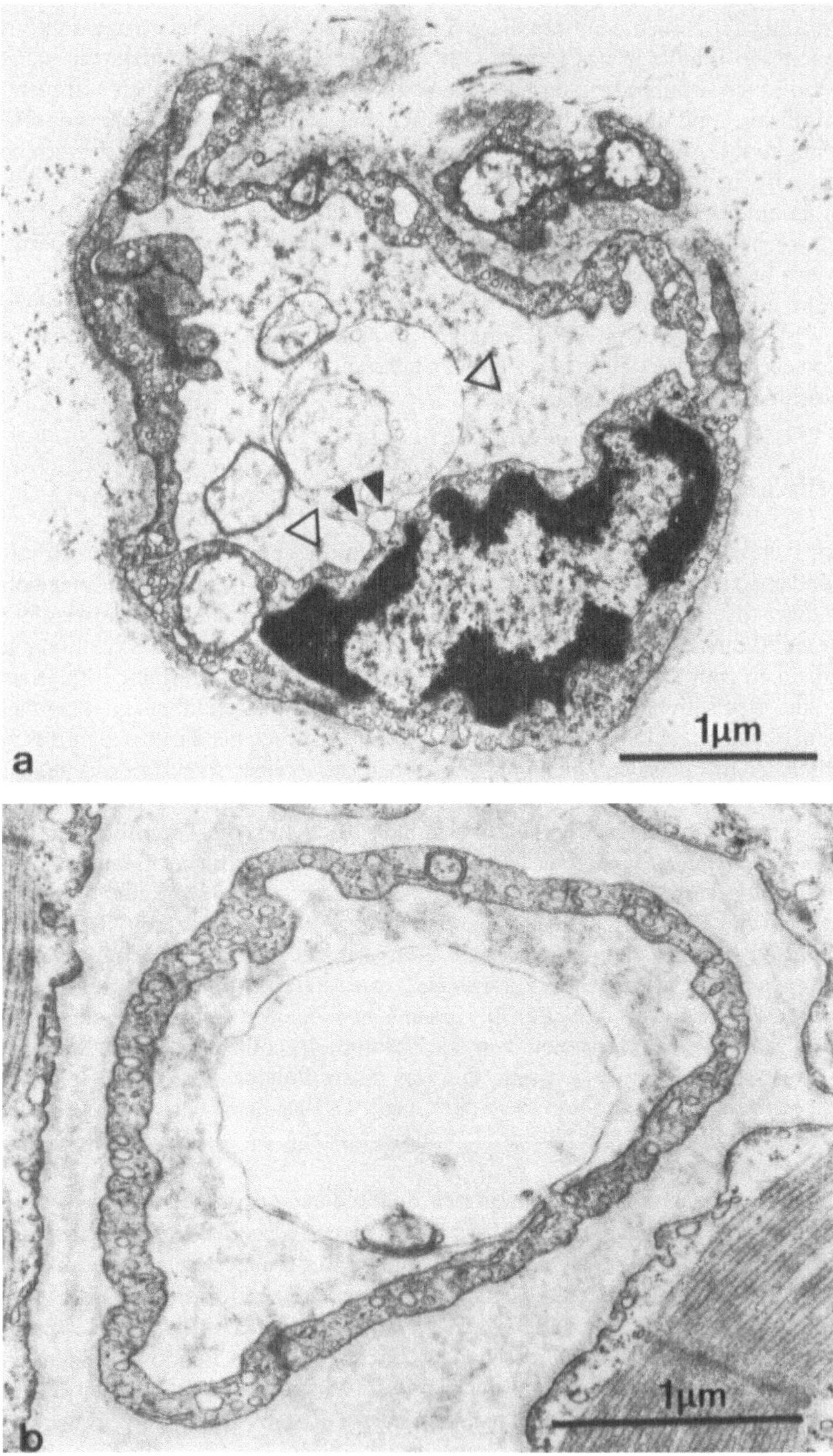

Abb. 8 a, b

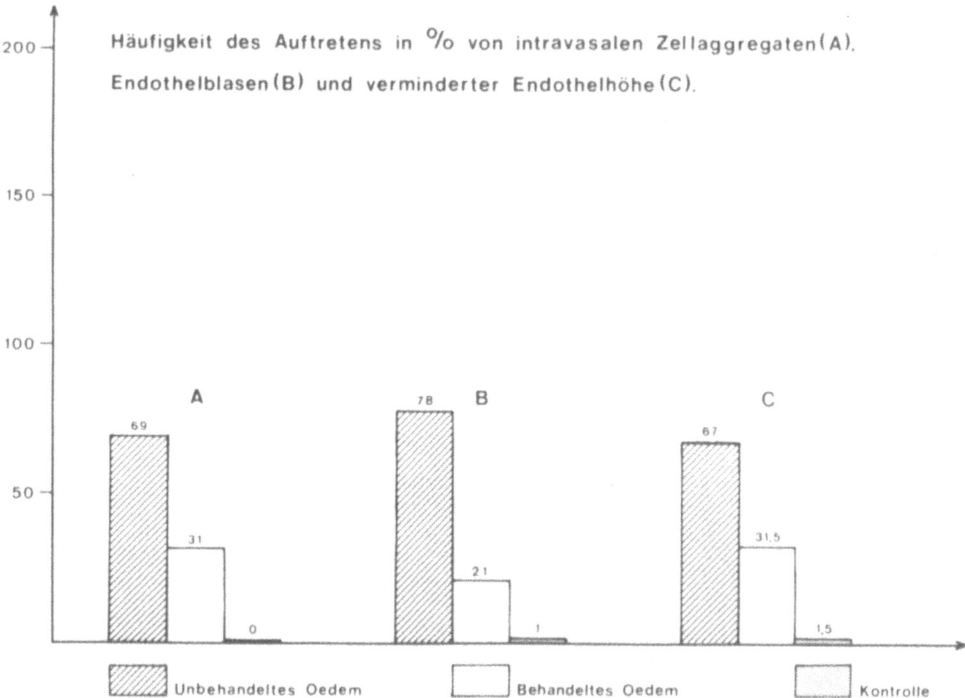

Abb. 9. Säulendiagramm zur Illustration der Häufigkeit des Auftretens in Prozent von intravasalen Zellaggregaten (Säulengruppe A), Endothel„blasen" (Säulengruppe B) und verminderter Endothelhöhe (Säulengruppe C) jeweils bei unbehandeltem und mit HR (50 mg/kg KG i. v. 30 min vor Auslösen des Ödems), vorbehandeltem Ödem , sowie Kontrollen

Hinsichtlich einer möglichen Korrelation der durch die Etacrynsäure erzeugten Permeabilitätssteigerung für Wasser, Elektrolyte und Plasmaproteine mit einem plausiblen strukturellen Substrat kommen verschiedene Faktoren in Betracht, deren jeweiliger Anteil an den einzelnen Permeabilitätsstörungen jedoch z. Z. nicht einmal abschätzbar ist.

Als erstes sind die erheblichen Endothelabflachungen zu nennen, die nicht nur zu einer deutlichen Reduktion der Diffusionsstrecken führen, sondern auch die insgesamt zur Verfügung stehende endotheliale Oberfläche beträchtlich vergrößern dürften. Bei dem dicht vesikulierten Endothel führt die Verminderung der Endothelhöhe aber auch zu einer Erleichterung des vesikulären Transportes für Makro-

---

Abb. 8 a, b Zwei quergeschnittene Skelettmuskelkapillaren aus dem M. gastrocnemius der Katze bei nicht vorbehandeltem Etacrynsäureödem. **a** Eine typische Endothel„blase", die mit zwei kurzen, dünnen Zytoplasmasträngen (▶) noch mit der Zelloberfläche verbunden ist. Der Inhalt der „Blase" besteht offensichtlich aus Zytoplasmaresten, die teilweise schon völlig aufgelöst worden sind. Die Hüllmembran zeigt mehrere Unterbrechungen (▷). Gesamtvergr. 27 000 fach. **b** Sehr große, die Kapillarlichtung stark einengende Endothel„blase", die trotz ihrer Größe nur eine sehr kurze, stielartige Verbindung zur Endothelzelle aufweist. Im übrigen erscheint das Endothel weitgehend normal. Gesamtvergr. 34 000 fach

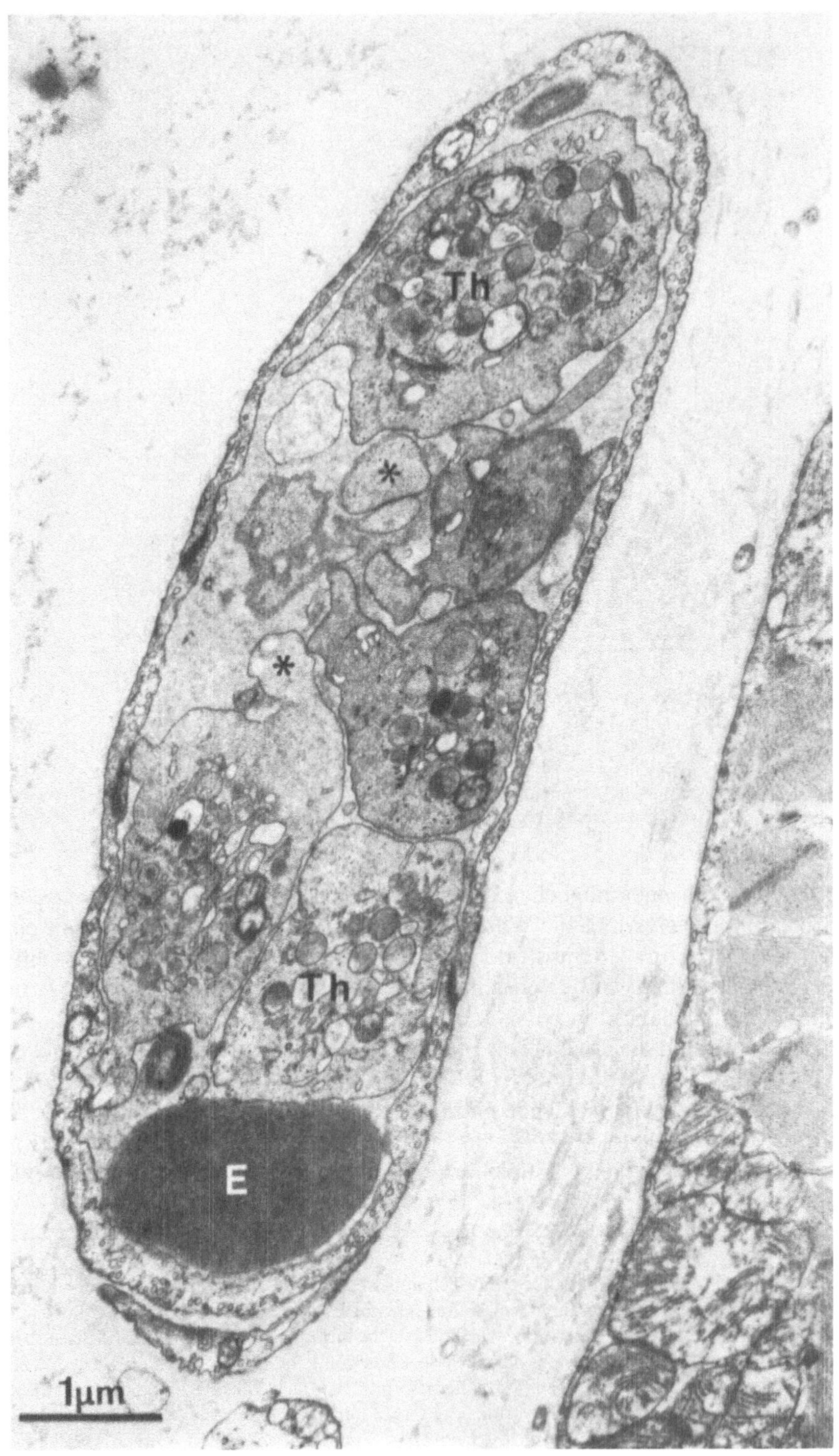

Abb. 10

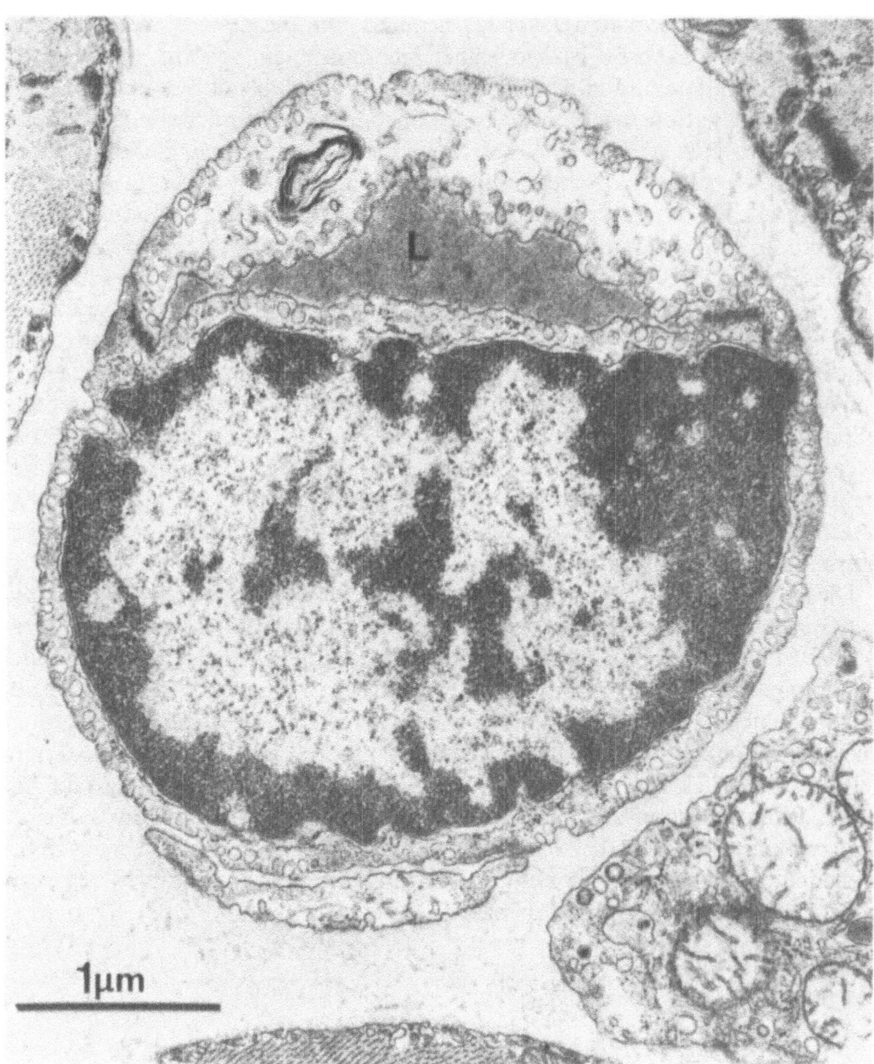

Abb. 11. Querschnitt einer Kapillare aus dem M. gracilis (Katze) bei nicht vorbehandeltem Polidocanolödem. Die Kapillarwand besteht in diesem Schnittniveau aus 2 Zellen, von denen die obere ein deutliches Ödem erkennen läßt. Auch die untere Zelle entspricht in ihrer Plumpheit sowie der Größe und Gestalt ihres Kernes (rund anstatt platt) nicht dem gewohnten Bild einer typischen Endothelzelle. Beachte die sehr enge Kapillarlichtung (*L*). Gesamtvergr. 27 500 fach

◄───

Abb. 10. Schrägschnitt einer kleinen Venule aus dem M. tibialis ant. bei nicht vorbehandeltem Etacrynsäureödem. Das Lumen wird weitgehend von Thrombozyten (*Th*) und deren Fortsätzen (∗) eingenommen, die jedoch nicht so eng miteinander verzahnt sind, wie dies beim Polidocanolödem regelmäßig zu beobachten ist. Auch Organellen und Granula der Plättchen sind wesentlich besser erhalten (vgl. Abb. 3 a). *E* = Erythrozyt; Gesamtvergr. 19 500 fach

moleküle, da jetzt bereits zwei Vesikel genügen, um die gesamte Zellschicht zu durchqueren (vgl. Abb. 5a, b), wo früher vier und mehr benötigt wurden (vgl. Abb. 7). Eine weitere und in demselben Sinn sich auswirkende Veränderung sind die tiefen Invaginationen der luminalen Zellmembran, wodurch weite, bis dicht an die Zellbasis reichende Hohlräume entstehen, die das verbleibende Endothel auf einen schmalen zytoplasmatischen Saum reduzieren (vgl. Abb. 5a).

Die gerade für das Etacrynsäureödem so charakteristischen Endothel„blasen" (vgl. Abb. 8a, b) treten unter den zahlenmäßig begrenzten Reaktionsformen endothelialer Zellen relativ häufig auf und werden nach den verschiedensten schädigenden Einflüssen beobachtet (Hammersen und Hammersen, im Druck). Sie dürften auf einer lokalen Membranschädigung beruhen, die offensichtlich zu einem vermehrten Einstrom von Wasser innerhalb sehr kurzer Zeit führt, da sich die eingedrungene Flüssigkeit nicht im Zytosol verteilt, sondern diese, einem begrenzten Zellödem entsprechenden „Blasen" hervorruft. Welche Rolle ihnen im Rahmen des gesamten Ödemgeschehens sowie der Bildung der Plättchenaggregate zukommt, ist z. Z. nicht zu beurteilen, da wir bislang das Ödem nur zum Zeitpunkt seines Maximums untersucht haben, um Bedingungen zu schaffen, die denen der pharmakologischen Experimente genau entsprachen.

Die im wesentlichen bei i. v. Applikation geprüfte Wirksamkeit des HR (50 mg/ kg KG, 30 min vor Auslösen des Ödems) beruht abermals auf einem deutlich protektiven Effekt des HR auf die Zellmembranen des Endothels (Hammersen 1978). Dies kommt sowohl in der signifikanten numerischen Verminderung der Endothel-„blasen", einem typischen Membranschaden, als auch in einer deutlichen Unterdrückung der ohne Vorbehandlung erheblich veränderten Ultrastruktur des Endothels zum Ausdruck (vgl. Abb. 9). Inwieweit dies dann auch als Ursache für die Abnahme der intravasalen Zellaggregate zu gelten hat, oder ob auch das auf einer Schutzwirkung des HR an der Thrombozytenmembran beruht, ist z. Z. nicht zu beurteilen und muß weiteren, speziell zur Klärung dieser Frage ausgerichteten experimentellen Untersuchungen vorbehalten bleiben.

Literatur

1. Felix W (1978) Zur Wirkung von O-(β-Hydroxyethyl)-rutosiden auf die Ödembildung durch Ethoxysklerol und Thiopentol am Hinterlauf der Katze. In: Voelter W, Jung G (Hrsg) O-(β-Hydroxyethyl)-rutoside – experimentelle und klinische Ergebnisse. Springer, Berlin Heidelberg New York S 93–102
2. Gidlöf A, Hammersen F, Larsson J, Lewis DH, Liljedahl S-O (1982) Is capillary endothelium in human skeletal muscle an ischemic shock tissue. In: Lewis DH (ed) Induced skeletal muscle ischemia in man. Karger, Basel München Paris London New York Sydney, pp 63–79
3. Hammersen F (1972) The fine structure of different types of experimental edemas for testing the effects of vasoactive drugs demonstrated with a flavonoid. Angiologica 9:326–354
4. Hammersen F (1977) Bau und Funktion der Blutkapillaren. In: Meesen H (Hrsg) Allgemeine Pathologie der Mikrozirkulation. Springer, Berlin Heidelberg New York (Handbuch der allgemeinen Pathologie Bd III/7, S 135–230)
5. Hammersen F (1978) Zur Ultrastruktur experimenteller Ödeme und deren Beeinflussung durch O-(β-Hydroxyethyl)-rutoside. In: Voelter W, Jung G (Hrsg) O-(β-Hydroxyethyl)-rutoside – experimentelle und klinische Ergebnisse. Springer, Berlin Heidelberg New York, S 103–120
6. Hammersen F, Hammersen E (to be published) The structural reaction pattern of endothelial cells to injurious stimuli. Agents and Actions

Weitere Untersuchungen und pharmakologische Resultate am Modell der chronisch-venösen Insuffizienz

Further Investigations and Pharmacological Results in Experimental Chronic Venous Insufficiency

HERVÉ NORDMANN, GUY AUDERSET, ANNE BROILLET, OM P. GULATI und FIORENZO SCARONI

Summary

Acute venous stasis edema was induced by ligating the rat tail with a standard tension of 200 g for a period of 8 to 12 hours. The genesis of edema was evaluated by plethysmography, radioactive marker method (HSA I^{125}) and fluorescein angiography.

Chronic venous insufficiency was provoked by daily ligature of the rat tail with a standard tension of 200 g for a period of 3 hours during four weeks. The pathophysiological evolution has been recorded twice daily by plethysmography. Fluorescein angiography and fluorescein migration tests were performed after 16 provocations. Tail's blood flow was evaluated qualitatively by computer thermography and quantitatively by the radioactive microspheres technique (Cr^{51}) at the end of the experiment. All these methods allowed us to precisely define the models of acute venous stasis and chronic venous insufficiency. HR (Venoruton®) administrated daily in dose 0.5 g/kg/b. w. by i. v. route showed a significant inhibition of the edemogenic response in acute ($p < 0.05$) and chronic venous insufficiency ($p < 0.05$). Blood flow was also improved 3 hours after the removeal of the 22nd ligature ($p < 0.05$).

Zusammenfassung

An der Ratte konnte ein Modell der akuten venösen Stauung definiert werden. Das Ödem wurde plethysmographisch bestimmt, die Permeabilitätsveränderungen durch Messen der extravaselen ^{125}-I Albuminanhäufung und die peripheren Durchblutungsstörungen durch Fluoreszein-Migrationstest und Fluoreszenzangiographie (analysiert durch Photodensitometrie). Für jeden dieser Parameter konnte ein optimales Anwendungsprotokoll erstellt und damit der pharmakologische Effekt von HR (Venoruton®) nachgewiesen werden.

An der Ratte konnte ein Modell der chronisch-venösen Insuffizienz definiert werden, wobei täglich eine 3 stündige Ligatur von 200 g Spannung während 4 Wochen appliziert wurde. Die entstandenen Läsionen wurden wie bei der akuten venösen Stauung plethysmographisch und fluoreszenztechnisch bestimmt. Ferner wurde der Blutstrom qualitativ durch Thermographie („computer thermography"), quantitativ durch Radioactiven Mikrosphären (^{51}Cr) beurteilt. Mit all diesen Methoden lassen sich Parameter erfassen, die für die Definition dieses Modells und für den Nachweis des pharmakologischen Effekts von HR nützlich sind. Arterieller Blutdruck, Hämatokrit und Serumeiweiße wurden ebenfalls gemessen, blieben aber bei diesem experimentell induzierten Krankheitsbild unverändert.

1. Einleitung

Bei der chronischen Veneninsuffizienz (CVI) handelt es sich um ein Leiden mit hoher Morbidität (Widmer, 1981, Fischer, 1981). Eine gewisse Bedeutung bei der Behandlung dieses Leidens haben die Flavonoide erlangt. Ziel der hier besprochenen Studie war es, am Tier künstlich ein funktionelles Krankheitsbild zu erzeugen, das dem am Menschen angetroffenen Bild der CVI möglichst ähnlich ist. Wir haben uns deshalb auf die physikalische Entstehung dieses Krankheitsbildes konzentriert, da unseres Erachtens die Orthostase (d. h. der hydrostatische Druck in den Beinvenen) den eigentlichen auslösenden Faktor darstellt. Aus diesem Grunde haben wir versucht, durch Erhöhung des venösen Drucks am Tier eine experimentelle Schädigung zu setzen. Unsere Untersuchung, in der durch Anpassung verschiedener Methoden zunächst ein Ödem der akuten venösen Stase und später eine chronische Veneninsuffizienz erfaßt werden sollten, erfolgte in Anlehnung an die Arbeiten von Lund et al. (1967) am Rattenschwanz.

Zur Beurteilung der induzierten Läsionen wurden folgende Parameter herangezogen: Volumetrie oder Plethysmographie des Rattenschwanzes, Anreicherung des ^{125}I-Albumins im Schwanzgewebe, quantifizierte Thermographie des Schwanzes, Durchblutungsbestimmung im Schwanz, Messen des arteriellen Blutdrucks und der Herzfrequenz im Schwanz, Herzausstoß, Prozentsatz des den Schwanz erreichenden Herzausstoßes, systolisches Volumen, Hämatokrit und Serumeiweiße. Gesucht wurde der pharmakologische Effekt einer Referenzsubstanz [O-(β-Hydroxyethyl)-rutoside = HR] Venoruton® Zyma, was zu einer Diskussion über die Empfindlichkeit der gewählten Methoden führte.

2. Material und Methodik

2.1 Versuchstiere

Eingesetzt wurden männliche Ratten Tif [RAI (f) (SPF)] von einem Gewicht zwischen 200 und 220 g.

2.2 Ligaturen

Die Ligatur wurde mit einem Applikationsdruck von 200 g angelegt, (Nordmann et al. 1978).

2.3 Plethysmographie oder Volumetrie

Das Schwanzvolumen wird durch Wägen der bei Eintauchen des Schwanzes in die Flüssigkeit verdrängten Flüssigkeitsmenge bestimmt (Nordmann et al. 1978).

2.4 Anreicherung von ^{125}I-Albumin in den ödematösen Geweben

Das Albumin-Molekül verbleibt bei i. v. Verabreichung im zirkulierenden Blut, da es aufgrund seines Molekulargewichts (Mol. G. 69 000) sowie seiner Größe nicht in die interstitiellen Gewebe gelangen kann. Beim Ödem kommt es jedoch zum Austritt von Eiweiß, so daß sich das menschliche ^{125}I-Albumin in dem ödematösen Gewebe anreichert (Radiochemical Center Amersham, Großbritannien), (Nordmann 1980).

2.5 Fluoreszenz-Angiographie des Rattenschwanzes

Bei dieser Methode erfolgt die direkte Beobachtung durch eine Kamera, die nach einem im voraus festgelegten Programm aufeinanderfolgende Bilder festzuhalten vermag. Die Negative dieser Bilder werden anschließend mit Hilfe eines Transmissions-Densitometers analysiert (Nordmann 1980).

2.6 Arterieller Blutdruck und Herzfrequenz

Nachdem die Tiere 10 min lang mit einer Infrarotlampe auf 40 °C vorerwärmt worden waren, wurde mit Hilfe eines programmierten Sphygmomanometers (Narco, Biosystem Inc., Houston, USA) sowie eines Verstärkers und eines Registriergeräts Hewlett-Packard (HP 7702B) der arterielle Blutdruck sowie die Herzfrequenz am Schwanz des Tieres bestimmt. Diese Messungen wurden ohne Narkose vorgenommen (Armah et al. 1978).

2.7 Quantifizierte Computer-Thermographie

Eine quantifizierte Analyse des thermographisch erhaltenen Bildes war dank der fortgeschrittenen Technik der TV-Bild-Analyse möglich. In unserer Untersuchung bestimmten wir die Abkühlungsgeschwindigkeit eines zuvor im thermostatischen Wasserbad während 3 min auf 30 °C erwärmten Rattenschwanzes (Nordmann und Scaroni 1981).

2.8 Bestimmung der Durchblutung, des Herzausstoßes, % des Herzausstoßes, der das Zielorgan erreicht und des systolischen Blutdrucks

Diese Bestimmungen wurden mit Hilfe radioaktiv markierter 51-Cr-Mikrosphären durchgeführt. Heymann et al. (1977) verwendeten bei dieser von ihnen beschriebenen Methode inerte Plastikmikrosphären, die mit einem Gamma-Isotop markiert waren. Wir benutzten NEN-Mikrosphären (New England Nuclear Ltd., Mass., USA), deren Durchmesser 15 µ betrug.

2.9 Hämatokrit

Das zur Bestimmung des Mikrohämatokrits benötigte Blut wurde, wie von Nordmann (1980) beschrieben, gewonnen.

2.10 FITC-Videolymphographie

Die FITC-Microlymphographie wurde, wie von Bollinger et al. (1981) beschrieben, durchgeführt.

2.11 Morphologie

Die Gewebe für die Scanning-Elektronenmikroskopie wurden intravital durch Injektion einer 2,7%-Lösung von Glutaraldehyd in Cacodylat Puffer fixiert. Querschnitte des Schwanzes wurden angefertigt und nach der Standardmethode der Gold-Beschattung behandelt. 25- bis 500 fache Vergrößerungen wurden durchgeführt.

3. Ergebnisse

3.1 Modell der akuten venösen Stauung

(Ligatur von 8 h Dauer, Vorbehandlung der Tiere mit HR an den drei Tagen vor Applikation der Ligatur).

Aus praktischen und pharmakodynamischen Gründen haben wir nach einer Läsion gesucht, die weniger drastisch ist als das 12-h-Ödem (Nordmann et al. 1978). So haben wir bei einer Gruppe von Tieren eine 8 stündige Ligatur von 200 g Druck angelegt.

Bei Verabreichung von HR in einer Dosis von 0,5 /kg KG/Tag i. v. an den drei Tagen vor Anlegen der Ligatur sind die Permeabilitätsstörungen signifikant verringert, wohingegen in diesem Stadium der Ödementwicklung weder die Volumetrie noch der Fluoreszein-Migrationstest signifikant beeinflußt werden (Abb. 1).

Dieser positive Effekt von HR auf das 8-h-Ödem wird durch eine andere, der vorstehenden ähnliche Untersuchung bestätigt, bei der jedoch der Akzent auf der Volumetrie und der Fluoreszenz-Angiographie liegt. Acht Stunden nach Anlegen der Ligatur läßt die Fluoreszenz-Angiographie einen positiven Effekt von HR erkennen, während die Volumetrie keinerlei Hinweise gibt (Abb. 2).

Nach 48 h jedoch ergibt die Volumetrie bei den mit HR vorbehandelten Tieren eine eindeutige und signifikant deutlichere Besserung (p < 0,05). Was die Lichtdichte des Rattenschwanzes anbelangt, so ist diese bei den mit HR vorbehandelten Tieren zwischen 3 und 9 Minuten nach i. v. Verabreichung des Na-Fluoreszeins signifikant dichter (Abb. 3).

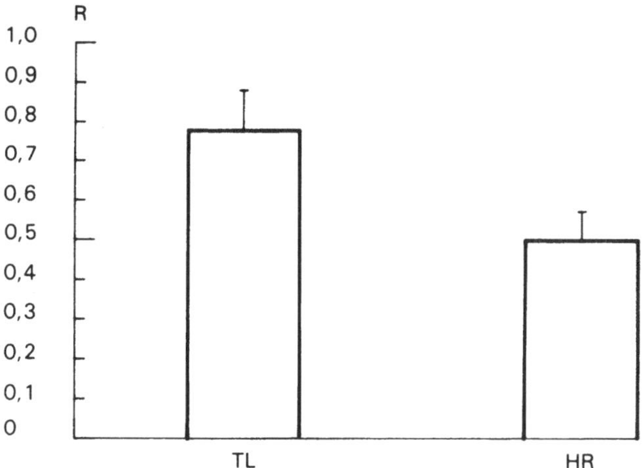

Abb. 1. Permeabilitätstest: ^{125}I-Albumin Anreicherung in den Rattenschwanzgeweben während einer 8 stündigen Ligatur. Die Tiere sind (−48 h, −24 h, 0 h) mit 0,5 g/kg KG HR i. v. vorbehandelt. (Druck 200 g; n = 15) (Student-t-test p < 0,05)

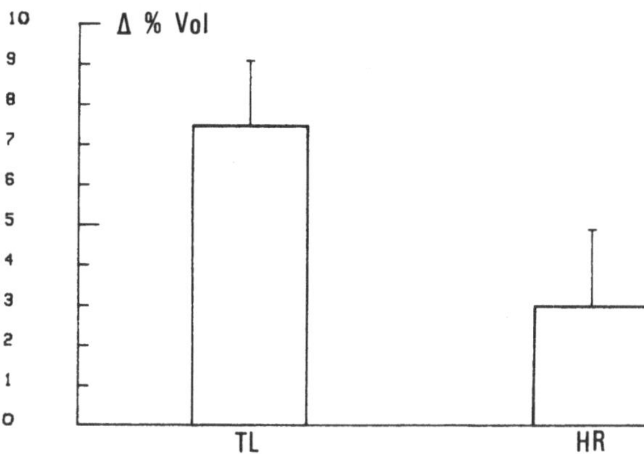

Abb. 2. Volumetrie: Erholung während der 40 h, die einem 8 stündigen Stauungsödem folgen. % Volumenabnahme bezogen auf die Nullmessung. TL = ligierte Kontrollen (n = 10); HR = ligierte mit HR behandelt 0,5 g/kg KG i. v. (−48 h, −24 h, 0 h) [Student-t-test p < 0,05 (± SEM)]

3.2 Chronisches Modell

Bei diesem Versuch wurden 24 Ratten in drei Gruppen eingeteilt: Die erste Gruppe umfaßte die nicht behandelten Tiere (Kontrollen, TT); die zweite, die einer Ligatur unterzogenen Tiere (TL); und die dritte Gruppe jene Tiere, die vor Anlegen der Ligatur mit HR (0,5 g/kg KG/Tag i. v). behandelt worden waren (HR).

Bei jedem Tier wurde täglich über 4 Wochen eine 3 stündige Ligatur angelegt. Somit wurden bei jedem Tier insgesamt 23 Provokationen hervorgerufen. Die Auswirkung dieser Provokationen wurden durch Plethysmographie des Schwanzes zweimal am Tag erfaßt, und zwar unmittelbar vor Anlegen der Ligatur und unmittelbar danach. Zweimal in der Woche wurde der arterielle Blutdruck bestimmt, und zwar gleichzeitig mit der Herzfrequenz, und einmal in der Woche der Mikrohämatokrit. Am Ende der dritten Woche wurde ein Fluoreszein-Migrationstest

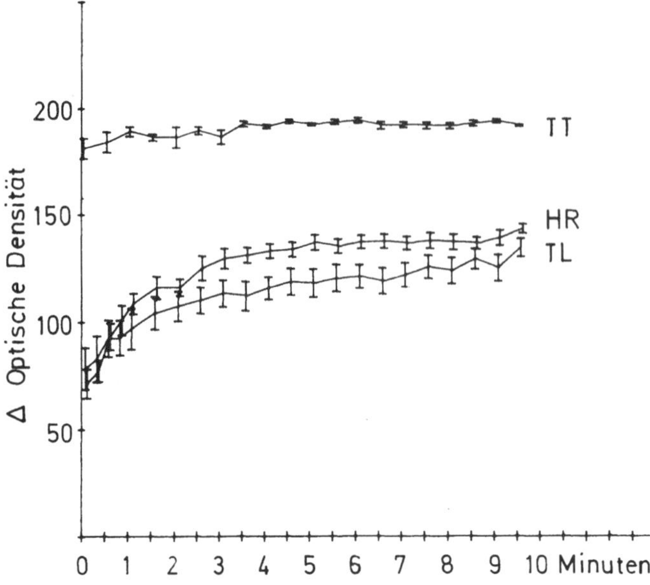

Abb. 3. Photodichte des Schwanzes (in relativen Einheiten) sofort nach einer 8 stündigen Ligatur. (Druck = 200 g; n = 10). TT = unbehandelte Kontrolltiere; TL = ligierte Kontrolltiere; HR = ligierte mit HR behandelt 0,5 g/kg KG i. v. (–48 h, –24 h, 0 h) (±SEM)

vorgenommen, parallel zur Fluoreszenz-Angiographie. Nach Induzieren des 22. Ödems wurden bei allen Tieren drei Computer-Thermographien durchgeführt, und nach dem 23. Ödem die Durchblutung des Schwanzes mit radioaktiven Mikrosphären bestimmt. Zu diesem Zeitpunkt wurden auch die Serumeiweiße gemessen.

Die Tiere wurden an allen Tagen, an denen sie die Ligatur erhielten, behandelt.

Bei den plethysmographischen Untersuchungen ist die Beoachtung interessant, daß die HR-Gruppe erst nach der ersten Provokation bessere Ergebnisse zeigt als die Kontrollgruppe. Diese Besserung nimmt im Laufe der Provokationen einer gleichen Serie an Signifikanz zu.

Nach einer Erholungszeit (Wochenende) scheint der positive Effekt wieder erneut induziert werden zu müssen, bevor er erst gegen Ende der Woche wieder deutlich hervortritt.

Am Ende der zweiten Woche wurden samstags und sonntags Messungen vorgenommen: An beiden Tagen ist die Erholung in der HR-Gruppe signifikant größer. In der dritten Provokationsserie zeigt sich bereits beim zweiten Ödem ein signifikanter Unterschied. In der vierten Provokationsserie wird nach nur einem Tag der Erholung (Sonntag) schon beim ersten Ödem ein signifikanter Unterschied beobachtet. Während der vierten Provokationsserie fallen die Werte der TL-Gruppe bei der Rekuperation zwischen zwei Ödemen, im Gegensatz zur HR-Gruppe, nicht mehr bis auf die Basislinie ab, die jener der TT-Gruppe entspricht. Was den arteriellen Blutdruck und die Herzfrequenz anbelangt, die beide am Schwanz gemessen wurden, so scheinen die erhaltenen Werte nicht von der Norm abzuweichen. Jeden-

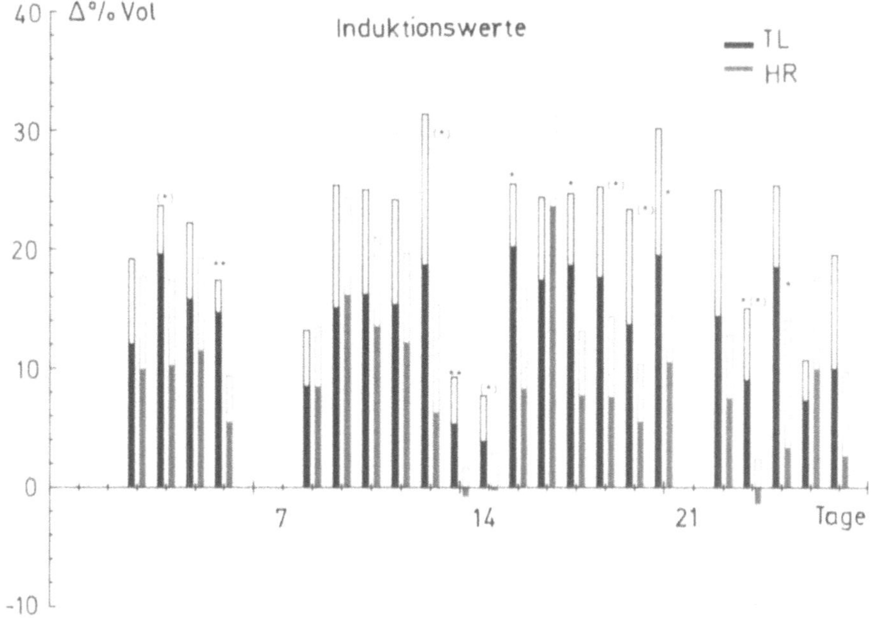

Abb. 4. Plethysmographie: Messung der Schwanzevolution während 23 täglichen 3stündigen Provokationen mit einem Druck von 200 g (Induktionswerte durch die Mittelwerte der Spontanevolution korrigiert). TL = ligierte Kontrollen; HR ligierte mit HR 0,5 g/kg KG/Tag i. v. behandelt (n = 8) (*p < 0,05)

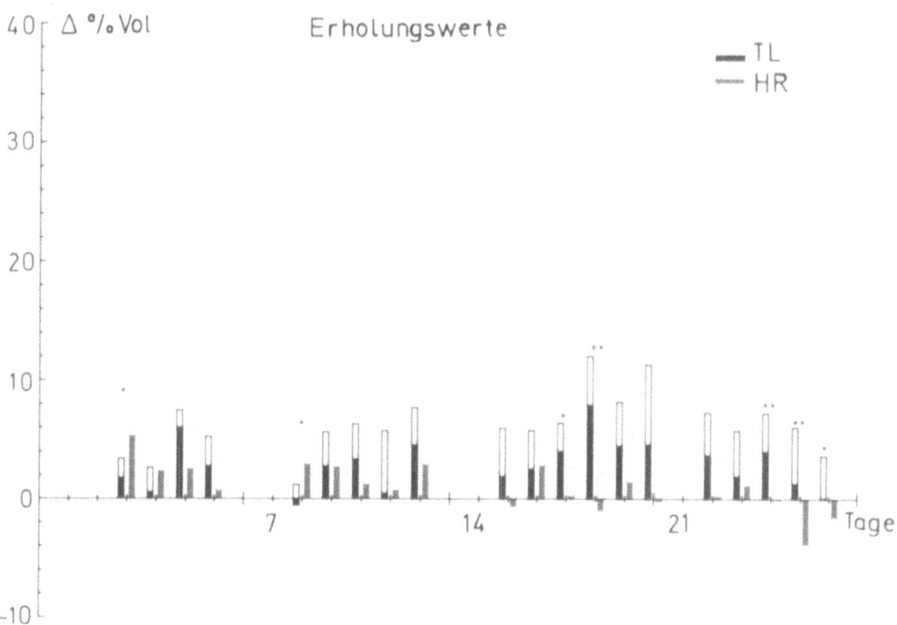

Abb. 5. Plethysmographie: cf. Abb. 4 aber Erholungswerte durch die Mittelwerte der Spontanevolution korrigiert

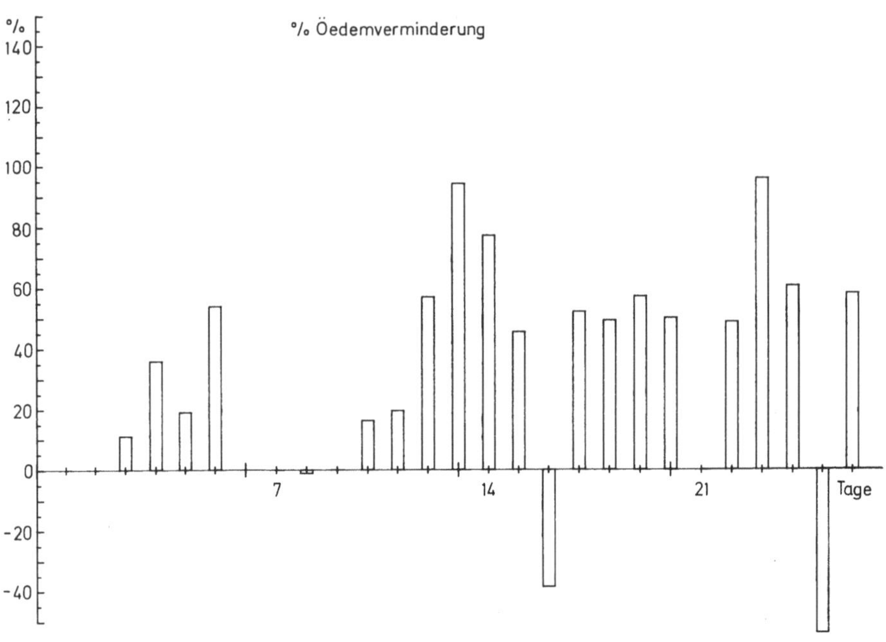

Abb. 6. Plethysmographie: Prozentsatz der Ödemverminderung durch tägliche HR-Behandlung (0,5 g/
kg KG i. v)

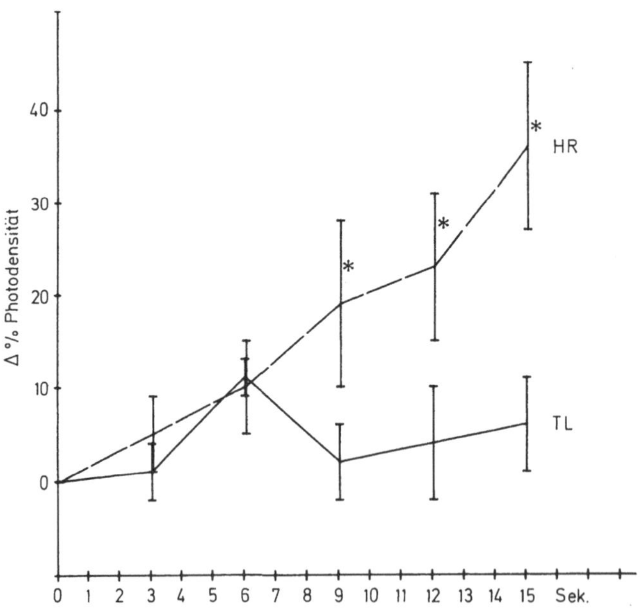

Abb. 7. Na^+-Fluoreszein Angiographie des Schwanzes (Photodichte in relativen Einheiten) sofort nach
der 16. 3 stündigen Ligatur (Druck = 200 g; n = 8) TL = ligierte Kontrolltiere; HR = ligierte mit HR behandelt 0,5 g/kg KG i. v./Tag. ($\pm$SEM) (Student-t-test $p < 0,05 = *$)

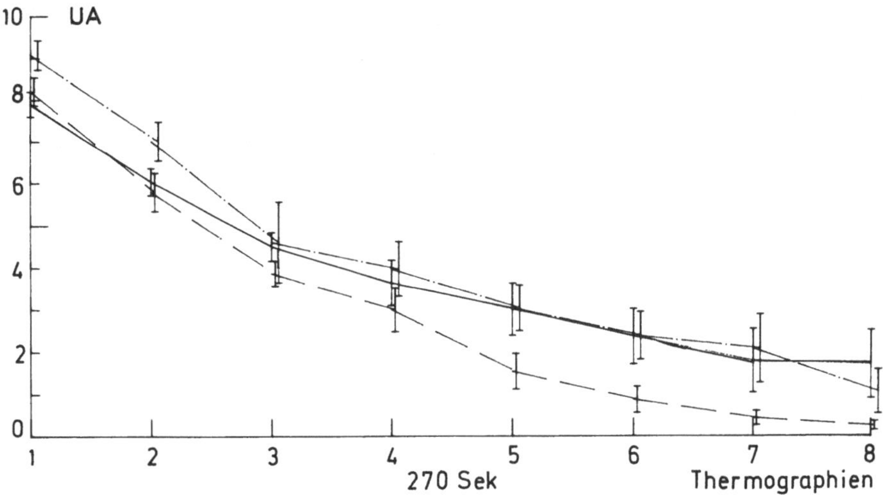

Abb. 8. Thermographie: Schwanzabkühlungskinetik nach 3 min Vorwärmen auf 30 °C, auf 270 s gemessen 6 h nach Anlegen der 22. Ligatur (Dauer 3 h; Druck 200 g; n = 8; —— TT = unligierte Kontrollen; – – TL = ligierte Kontrollen; –·–HR = ligierte mit HR 0,5 g/kg KG/Tag i.v. behandelt (±SEM)

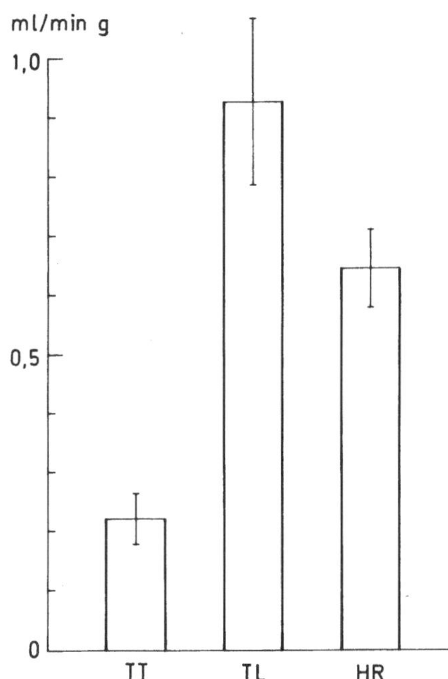

Abb. 9. Blutfluß in ml (min/g Schwanz)$^{-1}$ (±SEM) 1 h nach Entfernung der 23. Ligatur (Dauer 3 h täglich; Druck 200 g; n = 5). Isotop: ^{51}Cr. TT = unbehandelte Kontrollen täglich; TL = ligierte Kontrollen; HR = ligierte mit HR 0,5 g/kg KG/Tag i.v. behandelt

falls sind, sobald das Ödem einen gewissen Grad erreicht hat, Bestimmungen des arteriellen Blutdrucks und der Herzfrequenz nicht mehr möglich.

In der ersten Woche konnten 13% der TL-Gruppe nicht untersucht werden. In der zweiten Woche waren es 50% der TL-Gruppe und 38% der HR-Gruppe. In der dritten Woche betrug der Prozentsatz der Tiere, die nicht erfaßt werden konn-

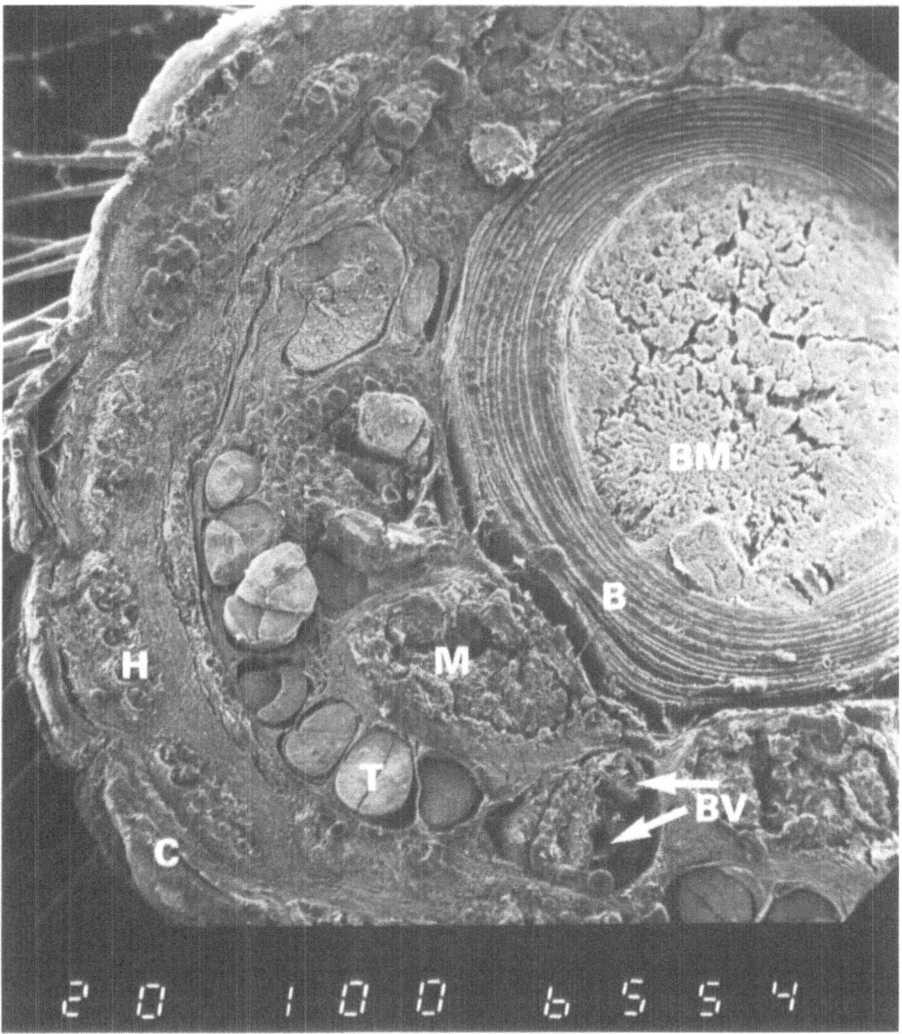

Abb. 10. Scanning Elektronenmikroskop (SEM): Querschnitt durch einen normalen Rattenschwanz ($\times$ 25). B = Schwanzwirbelknochen; BM = Mark; M = Muskel; T = Sehne; BV = Blutgefäße

ten, 88% in der TL-Gruppe und 50% in der HR-Gruppe, gegenüber 55% der TL-Gruppe und 33% der HR-Gruppe in der letzten Woche. Diese Prozentsätze geben eine indirekte Vorstellung von der Bedeutung der Läsion.

Die Bestimmung des Hämatokrits zeigte keine klinisch signifikante Veränderung zwischen den im Laufe des vierwöchigen Experiments untersuchten Tiergruppen. Die Fluoreszenz-Angiographie wurde zur gleichen Zeit wie der Fluoreszein-Migrationstest durchgeführt. Bereits 6 s nach Beginn des Experiments war bei den HR-Tieren eine stärkere Lichtdensität als bei der TL-Gruppe zu beoachten. Dieser Unterschied ist nur zwischen 6 und 15 s signifikant, jedoch bis zum Ende des 9-min-Experiments nachweisbar.

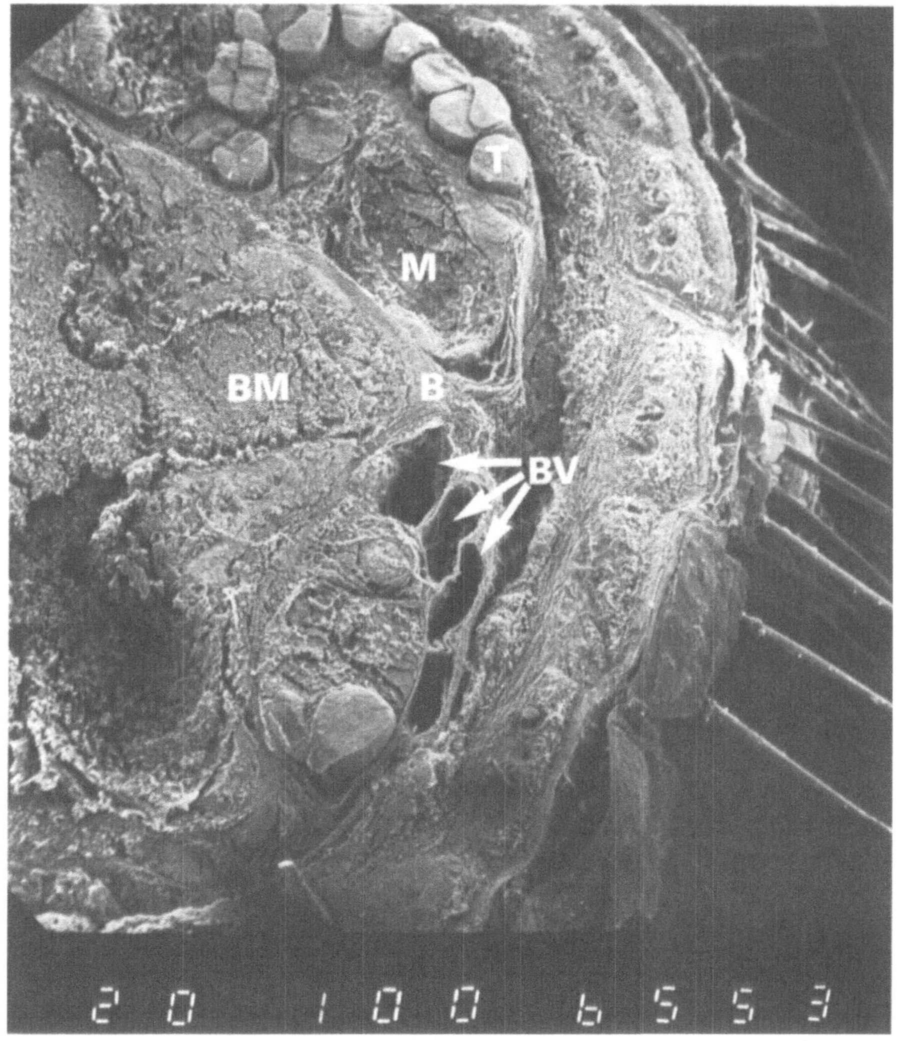

Abb. 11. SEM: Querschnitt durch einen Rattenschwanz, bei dem eine ECVI induziert wurde (× 25). Legende cf. Abb. 10

Mit Hilfe der quantifizierten Thermographie läßt sich die Abkühlungskinetik des Rattenschwanzes (vorgewärmt auf 30 °C) untersuchen. Eine erhebliche Abkühlung ist in den ersten 2 min zu beobachten, weil der Wärmeaustausch mit der Umgebung einen dominanten Faktor darstellt. Anschließend sind während 2,5 min die Phänomene der Wärmezufuhr durch die Zirkulation sichtbar. Thermographie-Untersuchungen wurden vor und nach der 22. Ligatur vorgenommen. 2,5 h nach Anlegen der Ligatur zeigen die Tiere eine stärkere Abkühlung als die TT-Gruppe. Ein Unterschied zwischen den behandelten und nicht behandelten Tieren besteht nicht. Bei Abnahme der 22. dreistündigen Ligatur wurde die Abkühlung des Schwanzes thermographisch mit Hilfe der kleinsten registrierbaren

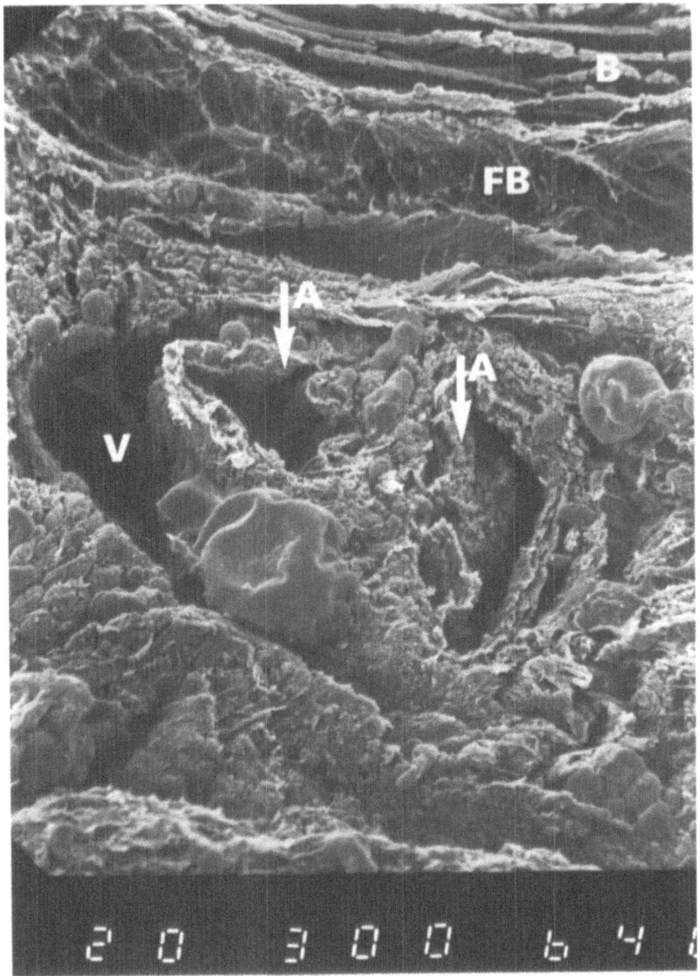

Abb. 12. SEM: Querschnitt durch ausgedehnte Schwanzarterien und -venen einer ECVI-Ratte (× 75).
A = Arterie; V = Vene; FB = Fibrineinlagerungen (chronisches Ödem); B = Knochen

Isotherme (IME) und des Profils der mittleren Temperatur (TM) auf der Linie 2 der willkürlichen Einheiten bestimmt (Nordmann, 1980). Die IME-Methode ergab keinen signifikanten Unterschied zwischen den drei Gruppen.

Die mit der IME-Methode 3 h nach Aufheben der 22. Ligatur gemessene Abkühlungskinetik zeigt, daß sich die HR-Gruppe bereits im 4. Thermogramm von der TL-Gruppe unterscheidet, und daß dieser Unterschied zwischen der 6. und 8. Thermographie signifikant ist. Die Ergebnisse der Durchschnittstemperatur bestätigen jene der IME, sie sind sogar noch deutlicher, da die HR-Gruppe sich signifikant von der TL-Gruppe in allen Punkten differenziert, mit Ausnahme von zweien (3. und 4. Thermographie).

Was die hämodynamischen Parameter anbelangt, so wurden sie am Ende des Experiments nach 23 Ödemen geprüft, genauer gesagt, 1 h nach Aufheben der 23.

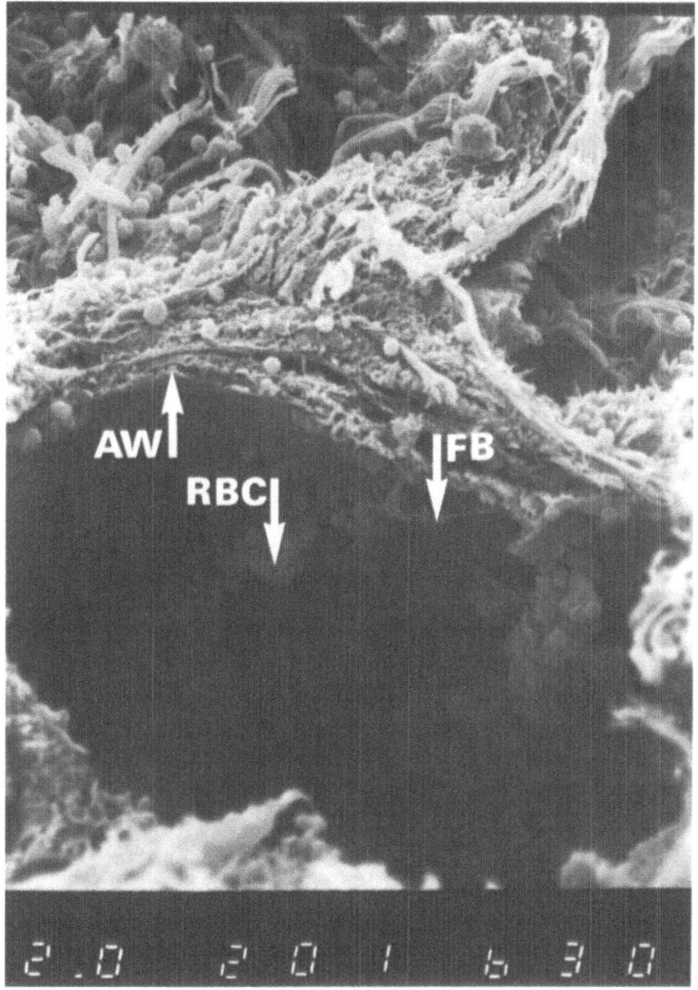

Abb. 13. SEM: Querschnitt durch die ausgedehnte ventrale Schwanzarterie einer ECVI-Ratte ($\times$ 500). *AW* = Arterienwand; *FB* = Fibrinfasern; *RBC* = Erythrocyten

Ligatur. Bei der TL-Gruppe ist die Durchblutung im Vergleich zur TT-Gruppe um ungefähr 300% erhöht, während bei den HR-behandelten Tieren eine Durchblutungssteigerung von 200% zu beoachten ist. Der Unterschied zwischen diesen beiden letzten Gruppen ist gerade signifikant ($p < 0,05$), trotz der wenigen hier eingesetzten Tiere ($n = 5$). Bei den übrigen hämodynamischen Parametern, wie Radioaktivität/g Schwanzgewebe und % des Herzausstoßes, der den Schwanz erreicht, besteht kein Unterschied zwischen der TL-Gruppe und der HR-Gruppe. Herzfrequenz, mittlerer Blutdruck, Herzausstoß und systolisches Volumen zeigten keine signifikanten klinischen Abweichungen zwischen den 3 untersuchten Tiergruppen.

Die HR-behandelten Tiere zeigen einen leicht herabgesetzten Serum-Eiweiß-Spiegel, doch bleibt dieser Abfall im Rahmen der normalen biologischen Schwankungen.

In einer ähnlichen Versuchsreihe haben wir uns auf die Beobachtung der Microlymphographie und der Morphologie beschränkt. Bei 8 Kontrolltieren fanden wir im oberflächlichen kutanen Lymphkapillarnetz eine mittlere maximale Ausbreitung des Farbstoffes von 5,2±2,8 mm. Bei den Tieren, die einer ECVI unterworfen waren, wurde eine mittlere maximale Ausbreitung des Farbstoffes von 3,9±0,9 mm festgestellt. Es gibt also keinen signifikanten Unterschied zwischen den zwei Gruppen. Auch 4 h später ist die durchschnittliche maximale Ausbreitung des Farbstoffes nicht signifikant unterschiedlich von den Initialwerten, so daß man annehmen kann, daß das Lymphsystem im Rattenschwanz eine untergeordnete Rolle spielt.

Morphologisch ist bei niedriger Magnifikation eine deutliche Ausdehnung der Blutgefäße zu sehen, und bei stärkerer Vergrößerung eine Verdickung der Venenwand und teilweise Fibrineinlagerungen auf der Wandinnenseite.

4. Diskussion und Schlußfolgerungen

O-(β-Hydroxyethyl)-rutosid (HR) erwies sich wirksam am Modell der venösen Stase (akutes Modell). Bei einem 8 h alten Ödem ist ein positiver Effekt auf die Permeabilitätsstörungen (Anreicherung von ^{125}I-Albumin im Gewebe) sowie auf die Fluoreszenz-Angiographie erkennbar, während sich ein signifikanter Einfluß auf die Volumetrie erst bei der Erholung 48 h nach Anlegen der Ligatur zeigt. Festzuhalten ist, daß die erzielten Wirkungen alle nach 3 tägiger Behandlung der Tiere mit HR beobachtet wurden, weshalb die Wirkung als relativ schwach anzusehen ist. Interessant ist, daß das chronische Modell zu anderen Schlußfolgerungen führt. Pharmakologisch gesehen wurde das 3 stündige Ödem, das täglich über 4 Wochen induziert wurde, positiv beeinflußt.

An diesem Modell wurden unter allen gewählten Parametern jene, die für die CVI charakteristisch sind, durch eine tägliche Behandlung mit HR (i. v. 0,5 g/ kg KG) positiv und statistisch signifikant beeinflußt. Überraschend ist auch die Beobachtung, daß HR sich bei den Parametern, die die arterielle Seite des CVI erfassen, als wirksam erwiesen hat. Dieser Aspekt der Wirksamkeit der Prüfsubstanz ist neu.

Literatur

1. Armah IB, Hofferber E, Jacobitz P (1978) Improved methods for indirect determination of arterial blood pressure in conscious rats. In: Lasa-GV Meeting 26–28 June 1978, Cambridge (abstractbook) p 14
2. Bollinger A, Jäger K, Sgier F, Seglias J (1981) Fluorescence microlymphography. Circulation 64(6):1195–1200
3. Eisenwiener (1975) Med Lab 28:27–37
4. Fischer H (1981) Venenleiden. Urban & Schwarzenberg, München Wien Baltimore
5. Friedli P (1976) Erkennung des Brustkarzinoms mittels Computerthermographie, Dissertation, ETH Zürich

6. Heymann MA, Payne BD, Hoffmann JIE, Rudolph AM (1977) Blood flow measurements with radionuclide labelled particles. Prog Cardiovasc Dis 1:57–79
7. Isenring G, Franzeck UK, Bollinger A (1981) Mikrolymphographie bei Lymphoedem und chronisch-venoeser Insuffizienz. In: 5. Jahrestagung der Gesellschaft für Mikrozirkulation, 27.–28. November 1981, Zürich (abstract book), S 36–38
8. Lund F, Fagrell B, Kunicki J, Glenne PO (1967) The effect of O-(β-hydroxyethyl)-rutoside in post-ischaemic and stasis oedema of the rat tail. In: Progrès clin et thérap dans le domaine de la phlébologie, pp 519–527
9. Lund F (1977) Fluorescein angiography of the skin in diagnosis, prognosis and evaluation of therapy in peripheral arterial disease. Bibl Anat 16:255–262
10. Nordmann H (1980) Insuffisance veineuse chronique: mise au point méthodologique d'un modèle pharmacologique chez le rat. Med. Dissertation Universität Bern
11. Nordmann H, Broillet A (1979) The fluorescein test of the rat tail: a useful pharmacological method in experimental studies of peripheral vascular diseases. Bibl Anat 18:347–351
12. Nordmann H, Scaroni F (1981) Evaluation of experimental chronic venous insufficiency by three non-invasive methods. In: noninvasive methods on cardiovascular heamodynamics. Elsevier North Holland Biomedical Press, Amsterdam New York Oxford, pp 155–164
13. Nordmann H, Broillet A, Penocchio E, Ponard G (1978) Tierpharmakologische Untersuchungen zur Aktivität von HR im Hinblick auf die chronisch-venöse Insuffizienz. In: Voelter W, Jung G (Hrsg) O-(β-hydroxyethyl)-rutoside – experimentelle und klinische Ergebnisse. Springer, Berlin Heidelberg New York, S 79–92
14. Widmer LK, Stähelin HB, Nissen C, da Silva A (1981) Venen-Arterienkrankheiten, Koronare Herzkrankheit bei Berufstätigen. Verlag Hans Huber, Bern Stuttgart Wien

Zur Bedeutung der Varikose –
Beobachtungen der Basler Studie[1]

Importance of Varicose Veins – Observation in the Prospective
Epidemiological Basle Study

Leo Karl Widmer, Georg Madar und Vreny Kamber

Summary

On the basis of a short review of the literature it is shown, that the diverging opin-
ion about the importance of varicose veins is mainly due to divergent grading of
the different types and degrees of varicose veins. The question whether varicosity
belongs to the minor impairments of health has been analysed in the vein project
of the prospective epidemiological Basle Study by examination and interview of
4,557 persons.

For grading the importance the different types and degrees of varicosity were
correlated with the prevelance of phlebitis and chronic-venous insufficiency. 44%
of the persons examined were found to have varicose disorder and 12% varicose
disease. By a further sub-division based upon the degree of chronic-venous insufficiency 2 subgroups were distinguished: 9% with clinically relevant varicose veins,
i.e. increased risk for complications and 3% with pathological varicosity.

An extrapolation reveals for a population living in similar socio-economical
conditions 100,000 out of 1 million adults presenting with varicose veins with a
considerable risk for complications. Further 40,000 are to be expected with pathological conditions. Varicosity does not belong "eo ipso" to the minor impairments
of health. Patients with certain types of disease need medical advice and treatment.

Zusammenfassung

Anhand einer kurzen Literaturübersicht wird gezeigt, daß die unterschiedlichen
Ansichten über die Bedeutung der Varikose hauptsächlich auf die unterschiedliche,
häufig fehlende Gewichtung der vielfältigen Varizenbefunde zurückzuführen sind.
Die Frage, ob die Varikose zu den „geringfügigen Gesundheitsstörungen" gehört
oder medizinische Bedeutung hat, wurde im Venenprojekt der Basler Studie anhand der Befragung und Untersuchung von 4 557 Berufstätigen angegangen. Die
Häufigkeit der verschiedenen Varizentypen wird dargestellt.

Zur Gewichtung der klinischen Bedeutung wurden die verschiedenen Typen
und Schweregrade der Varikose mit anamnestischer Phlebitis und chronisch-venö-

---

1 Für die Mitarbeit von Frl. M.-L. Knecht sei herzlich gedankt

ser Insuffizienz korreliert. Dadurch ließen sich bei 44% der Untersuchten medizinisch unbedeutsame und bei 12% medizinisch bedeutende Formen abgrenzen. Durch weitere Unterteilung auf Grund der chronisch-venösen Insuffizienz wurden unterschieden: 9% mit relevanter Varikose, d. h. erhöhtem Risiko für Komplikationen, und 3% mit eindeutig krankhaften Befunden.

In Bevölkerungsgruppen in vergleichbaren sozio-ökonomischen Verhältnissen sind auf 1 Million Erwachsene rund 100 000 Varizenträger mit erhöhtem Risiko für Komplikationen, und rund 40 000 mit eindeutig krankhaftem Befund zu erwarten. Die Varikose gehört nicht „eo ipso" zu den geringfügigen Gesundheitsstörungen; Patienten mit gewissen Formen benötigen medizinische Beratung und Behandlung.

1. Einleitung

Varikose und chronisch-venöse Insuffizienz gelten vielerorts als nebensächlich. Piorry schrieb bereits 1837: „Ziemlich schwer ist zu begreifen, wesshalb man die Untersuchung der Venen beinahe mit Stillschweigen übergangen hat, während doch der Untersuchung der Arterien ein so bedeutender diagnostischer Werth beigelegt wurde" [1]. Andererseits wurde schon früh auf die Häufigkeit und die Bedeutung der Venenkrankheiten hingewiesen. So kommt bereits 1918 G. Nobel, der Vorstand der Dermatologischen Universitätsklinik in Wien, aufgrund von Untersuchungen in 8 Wiener und Prager Spitälern zu der Schlußfolgerung, daß die Varikose sehr häufig auftritt. Nobel meldet denn auch, daß „der Verband der Genossenschafts-Krankenkassen in Würdigung der therapeutischen und national-ökonomischen Gesichtspunkte (der Varikose) beschlossen hat, eine Spezial-Station für die ambulatorische Behandlung der Beinschäden ins Leben zu rufen" [2]. Dieser ersten epidemiologischen Arbeit folgten zahlreiche Studien, die allerdings, wie Tabelle 1 zeigt, zu keiner „unité de doctrine" führten [3–6]. Einerseits blieb die Varikose für die große Mehrzahl der Ärzte nebensächlich, andererseits wurden, unter Berufung auf den Slogan „Jeder Zweite hat Varizen", zahlreiche venoaktive Medikamente auf den Markt gebracht, Sklerosierung und Varizenstripping setzten sich durch. Heutzutage versucht man nun aber in einigen Ländern, die beträchtlichen Ausgaben für das Gesundheitswesen – auf recht unterschiedlichen Wegen – wieder in den Griff zu bekommen. In der Bundesrepublik Deutschland beispielsweise wird dieses Ziel durch Abgrenzung der „wesentlichen" von sogenannten „geringfügigen Gesundheitsstörungen" angestrebt, wobei die Behandlungskosten für diese „geringfügigen Gesundheitsstörungen" in Zukunft nicht mehr der Kasse, sondern dem Einzelnen zu überlassen wären. Anscheinend erhofft man sich von diesem

Tabelle 1. Varizen und chronisch-venöse Insuffizienz – Häufigkeit und Relevanz

Canadian Health Survey	1,7%	
Bobek/Cepelak Plzen Study	11	**?**
Ocelli/Langle	15–35	

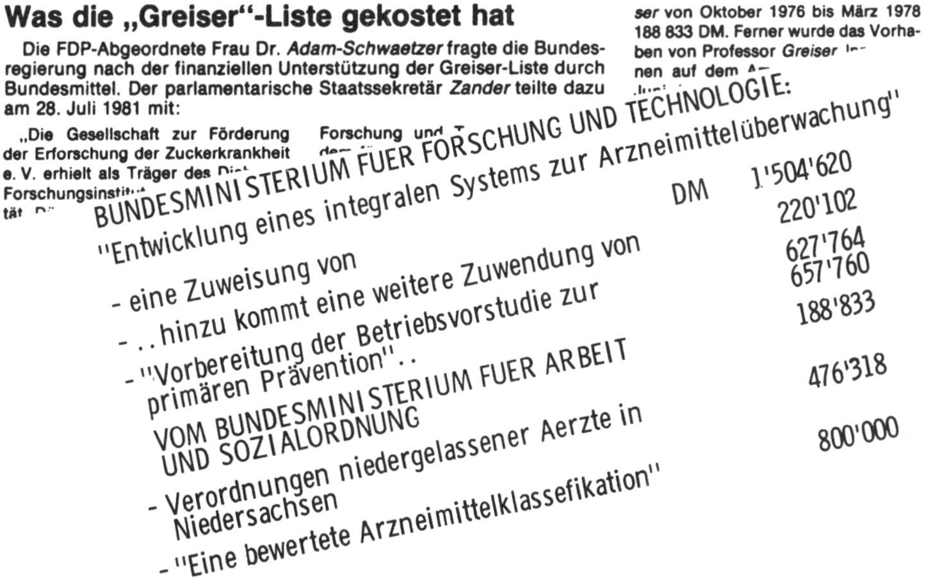

Was die „Greiser"-Liste gekostet hat

Die FDP-Abgeordnete Frau Dr. *Adam-Schwaetzer* fragte die Bundesregierung nach der finanziellen Unterstützung der Greiser-Liste durch Bundesmittel. Der parlamentarische Staatssekretär *Zander* teilte dazu am 28. Juli 1981 mit:

„Die Gesellschaft zur Förderung der Erforschung der Zuckerkrankheit e. V. erhielt als Träger des Diabetes-Forschungsinstitut…tät …

…ser von Oktober 1976 bis März 1978 188 833 DM. Ferner wurde das Vorhaben von Professor *Greiser* Innen auf dem A…

Forschung und Technologie:

BUNDESMINISTERIUM FUER FORSCHUNG UND TECHNOLOGIE:

"Entwicklung eines integralen Systems zur Arzneimittelüberwachung"   DM   1'504'620

- eine Zuweisung von   220'102

- ..hinzu kommt eine weitere Zuwendung von   627'764

- "Vorbereitung der Betriebsvorstudie zur primären Prävention"..   657'760

                188'833

VOM BUNDESMINISTERIUM FUER ARBEIT UND SOZIALORDNUNG   476'318

- Verordnungen niedergelassener Aerzte in Niedersachsen

- "Eine bewertete Arzneimittelklassefikation"   800'000

Abb. 1. Gehört die Varikose zu den geringfügigen Gesundheitsstörungen? Laut Forth [7] werden in der Bundesrepublik Deutschland beträchtliche Mittel für die „Entwicklung eines integralen Systems zur Arzneimittelüberwachung" eingesetzt, das anscheinend die Leistungen der Krankenkassen für „geringfügige Gesundheitsstörungen" eliminieren oder reduzieren soll

Vorgehen erheblichen Gewinn. Laut Forth [7] wird ein mit der Aufgabe betrautes Institut mit beträchtlichen Beträgen sowohl des Bundesministeriums für Forschung und Technologie, wie auch des Bundesministeriums für Arbeit und Sozialordnung genährt (Abb. 1).

Wissenschaftlich gesehen haben diese Bestrebungen eine positive Seite, indem sie die seit langem ungelöste Frage „Sind Varizenträger venenkrank?" aktualisieren und zu einer fundierten Antwort zwingen.

2. Gründe für die fehlende „Unité de doctrine"

Bei Durchsicht der epidemiologischen Literatur zeigt sich, daß das Fehlen einer „unité de doctrine" bez. der medizinischen Bedeutung der Varikose hauptsächlich der unterschiedlichen Begriffsdefinition und Gewichtung der Varikose zuzuschreiben ist [3].

Tabelle 2 zeigt Beispiele der Begriffs-Definition. Verwundert es, daß Autoren, die der Arnoldischen Definition folgen, zu höheren Frequenzangaben kommen, als jene, die lediglich die ausgeprägte Stammvarikose berücksichtigen? Noch schwieriger steht es, wie Tabelle 3 zeigt, um die Gewichtung der Varikose, die Unterscheidung von „varicose disorder" und „varicose disease".

Tabelle 2. Definition der Varizen

1927	Berntsen: Geschlängelte oder erweiterte Venen oder dilatierte Hautvenen mit sternförmigen oder Pinsel-Figuren
1957	Arnoldi: Jegliche geschlängelte oder erweiterte Vene
1968	Hackel: Stamm- und ausgeprägte retikuläre Varizen
1968	Coon, Cepelak, Basel: Besenreiser, retikuläre und Stammvarizen verschiedener Ausprägung

Tabelle 3. Gewichtung der Varizen

1918	Nobel: **?**
1967	Pirnat:
1966	Weddel: „Nicht klinisch": sichtbar für den Untersucher und gelegentlich auch vom Träger bemerkt; „klinisch": sowohl von Untersucher wie Träger bemerkt, von Schmerz, Ödem oder Ekzem, Ulcus begleitet
1973	Coon: Hervorstehende, oberflächliche Venen und Varizen, die möglicherweise von größerer klinischer Bedeutung sind

3. Zur Gewichtung der Varikose

Die Frage nach Häufigkeit und Bedeutung wurde 1965 als „Venenprojekt" in die prospektiv-epidemiologische Basler Studie über kardiovaskuläre Krankheiten aufgenommen [8], bei einer Gruppe von anfänglich 6400 Berufstätigen. Das Projekt

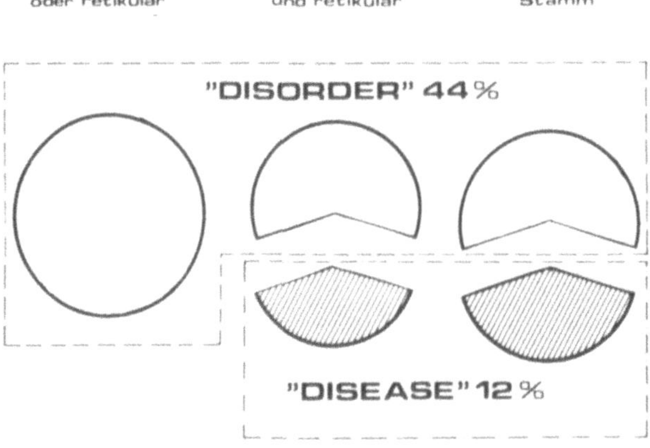

Abb. 2. Gewichtung der Varikose, Basler Studie III [9]. Die Kreisflächen entsprechen der Häufigkeit der verschiedenen Varizentypen (ausgeprägter Befall schraffiert). Aufgrund der statistischen Korrelation zwischen Varizentyp und -schweregrad einerseits, sowie Phlebitis und chronisch-venöser Insuffizienz andererseits, wurden „varicose disorder" und „varicose disease" unterschieden. Die „disorder-Gruppe", 44% der Untersuchten, umfaßt Patienten mit lediglich Besenreiser- oder retikulären Varizen sowie leichter Stammvarikose. Als medizinisch bedeutsam erwiesen sich ausgeprägte kombinierte Besenreiser-/retikuläre Varizen sowie die ausgeprägte Stammvarikose. Die bedeutsame Gruppe wurde, gemäß der Ausprägung der chronisch-venösen Insuffizienz, weiter unterteilt in eine Untergruppe mit relevanter, und eine solche mit krankhafter Varikose, d.h. ausgeprägten Zeichen chronisch-venöser Insuffizienz

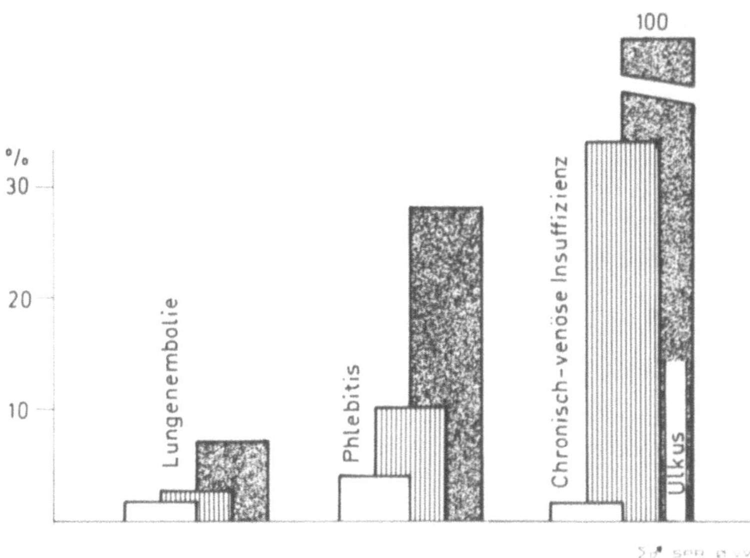

Abb. 3. Klinische Relevanz der Gewichtung der Varikose, Basler Studie III [9]. Von der Untergruppe mit krankhafter Varikose (dunkle Säule) haben sämtliche Personen eine ausgeprägte chronisch-venöse Insuffizienz, 14% haben bereits ein Ulcus cruris und 32% eine Phlebitis durchgemacht. Bei der Untergruppe mit relevanter Varikose *(gestrichelte Säule)* sind diese Komplikationen seltener; bei der „disorder"-Gruppe *(weiße Säule)* finden sie sich nur in einem sehr geringen Prozentsatz. Keine Korrelation findet sich zwischen den 3 Varizen-Gruppen und der Lungenembolie

bestand aus einer Befragung auf venöse Leiden und Beinbeschwerden, sowie aus klinischer Untersuchung und Dokumentation des Venenstatus durch 3 Farbaufnahmen [9].

Nachdem die einschlägigen Ergebnisse publiziert sind [9], soll auf die Methode der Gewichtung eingegangen werden. Dabei versuchten wir, die Frage nach der medizinischen Bedeutung der Varikose auf statistischem Weg zu beantworten, durch Korrelation von Typ und Schweregrad der Varikose mit anamnestischen Angaben (Phlebitis bzw. Thrombose, Lungenembolie, Ulcus), sowie mit dem Grad der chronisch-venösen Insuffizienz. Bei dieser Korrelation zeigten sich „Komplikationen" erwartungsgemäß gehäuft bei Stammvarizen, überraschenderweise aber auch bei ausgeprägter kombiniert retikulärer/Besenreiser-Varikose. Nach Berücksichtigung auch des Schweregrades ergaben sich die in Abb. 2 dargestellten Verhältnisse: unbedeutende Varizen („varicose disorder") bei 44% der Untersuchten und bedeutsame („varicose disease") bei 12%. Durch weitere Unterteilung nach dem Grad der chronisch-venösen Insuffizienz ließ sich eine Untergruppe mit krankhaftem Befund (3%), d. h. hoher Phlebitis- und Ulcus-Inzidenz, von einer Untergruppe mit erhöhtem Risiko für Komplikationen (9%) abgrenzen (Abb. 3).

4. Zur Dimension des Problems

Zwar ist eine direkte Extrapolation der Basler Daten auf die Gesamtbevölkerung nicht ohne weiteres möglich, weil das Basler Kollektiv aus Berufstätigen besteht.

114

Doch läßt sich für Bevölkerungsgruppen, welche unter ähnlichen sozio-ökonomischen Bedingungen leben, etwa folgende Dimension erkennen:
- Von 1 Million Erwachsener im Alter zwischen 25 und 74 Jahren dürften rund 140000 medizinisch wesentliche Varizen haben: 40000 mit eindeutig krankhaftem Befund und zusätzliche 100000 mit erhöhtem Risiko für Komplikationen.
- Die Varikose ist zwar stark altersabhängig, doch sind medizinisch bedeutsame Varizen bereits bei rund 80000 Personen unter 54 Jahren zu erwarten. Die Varize ist also keineswegs ein ausschließlich geriatrisches Problem.

5. Rückblick – Ausblick

Anhand der im Rahmen der Basler Studie II und III zwischen 1967 und 1973 durchgeführten Untersuchungen wurde die Frage nach der Häufigkeit der medizinisch bedeutsamen Varikose bis zu einem gewissen Grade geklärt, doch blieben praktisch relevante Fragen offen, z. B.:
- die Frage nach der Häufigkeit der Varizen in der Durchschnittsbevölkerung;
- die Frage, ob die auf statistischer Basis durchgeführte Unterscheidung von „disorder" und „disease" auch praktisch relevant ist;
- die Frage nach den Auswirkungen der Varikose auf Arbeitsfähigkeit und Wohlbefinden des Betroffenen sowie auf die Gesellschaft, d. h. die Kosten der ambulanten bzw. stationären Behandlung.

Diese offenen Fragen gaben Anlaß zur Tübinger Studie [10]. Zudem veranlaßten sie uns Anfang 1979 zur Planung einer sogenannten „Follow-up"-Studie, einer erneuten Untersuchung einer Stichprobe der ehemaligen Basler-Studie-Teilnehmer, über die Biland berichtet wird [11].

Literatur

1. Piorry PA (1837) Diagnostik und Semiotik mit vorzüglicher Berücksichtigung der neuesten mechanisch-nosognostischen Hülfsmittel. Fischer, Leipzig Kassel
2. Nobel G (1918) Der variköse Symptomentkomplex. Urban & Schwarzenberg, Wien
3. Madar G (im Druck) Zur Epidemiologie von Varikosis und chronisch-venöser Insuffizienz. Vasa
4. Borschberg E (1967) The prevalence of varicose veins in the lower extremities. Karger, Basel
5. Cepelak V, Barcal R, Belesova M, Cajz L, Simon J (1971) Zur Epidemiologie der Venenerkrankungen – Erfahrungen aus zwei Populationsstudien. In: Teller H (Hrsg) Ergebnisse der Angiologie, Bd 4. Schattauer, Stuttgart New York, S 17
6. Occelli R, Langle L (1969–70) Varices et statistiques. La revue du practicien 20
7. Forth W (1981) Was die Greiserliste gekostet hat. MMW 123:1525
8. Widmer LK, Staehelin HB, Nissen C, Da Silva A (1981) Venen-, Arterienkrankheiten, koronare Herzkrankheit bei Berufstätigen; Basler Studie. Huber, Bern
9. Widmer LK (Hrsg) (1978) Venenkrankheiten, Beobachtungen bei 4 529 anscheinend gesunden Berufstätigen; Basler Studie III. Huber, Bern
10. Fischer H (1981) Venenleiden – Eine repräsentative Untersuchung in der Bundesrepublik Deutschland. Urban & Schwarzenberg, München
11. Biland L, Ackermann U, Delley A, Widmer MT, Widmer LK (in Vorbereitung) Zur sozialmedizinischen Bedeutung von Varikosis und chronisch-venöser Insuffizienz

Varikose, eine geringfügige Gesundheitsstörung?[1]

Varicose Veins and Chronic Venous Insufficiency, a Medical Problem?

LINUS BILAND, URSULA ACKERMANN, ANDRÉ DELLEY und LEO KARL WIDMER

Summary

In order to obtain information on the importance of varicose veins 1 256 persons of the Basle Study population were interviewed and examined in a 10-year follow-up study.

Preliminary results confirm that the subdivision of 3 groups (no varicosis, varicose disorder, varicose disease) performed on a statistical basis is of practical relevance. The disease group shows a high incidence of complaints, phlebitis and chronic venous insufficency, together with frequent incapacity to work and reduced well-being. The definite results will include data about economic consequences of varicose disease.

Zusammenfassung

Aus dem Kollektiv der Basler Studie wurden 4 alters- und geschlechtskorrigierte Stichproben ausgewählt, nämlich Probanden ohne venöse Veränderungen, mit leichter Varikosis, mit relevanter Varikosis und solche mit krankhafter Varikosis. Bis zum 31. 12. 81 konnten 1 256 Probanden befragt und untersucht werden. Erste Ergebnisse zeigen, daß die statistisch erarbeitete Einteilung der Basler Studie III in eine „Disorder"- und „Disease"-Gruppe klinisch relevant ist. Sowohl Beschwerden wie Komplikationen (Venenthrombosen, Lungenembolie, Ulcus cruris) kommen in der Gruppe mit krankhafter Varikosis statistisch signifikant häufiger vor. Auch geht diese Gruppe häufiger zum Arzt und fühlt sich wesentlich häufiger im Wohlbefinden gestört. Dazu sind diese Patienten vermehrt arbeitsunfähig und mußten häufiger frühzeitig pensioniert werden. Durch eine gezielte Befragung wird versucht, anhand des Medikamentenkonsums, Arztkonsultationen, Spital- und Kuraufenthalte eine möglichst quantitative Kostenanalyse durchzuführen.

---

1 Frl. Gaby Regli und Frau Cécile Anklin wird für ihren unermüdlichen Einsatz herzlich gedankt

1. Einleitung

Um die erwähnten Fragen zu beantworten, wurden aus dem bekannten Basler Studienkollektiv folgende 4 alters- und geschlechtskorrelierte Stichproben gezogen:
- Probanden ohne venöse Veränderungen (o)
- Probanden mit leichter Varicosis (+)
- Probanden mit relevanter Varicosis +
- Probanden mit krankhafter Varicosis + +

Durch eine aufwendige Adressenforschung konnten sämtliche 1 684 ehemaligen Teilnehmer der Basler Studie ausfindig gemacht werden. Bis zum 31. 12. 1981 wurden 1 256 Probanden befragt und untersucht. Mit dem Aufgebot zur Untersuchung wurde den Teilnehmern ein ausführlicher Fragebogen zugestellt. Um die Teilnehmer nicht durch ein dickes Protokoll zu erschrecken, enthielt der Hauptfragebogen vor allem ja/nein Fragen. Antwortete zum Beispiel ein Patient auf die Frage nach Beinbeschwerden mit nein, wurde anläßlich der Untersuchung im Eisenbahnwagen auf diesen Beschwerdekomplex nicht mehr eingegangen. Antwortete er mit ja, wurde er anhand eines Zusatzfragebogens sehr ausführlich befragt. Um auch andere Ursachen außer den venösen zu erfassen, wurden auch Fragen über orthopädische, neurologische und arterielle Erkrankungen gestellt.

Die klinische Untersuchung im Eisenbahnwagen wurde durch einen speziell dafür ausgebildeten Assistenten ausgeführt (Arterien- und Venenstatus, orthopädische und neurologische Untersuchung). Zudem wurden die Beine in 3 Standardstellungen fotografiert. Die wesentlichen Fragen, wie erlittene Venenthrombosen, Lungenembolie, Ulcus cruris, wie auch die Erfassung der Kosten (Arztkosten, Medikamentenaufwand, Spitalkosten, Arbeitsunfähigkeit und vorzeitige Pensionierung) werden noch validiert [4]. In Zusammenarbeit mit Patient, behandelndem Arzt, Spitälern und Arbeitgebern wird versucht, möglichst genaue Angaben über die Kosten zu erhalten.

Daß die Ulcusbehandlung für den Patienten unangenehm, für den Arzt aufwendig und für die Krankenkassen teuer ist, zeigt folgendes Beispiel:

M.E. ♂ 4. 7. 1914 (Stand 30. 11. 1980)

24. 8. 1959 von Auto angefahren, Unterschenkelfraktur re,
Gipsbehandlung, Venenthrombose,
15 Wochen Spital Münsterlingen
„erhebliche Schwellung Unterschenkel und Fußgelenk"
Ulcus cruris erstmals XI/1960

Anzahl Berichte: 4 Haus-, 11 Spital-, 2 Versicherungsärzte, 17 Dermatologen, 3 Phlebologen

Hospitalisationen: 6, insgesamt 28 Wochen

Stellenwechsel: 16

Medikamentenkonsum bei postthrombotischem Syndrom:

Vasculat	Phenergan	Veinotomin-Tropfen
Ultracortenon, LA	Hydergin	Venostasin-Salbe
Esidrex	Tromexan	Venotonin

Complamin	Prednisolon-Salbe	Garamycin
Ronicol	Chymar	Celestoderm-Salbe
Millicorten-Salbe	Castellani-Tct.	Kalipermanganat-Bäder
Megacillin	Lassar II	Antikoagulation
Butazolidin	Argocytsalbe	(Marcoumar)
Tonopan	Ulcosan lokal	Iruxol-Salbe
Synalar-Crème	Unguentolan-Salbe	Cicatrin-Salbe
Ultralan-Salbe	Terramycin-Wundsalbe	Locasalen-Salbe
Soventol-Salbe	Pasta refrig. borata	Bitulan-Salbe
Thrombocid-Salbe	Mild-Salbe	Synalar-N-Salbe
Tanderil	Zinkpaste	Solcoseryl-Crème
Riccovitan-Salbe	Granugenol	

Die Abbildung 1 zeigt die Arbeitsunfähigkeit dieses Patienten in Prozenten. Es wird deutlich, wie belastend das Ulcus für diesen Patienten ist, daß er seit 1959 zunehmend arbeitsunfähig wird. Das Ulcus heilte vor 1970 gelegentlich zu; das Bein ist seither immer offen.

2. Erste vorläufige Ergebnisse

2.1 Praktische Relevanz der Einteilung [3, 5, 6, 8, 9]

Wie Tabelle 1 zeigt, scheint die statistisch erarbeitete Einteilung der Basler Studie III in die „Disorder"- und die „Disease"-Gruppe klinisch relevant zu sein. Sowohl Beschwerden wie Komplikationen kommen in der „Disease"-Gruppe (+ +) sehr viel häufiger vor.

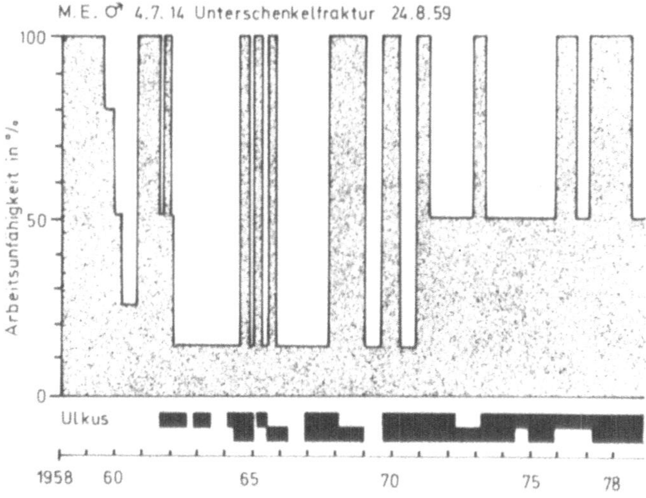

Abb. 1. Ein im Anschluß an einen kleinen Unfall aufgetretenes postthrombotisches Syndrom führt im Laufe der Jahre zu zunehmender Arbeitsunfähigkeit und endet mit Invalidisierung

Tabelle 1. Praktische Relevanz der Unterteilung (0=gesunde Gruppe, (+)=leichte Varicosis, + =relevante Varicosis, + + =krankhafte Varicosis)

	0	(+)	+	+ +
Erhebliche Beschwerden	12	13	21	39
Venenentzündung/Thrombose[a]	9	13	17	19
Lungenembolie[a]	4	3	0	0
Ulcus cruris	1	0	7	27

[a] Werden noch validiert

Tabelle 2. Praktische Relevanz der Unterteilung (Zeichenerklärung s. Tabelle 1)

	0	(+)	+	+ +
Störung des Wohlbefindens	16	34	74	100
Behandlung insgesamt	4	10	36	55
Arbeitsunfähigkeit	0	2	16	27

Tabelle 3. Praktische Relevanz der Unterteilung (Zeichenerklärung s. Tabelle 1)

	0	(+)	+	+ +
Stripping[a]	0,5	2,4	7,8	5,7
Sklerotherapie[a]	3	11	10	16
Kompressionsverband	2	3	7	9
Kompressionsstrumpf	4	13	26	36

[a] Werden noch validiert

Aus der Tabelle 2 wird ersichtlich, daß sich alle Patienten mit krankhafter Varicose in ihrem Wohlbefinden gestört fühlen. Mit zunehmendem Schweregrad der Varicose unterziehen sie sich auch häufiger einer Behandlung und sind häufiger arbeitsunfähig.

Die Tabelle 3 zeigt, daß Patienten mit krankhafter Varicose sich zu 16% einer Sklerotherapie unterzogen haben, im Gegensatz zu 3% der varizenfreien Gruppe. 36% der Patienten mit ausgeprägter Varicose tragen den nicht immer sehr geschätzten Kompressionsstrumpf, im Gegensatz zu nur 4% der varizenfreien [1, 2].

2.2 Sozialmedizinische Bedeutung

Tabelle 2 zeigt, daß die Arbeitsunfähigkeit mit zunehmendem Schweregrad der Varicose bis auf 27% steigt [7]. Durch eine assistierte Befragung nach den durchgeführten Maßnahmen, wie eingenommene Medikamente, Kompressionstherapie, Sklerotherapie, Operation, Kuren, Spitalaufenthalte, wurde versucht, möglichst genaue quantitative Angaben zu erhalten. Aufgrund dieser Daten wird zur Zeit versucht, die Kosten in sfr zu berechnen.

Zusammenfassend darf man wohl feststellen, daß gewisse Varicosestörungen nicht zu den geringfügigen Störungen gehören. Patienten mit ausgeprägter Varicose müssen beraten und behandelt werden, um ihnen Komplikationen zu ersparen. Die zur Zeit laufende Auswertung der sozialmedizinischen Folgen, insbesondere der Kosten, wird wahrscheinlich die Bedeutung der Varicose weiter betonen.

Literatur

1. Biland L, Widmer LK (1982) Zur chronisch-venösen Insuffizienz. Der informierte Arzt, 18
2. Biland L, Ackermann U, Delley A, Widmer MTh, Widmer LK (in Vorbereitung) Zur sozialmedizinischen Bedeutung von Varikosis und chronisch-venöser Insuffizienz
3. Fischer H (1981) Venenleiden – Eine repräsentative Untersuchung in der Bundesrepublik Deutschland. Urban & Schwarzenberg, München
4. Forth W (1981) Was die Greiserliste gekostet hat. Münch Med Wochenschr 123:1525
5. Hackel F, Voigt H, Haenisch HC, Grosser L (1974) Ergebnisse der Wuryener Studie 1971. Zur Epidemiologie der Venenerkrankungen bei Männern. Z Inn Med 29:611
6. Madar G (im Druck) Zur Epidemiologie von Varikosis und chronisch-venöser Insuffizienz. VASA
7. Schiele-Luftmann K, Teller H (1971) Arbeitsunfähigkeitsdauer und Krankenhausbehandlungsdauer bei venösen Beinleiden. In: Teller H (Hrsg) Ergebnisse der Angiologie, Bd 4. Schattauer, Stuttgart New York
8. Widmer LK (1978) Venenkrankheiten, Häufigkeit und sozial-medizinische Bedeutung. Basler Studie III. Huber, Bern
9. Widmer LK, Staehelin HB, Nissen C, Da Silva A (1982) Venen-, Arterienkrankheiten, koronare Herzkrankheit bei Berufstätigen. Basler Studie. Huber, Bern

Sozioepidemiologische Studie über die Venenleiden bei einer erwachsenen Wohnbevölkerung in der Bundesrepublik Deutschland [1]

Socioepidemiologic Study of Venous Disorders
in the Adult Resident Population of the Federal Republic of Germany

HERBERT FISCHER

Summary

During the general X-ray examination in the Tübingen study 4,530 persons between the ages of 17 and 70 were interviewed and, with only a few exceptions, photographed. The persons examined correspond in age and professional distribution to the population of the Federal Republic.

Almost three-fourths of all the women and one-half of all the men complained of problems with their feet, joints, and legs. Only 14% reported no changes in their venous system. Statistically this means that 5,3 million citizens of the Federal Republic suffer from advanced venous insufficiency and 800,000 to 1 million from ulcerative disorders in their legs. Women are hardly more frequently afflicted than men, but this difference is significant. However, their condition is more severe and they suffer greater discomfort. Age, heredity, and the number of pregnancies were found to be further risk factors. Five per cent of the subjects with venous disorders – and by no means just the older ones – were considerably hampered in their profession.

The data on the therapy undertaken were also very informative. Thirty per cent had resigned themselves to their condition, and only every fifth person was under medical supervision. Local treatment was most commonly administered. One-third took medication. In two-thirds of the cases treatment involving a compress was abandoned before completion. Nevertheless, approximately one-half of those affected considered their condition to be improved after therapeutic measures; one-third could not detect any improvement.

The study makes clear the great sociomedical importance of venous disorders and the urgency of applying preventative and curative treatment.

---

1 Abbildungen und Tabellen wurden mit freundlicher Genehmigung des Verlages entnommen aus: Venenleiden, eine repräsentative Untersuchung in der Bevölkerung der BRD (Tübinger Studie). Herausgegeben von H. Fischer unter Mitarbeit von L. Biland, A. DaSilva, E. Herwig, G. Mehringer, A. Mucker, M. Th. Widmer, P. Scheidler, L. K. Widmer. München, Wien, Baltimore: Urban & Schwarzenberg 1981

122

Zusammenfassung

In der Tübinger Studie wurden im Rahmen der Röntgenreihenuntersuchung 4530 Personen im Alter von 17–70 Jahren über Venenleiden befragt und bis auf wenige Ausnahmen fotographiert. Die Untersuchten entsprechen in der altersmäßigen und beruflichen Zusammensetzung der des Bundesgebietes.

Über Beschwerden mit Füßen, Gelenken und Beinen klagten fast $^3/_4$ aller Frauen und die Hälfte aller Männer. Nur 14% waren frei von jeglichen Venenveränderungen. Hochgerechnet leiden 5,3 Millionen Bundesbürger an einer fortgeschrittenen Veneninsuffizienz, 800000 bis 1 Million an einem Geschwürsleiden der Beine. Frauen sind nur unwesentlich häufiger befallen als Männer, sie haben aber die schwereren Befunde und die größeren Beschwerden. Als weitere Risikofaktoren schälten sich Lebensalter, erhebliche Belastung und die Zahl der durchgemachten Schwangerschaften heraus. 5% der Befragten – und keineswegs nur die älteren – mit Venenleiden waren in ihrem Beruf erheblich beeinträchtigt.

Aufschlußreich waren auch noch die Angaben über die durchgeführte Therapie: 30% hatten resigniert, nur jeder 5. wird regelmäßig vom Arzt kontrolliert. An vorderster Stelle steht die Lokalbehandlung. $^1/_3$ nimmt Medikamente ein. Die Kompressionsbehandlung wird in $^2/_3$ der Fälle vorzeitig abgebrochen. Trotzdem hielt etwa die Hälfte ihren Zustand nach den therapeutischen Maßnahmen für gebessert, $^1/_3$ konnte keine Besserung feststellen.

Die Studie verdeutlicht die große sozialmedizinische Bedeutung der Venenleiden und die Dringlichkeit ihrer protektiven und kurativen Behandlung.

1. Einleitung

Um einen Überblick über die Verteilung der Venenkrankheiten in der Gesamtbevölkerung zu erhalten, haben wir mit Unterstützung der Firma Zyma, München, im Anschluß an die Röntgenreihenuntersuchung von Ende Juli bis Ende September 1979 eine Feldstudie durchgeführt. Wir konnten uns bei Planung, Ausführung und Auswertung dabei der Mithilfe von Herrn Prof. Widmer und seiner Arbeitsgruppe versichern, wofür an dieser Stelle ausdrücklich gedankt sei. Das Baden-Württembergische Ministerium für Arbeit, Gesundheit und Sozialordnung hat seine Genehmigung von mehreren Bedingungen abhängig gemacht, insbesondere durfte kein Zwang ausgeübt und die Röntgenreihenuntersuchung nicht aufgehalten werden. In Baden-Württemberg ist die Röntgenreihenuntersuchung noch gesetzliche Pflicht, so daß die Aussicht bestand, einen Überblick über die Gesamtbevölkerung von 17 bis 70 Jahren zu erhalten.

2. Material und Methodik

Aus der Reihe der zur Röntgenreihenuntersuchung erschienenen Personen wurde jeder 6.–8. ausgewählt, nach dem Widmerschen Schema fotographiert (Abb. 1) und

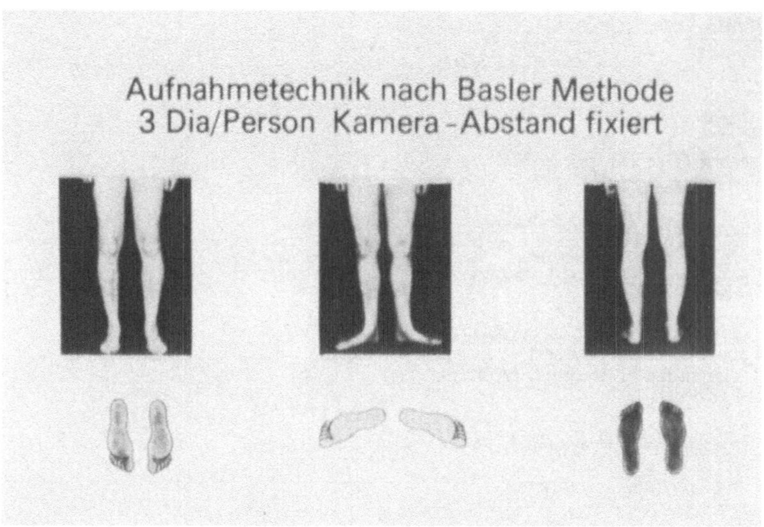

Abb. 1. Aufnahmetechnik nach mod. Basler Methode: 3 Dias/Person, Kameraabstand fixiert

anschließend befragt. Die Hauptfragen zeigt die Abbildung 2; wie groß der Aufwand war, soll der Überblick des gesamten Fragebogens verdeutlichen (Abb. 3). Die Fotographien wurden mit Hilfe von Herrn Prof. Widmer und seiner Arbeitsgruppe nach den Gesichtspunkten der Basler Studie ausgewertet (Abb. 4). Erfaßt wurden insgesamt 4530 Personen, bei 254 fehlten allerdings aus technischen Gründen die Fotos.

Faßt man alle Befunde zusammen, so ergab sich, daß etwa $^1/_3$ der Wohnbevölkerung Besenreiservarizen haben, $^2/_3$ eine retikuläre Varikose (Tabelle 1). Fast die Hälfte leidet an einer Astvarikose, jeder 5. an einer Stammvarikose. Zeichen einer chronischen Veneninsuffizienz wiesen $^1/_4$ der Untersuchten auf. Nur 14% zeigten keinerlei Venenveränderungen.

3. Auswertung

Um zu auswertbaren Zahlen zu kommen, gliederten wir nun die Befunde in 3 Gruppen: in ganz leichte Venenveränderungen (Gruppe 1), klinisch relevante Venenveränderungen (Gruppe 2) und pathologische Venenveränderungen (Gruppe 3) (Tabelle 2). Über die Hälfte der Untersuchten wiesen nur leichte Venenveränderungen auf, aber immerhin 15% mittelschwere und 12% schwere, davon hatte $^1/_2$% ein florides Ulkus (Abb. 5). Das bedeutet, daß jeder 8. Erwachsene, oder 5,3 Mill. Bundesbürger, an einer fortgeschrittenen chronischen Veneninsuffizienz leidet und 800000 – 1 Mill. von einem Beingeschwürleiden befallen sind.

Vergleicht man nun diese Ergebnisse mit den angegebenen Beschwerden, so zeigt sich, daß fast die Hälfte der Personen ohne Venenveränderungen über Beinbeschwerden klagt (Abb. 6). Es handelt sich dabei nicht um venöse, sondern um or-

TÜBINGER STUDIE / BEFRAGUNG

(ZWISCHEN 10 - 25 MIN.)

FRAGEN-NR.			THEMA
1,2	●	X	OFFENE FRAGE NACH BESCHWERDEN
3		X	SPEZIELLE ANAMNESE
4-11		X	BESCHWERDEN (SUBJEKTIVE SYMPTOME) EINZELN, DIFFERENZIERT: WELCHE, WANN, WIE OFT, SEIT WANN UND IHRE
12	●	X	URSACHEN / ZUSAMMENHÄNGE, BEKANNT / VERMUTET
13-24	●	X	MAßNAHMEN UND BEHANDLUNG, KONSEQUENZ DER PERSÖNLICHEN MITARBEIT
25-33		X	EINZELFRAGEN ZU THROMBOSE, PHLEBITIS, LU-EMBOLIE
34-41		X	KÖRPERLICHE AKTIVITÄT: TAGESABLAUF, BEWEGUNGSRHYTHMUS, BERUFSWEG, FREI-ZEITGESTALTUNG, SPORT
42,43		X	HEREDITÄT, FAMILIENANAMNESE

STATISTISCHE DATEN

1,2		X	ALTER, GESCHLECHT, FAMILIENSTAND
3-6	●	X	SCHWANGERSCHAFTEN, ANTIKONZEPTIVA / ERFAHRUNG MIT -
7,8		X	GEWICHT, KÖRPERGRÖßE
9-13		X	SCHUL-/BERUFSAUSBILDUNG, BERUF, HAUS-HALTS-NETTOEINKOMMEN
14,15		X	NAME / ANSCHRIFT, FALLS EINVERSTANDEN ZWECKS MÖGLICHER NACHUNTERSUCHUNG

● = OFFENE FRAGE (= ERZÄHLEN LASSEN)
X = ANTWORTVORGABEN (= ABFRAGEN)

Abb. 2

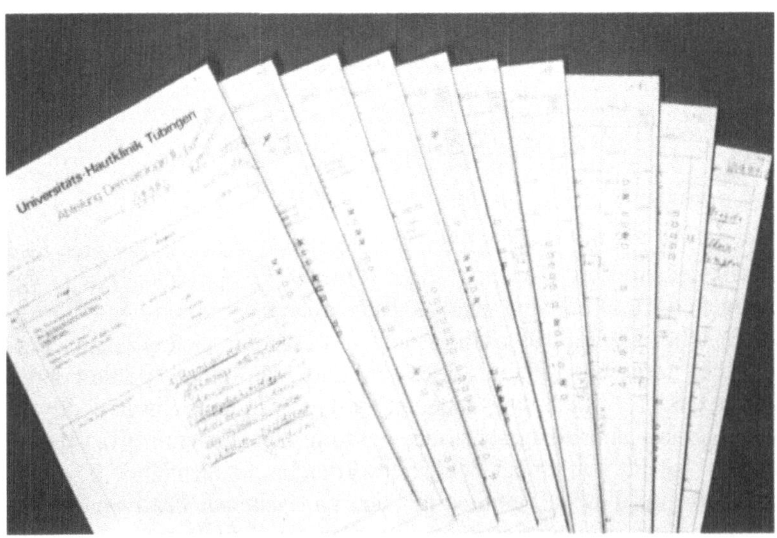

Abb. 3

Diagnose lt. Fotographie — 79 8508 — . H. valg.

VS : Vorderseite
RS : Rückseite
In : Innenseite
Au : Außenseite

Code Karte Nr. 1 6 8 7 2
Verschlussler 0 0 1

DIAGNOSE:	Besonderer Fall	LINKES BEIN Schweregrad			LINKES BEIN Lokalisation 1				LINKES BEIN Lokalisation 2				RECHTES BEIN Schweregrad			RECHTES BEIN Lokalisation 1				RECHTES BEIN Lokalisation 2			
		angedeutet	deutlich	ausgeprägt	VS	RS	In	Au	Oberschenkel	Unterschenkel	Kniekehle	Fuß	angedeutet	deutlich	ausgeprägt	VS	RS	In	Au	Oberschenkel	Unterschenkel	Kniekehle	Fuß
1 = Kein Befund																							
2 = Besenreiser																							
3 = retikuläre Varizen																							
4 = Astvarikose																							
5 = Stammvarikosis: v. saph. magna																							
6 = Stammvarikosis: v. saph. parva																							
7 = Blow out																							
8 = CVI (Stadien nach Widmer: I Corona phlebectatica; II Hyper u. Depigmentation, Haemosiderose mit/ohne Cor phleb; III mit abgeheiltem Ulcus cruris)		I	II	III									I	II	III								
9 = oberflächliche Thrombophlebitis																							
10 = Hypodermitis																							
11 = Oedem		leicht	mittel	schwer									leicht	mittel	schwer								
12 = ekzematöse Veränderungen		leicht	mittel	nässend									leicht	mittel	nässend								
13 = florides Ulcus cruris		klein flächig	mittel groß	ausgedehnt									klein flächig	mittel groß	ausgedehnt								
14 = Atrophie blanche		klein flächig	mittel groß	ausgedehnt									klein flächig	mittel groß	ausgedehnt								

Abb. 4

Tabelle 1. Befunde (8052 Beine: re-li %)

Besenreiser	38–38	Blow out	5–4
retikuläre Varizen	65–65	Hypodermitis	1–4
Astvarikosis	45–50	Ödem	4–4
Stammvarikosis	18–19	Ekzem	1–1
CVI	19–25	Keine Veränderungen	14

Tabelle 2. Einteilung der Diagnosen in Gruppen (Dia-Auswertung)

Gruppe 0: Ohne Befund

Gruppe 1: Besenreiser (alle Schweregrade)
Retikuläre Varizen (angedeutet, deutlich)
Astvarikosis (angedeutet)
Stammvarikosis (angedeutet: Vv. saph. magna et parva)
Corona phlebectatica ohne Hautveränderungen (CVI I)

Gruppe 2: (Deutliche und ausgeprägte Varikosis klin. relevant)
Retikuläre Varizen (ausgeprägt/isoliert oder kombiniert mit Gruppe 1)
Astvarikosis (deutlich ausgeprägt)
Stammvarikosis (deutlich, ausgeprägt)
Blow out (alle Schweregrade)

Gruppe 3: (fortgeschrittene CVI)
CVI II (Siderosklerose, Hyper- und Depigmentation, Hämosiderose mit und ohne
Corona phlebectatica)
CVI III (mit abgeheiltem oder floridem Ulcus cruris)

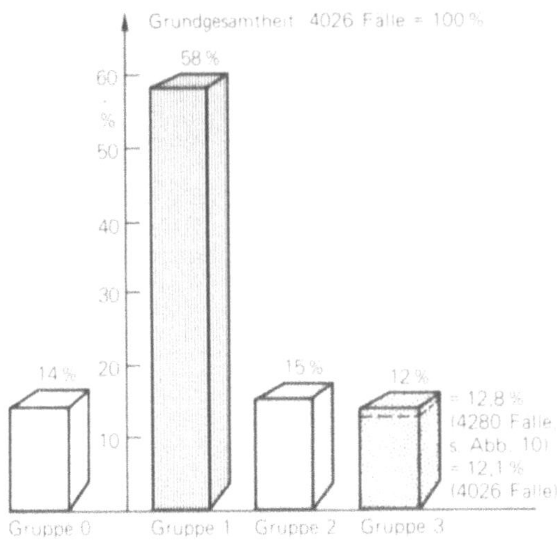

Abb. 5. Gruppeneinteilung der Diagnosen

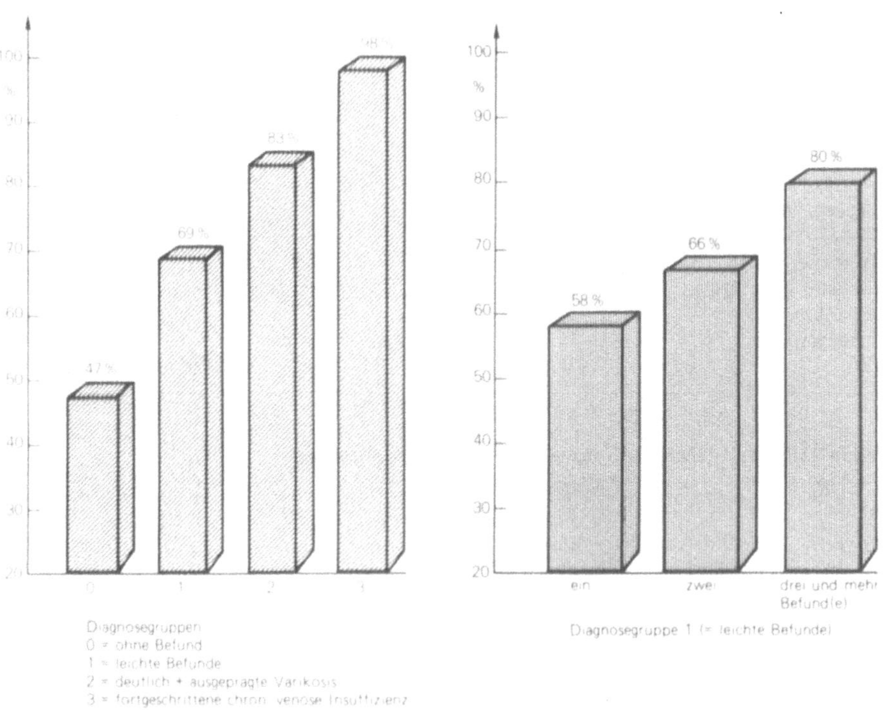

Abb. 6   **Abb. 7**

Abb. 6. Zunahme der Häufigkeit von typischen Beinbeschwerden in den Diagnosegruppen 0-3; Grundgesamtheit: 4026 Personen = 100% (altersstandardisiert)

Abb. 7. Zunahme der Häufigkeit von typischen Beinbeschwerden bei Mehrfachbefunden innerhalb der Diagnosegruppe 1. Grundgesamtheit: 2347 Personen = 100%

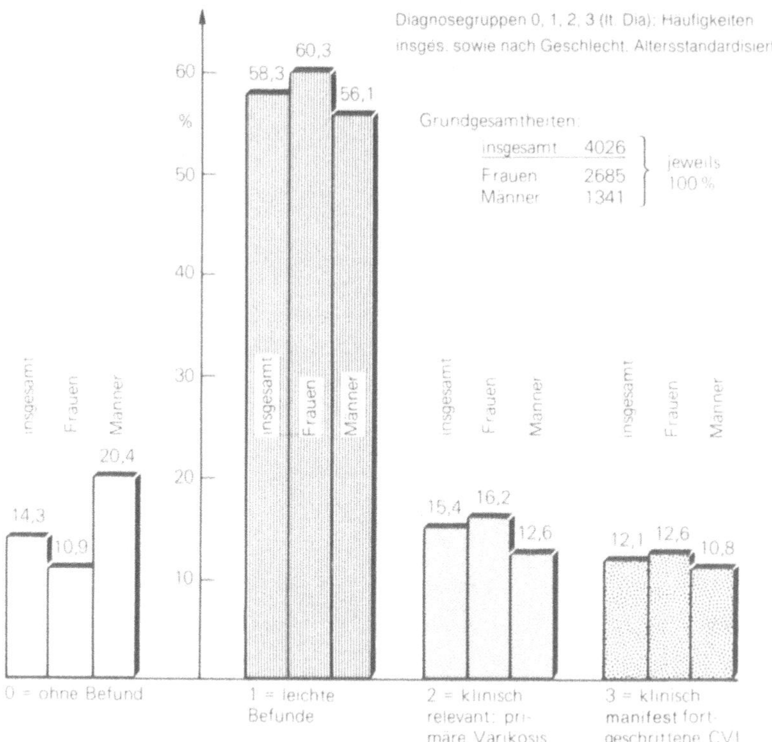

Abb. 8. Altersstandardisierter Vergleich der %-Anteile

thopädische, neurologische, rheumatische oder ähnliche Beschwerden. Der Anteil der Beinbeschwerden nimmt aber ganz erheblich zu, wenn gleichzeitig Venenveränderungen bestehen (von $^2/_3$ in Gruppe 1 bis auf 98% in Gruppe 3). Je schwerer die Venenveränderungen, desto häufiger die Beschwerden. In Gruppe 3 hat praktisch jeder Venenkranke auch Beschwerden. Daß aber auch klinisch irrelevante Venenveränderungen nicht ganz ohne Bedeutung sein können, zeigt Abbildung 7: Die Beschwerdehäufigkeit nimmt selbst in Gruppe 1 zu, je nachdem, ob 1, 2 oder 3 Befunde erhoben wurden. Diese Zunahme beruht wahrscheinlich nicht auf den Venenveränderungen als solchen, sondern viel eher auf einer allgemeinen sog. Bindegewebsschwäche, die für die Beschwerden und die Venenveränderungen gleichermaßen verantwortlich ist.

Wie bei den Arterienkrankheiten wird auch bei den Venenkrankheiten immer wieder auf bestimmte Risikofaktoren hingewiesen. So zeigt sich in manchen Statistiken ein deutliches oder ganz erhebliches Überwiegen der Frauen. In unserem Untersuchungsgut ist ein solches Übergewicht in allen 3 Diagnosegruppen nicht festzustellen. Nur in der Gruppe O (ohne Venenbefund) überwiegen die Männer um das Doppelte (Abb. 8).

Von den Frauen hatten $^3/_4$ nach ihren Angaben Probleme bzw. Beschwerden mit Füßen, Gelenken und Beinen, dagegen nur die Hälfte der Männer (Abb. 9). Auch in der Art der Beschwerden zeigt sich, daß $^1/_3$ der Männer sich keine Gedanken über die Art ihrer Beschwerden gemacht haben und nur in 18% der Fälle ihre

1. Probleme/Beschwerden mit Füßen, Gelenken, Beinen

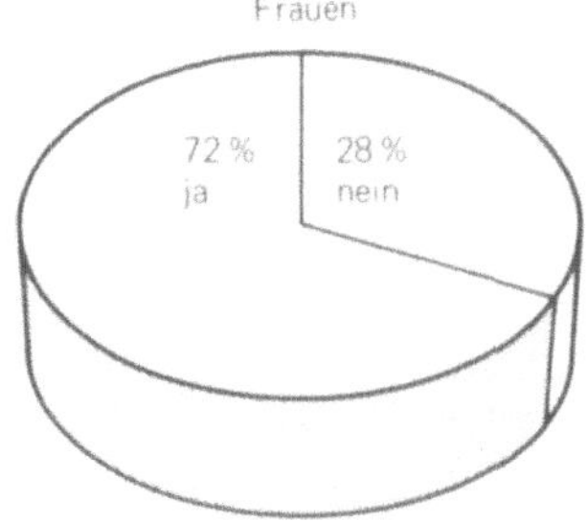

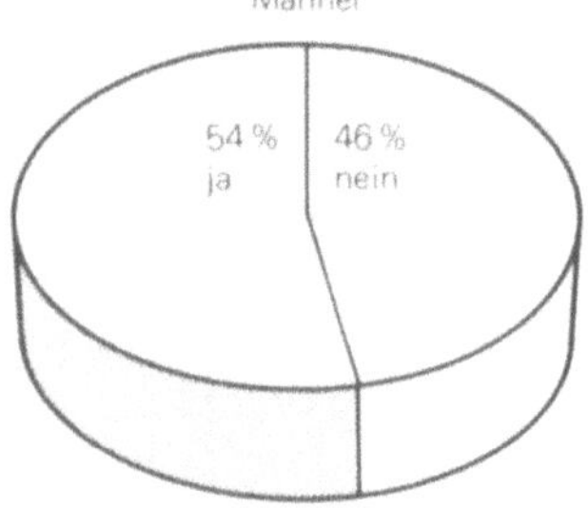

2. Art der Beschwerden

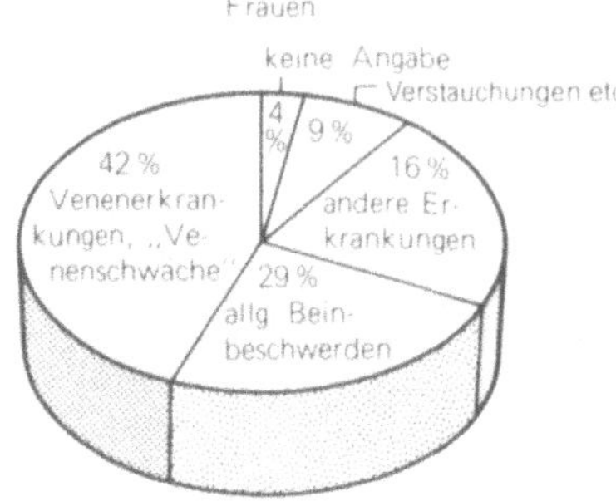

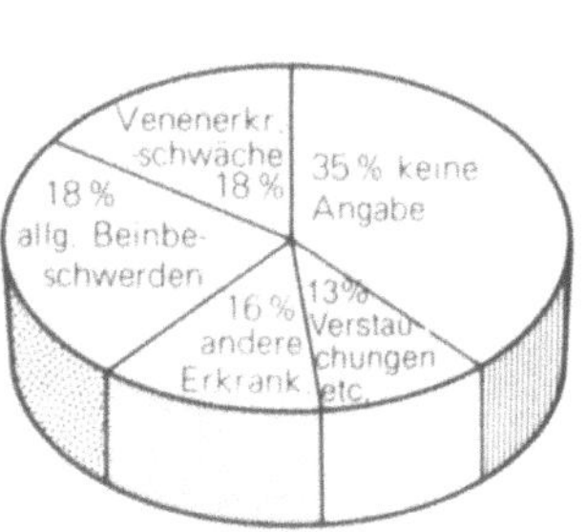

Abb. 9

Tabelle 3. „Typisch" venöse Beschwerden

Art der Beschwerden	In % der Befragten altersstandardisiert		Verhältnis
	Frauen	Männer	Männer:Frauen
Schwere Beine, Spannungsgefühl in den Beinen	51	31	1:1,7
Nächtliche Fuß- und Wadenkrämpfe	40	30	1:1,3
Erheblich geschwollene Beine, Knöchel und/oder Füße	39	16	1:2,4
Beim Liegen oder Sitzen kribbelige oder unruhige Beine	37	22	1:1,7
Sonstige „störende" Schmerzen (Ziehen, Druckgefühl, Berstungsschmerz)	28	17	1:1,7
Insgesamt (wegen Mehrfachnennungen mehr als 77 bzw. 57%)	195	116	1:1,7
Mindestens eine dieser Beschwerden	77	57	1:1,4

Beschwerden auf die Venen zurückführten, während fast die Hälfte der Frauen die Ursache ihrer Beschwerden in Venenerkrankungen oder einer Venenschwäche sahen.

Als „typische" venöse Beschwerden wurden Schwere und Spannungsgefühl, nächtliche Fuß- und Wadenkrämpfe, geschwollene Beine, unruhige Beine oder sonstige störende Schmerzen angegeben. Das Verhältnis von Männern zu Frauen beträgt hier 1:1,7 bis 1:2,4. Bezeichnenderweise beträgt das Verhältnis bei den

Tabelle 4. Häufigkeit von Venenerkrankungen und Komplikationen nach Geschlecht

Erkrankungen bzw. Komplikationen	% aller Männer	% aller Frauen
Mehrfachnennungen		
Varikosis	23	49
Venenentzündung	4	17
„Dickes" Bein	4	16
„Thrombose"	3	8
Unterschenkelgeschwür	2	3
Juckende Unterschenkel	5	7
Lungenembolie	2	2

Tabelle 5. Häufigkeit von anamnestisch angegebenen Beinbeschwerden bei Frauen in verschiedenen Risikokollektiven (altersstandardisiert)

Risikokollektive	Beschwerdehäufigkeit in %		Mehrbeschwerden Gruppe II:I
	I	II	
1. Erbliche Belastung			
I nein II ja	47	65	1,4mal (38%)
2. Schwangerschaft			
I keine			
II eine – zwei	52	59	1,1mal (13%)
I keine			
II drei und mehr	52	68	1,3mal (31%)
3. Berufliche Tätigkeit und mind. zwei Schwangerschaften			
I nein II ja	58	62	1,06mal (7%)
4. Tätigkeiten			
I Berufstätige			
II Hausfrau	57	60	1,06mal (5%)
I Berufstätige			
II Rentnerinnen[a]	57	72	1,3mal (+26%)
5. Körpergewicht			
I normal			
II Übergewicht	57	65	1,1mal (14%)
6. Regionale Aspekte			
I Stadt[a]			
II Land[a]	57	62	1,09mal (9%)

[a] Ohne Altersstruktur

nächtlichen Fuß- und Wadenkrämpfen, die sehr wahrscheinlich nicht venöser Ursache sind, nur 1:1,3 (Tabelle 3). Auch die Häufigkeit von anamnestisch angegebenen Venenerkrankungen und Komplikationen zeigt eine erhebliche Differenz der beiden Geschlechter, insbesondere bei der Varikose, bei Venenentzündung und bei dem Symptom „dickes Bein" (Tabelle 4). Wenn die Frauen anteilmäßig in den einzelnen Diagnosegruppen auch nicht überwogen, so hatten sie doch nicht nur die stärkeren Beschwerden, sondern zeigten auch innerhalb der Gruppen die schwereren Veränderungen.

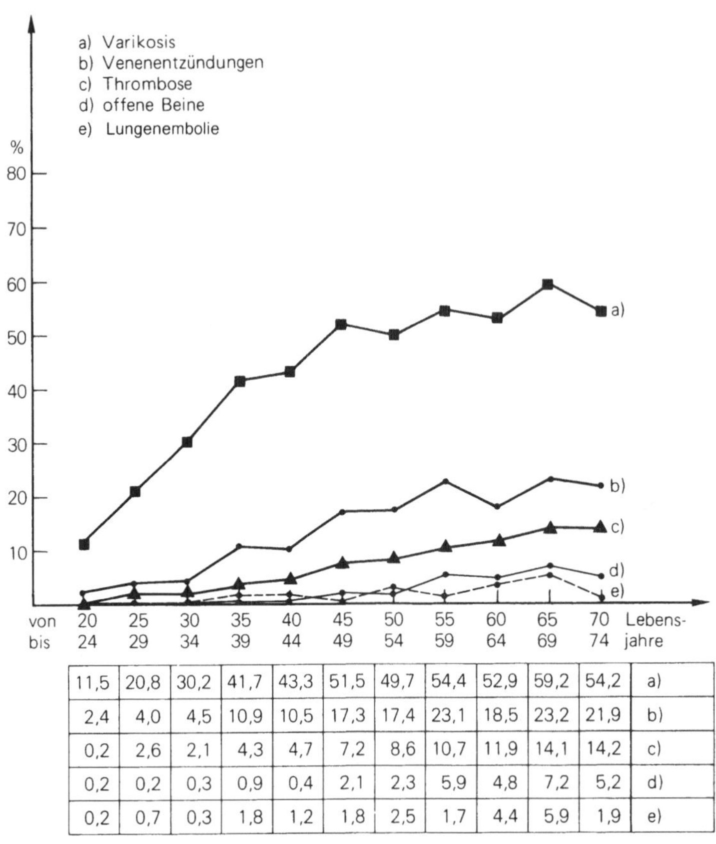

11,5	20,8	30,2	41,7	43,3	51,5	49,7	54,4	52,9	59,2	54,2	a)
2,4	4,0	4,5	10,9	10,5	17,3	17,4	23,1	18,5	23,2	21,9	b)
0,2	2,6	2,1	4,3	4,7	7,2	8,6	10,7	11,9	14,1	14,2	c)
0,2	0,2	0,3	0,9	0,4	2,1	2,3	5,9	4,8	7,2	5,2	d)
0,2	0,7	0,3	1,8	1,2	1,8	2,5	1,7	4,4	5,9	1,9	e)

Abb. 10. Altersabhängigkeit der angegebenen Venenerkrankungen. Anamnese lt. Fragebogen: mindestens einmal durchgemacht. Grundgesamtheit: 4026 (Männer und Frauen) = 100%

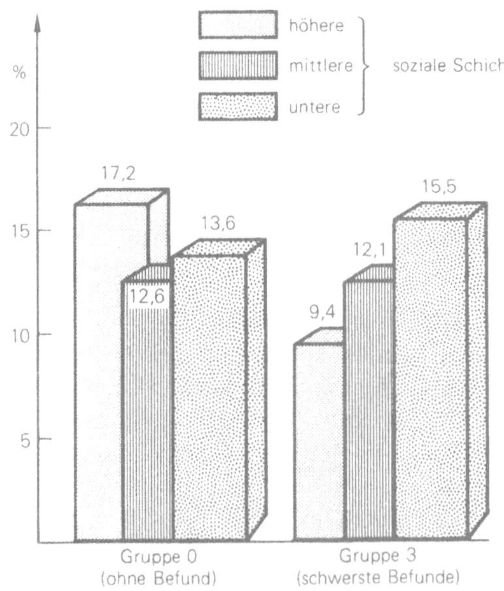

Abb. 11. Befundhäufigkeit (Gruppen 0 und 3) in Abhängigkeit von der sozialen Schicht. Grundgesamtheit: 4026 (Frauen und Männer) = 100%

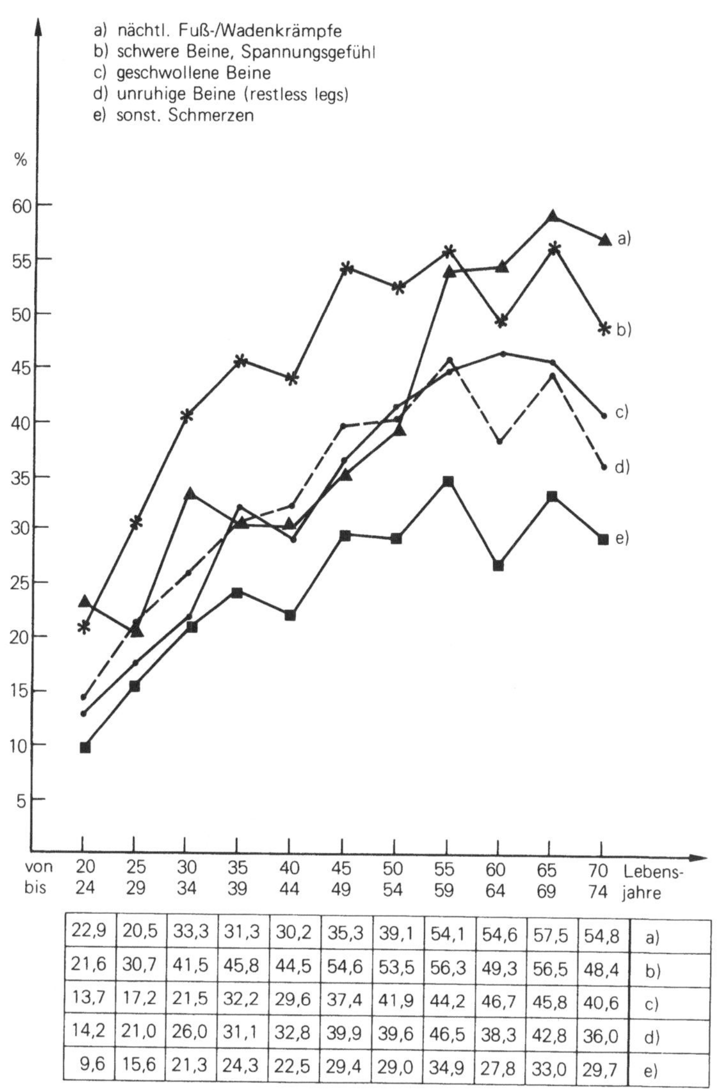

22,9	20,5	33,3	31,3	30,2	35,3	39,1	54,1	54,6	57,5	54,8	a)
21,6	30,7	41,5	45,8	44,5	54,6	53,5	56,3	49,3	56,5	48,4	b)
13,7	17,2	21,5	32,2	29,6	37,4	41,9	44,2	46,7	45,8	40,6	c)
14,2	21,0	26,0	31,1	32,8	39,9	39,6	46,5	38,3	42,8	36,0	d)
9,6	15,6	21,3	24,3	22,5	29,4	29,0	34,9	27,8	33,0	29,7	e)

Abb. 12. Mit Venenerkrankungen einhergehende Beschwerden: Häufigkeit und Altersverteilung. Grundgesamtheit: 4026 (Frauen und Männer) = 100%

Unter den weiteren Risikofaktoren werden erbliche Belastung, Schwangerschaft, berufliche Tätigkeit und Körpergewicht genannt. Es zeigt sich, daß die Beschwerden bei erblicher Belastung und bei Mehrfachschwangerschaften eindeutig überwiegen, weniger bei Übergewicht oder bei Stadt- und Landfrauen (Tabelle 5). Daß das Übergewicht nicht die Rolle spielt, die ihm immer wieder zugedacht wird, zeigen auch die Ergebnisse anderer Studien. Ein weiterer ganz gewichtiger Risikofaktor ist das Lebensalter, wie auch die Basler Studie gezeigt hat. Die Angaben über Venenveränderungen, Venenentzündungen oder Thrombose nehmen mit dem Alter stetig zu (Abb. 10). Auch objektiv ist dieser Altersfaktor in der Diagnosegruppe 3 mit klinisch pathologischen Venenveränderungen nachzuweisen.

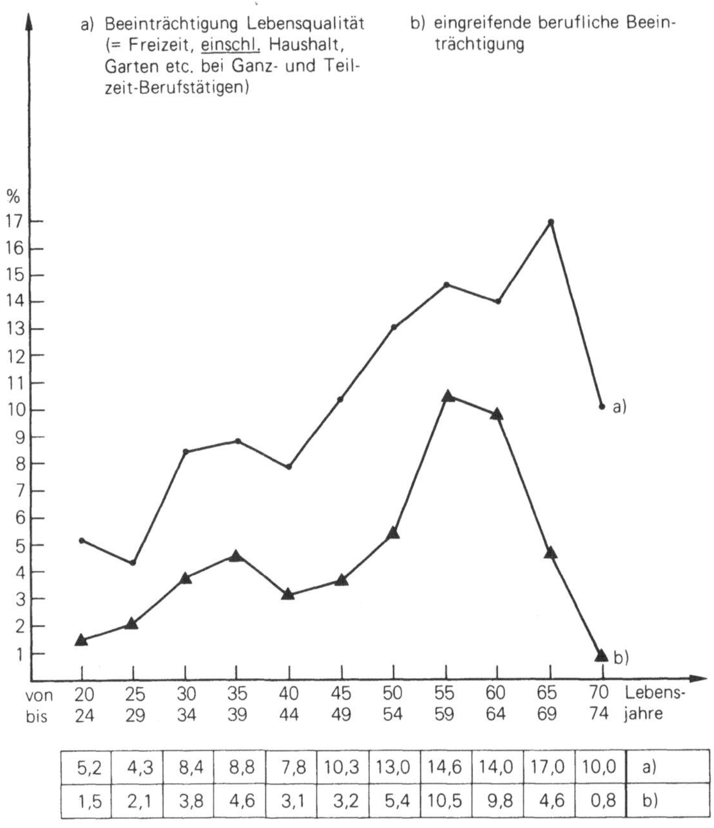

5,2	4,3	8,4	8,8	7,8	10,3	13,0	14,6	14,0	17,0	10,0	a)
1,5	2,1	3,8	4,6	3,1	3,2	5,4	10,5	9,8	4,6	0,8	b)

Abb. 13. Häufigkeit der Beeinträchtigung durch Venenerkrankungen in Beruf und Lebensqualität. Grundgesamtheit: 4026 (Frauen und Männer) = 100%

Der Anteil der Diagnosegruppe 3 ist in der höheren sozialen Schicht kleiner als in der unteren Schicht, klinisch relevante Befunde treten hier häufiger auf. Die soziale Schichtung zeichnet sich ganz deutlich in Diagnosegruppe 3 ab (Abb. 11).

Wenden wir uns nun den angegebenen Beschwerden zu, so nehmen auch diese erwartungsgemäß mit dem Alter zu. Es fällt aber auf, wie häufig nächtliche Fuß- und Wadenkrämpfe angegeben werden, häufiger als schwere Beine, Spannungsgefühl, geschwollene Beine, „restless legs" und sonstige Schmerzen (Abb. 12).

Wie stark Venenerkrankungen aber Lebensqualität und Berufstätigkeit beeinträchtigen, zeigt Abbildung 13. 5% der Befragten, die Venenleiden hatten, das entspricht etwa $1^1/_4$ Mill. erwachsener Bundesbürger, gaben an, daß ihre Beschwerden bzw. ihre Erkrankungen zu starker Beeinträchtigung im Beruf führten, nämlich Arbeitsunfähigkeit von mehr als 6 Wochen Dauer in 45% und Arbeitsplatzwechsel bzw. Umschulung oder gar Aufgabe der Arbeit ohne und mit Invalidität in 55%, also in über der Hälfte der Fälle. Die berufliche Beeinträchtigung betrifft keineswegs nur die höheren Altersgruppen, denn auch in den jüngeren Altersgruppen bis 49 Jahre betrug der Anteil, der eine starke berufliche Beeinträchtigung angab, schon 3%!

Tabelle 6. Vergleich der Häufigkeiten (Diagnosegruppe 3)

Personenkreis	CVI II	Mehr	CVI III	Mehr	Gruppe 3 gesamt	Mehr
	%		%		%	
Basler Studie (industrielle Arbeitnehmer/Chemie)	5		1		7	
Tübinger Studie (Wohnbevölkerung)	10,1	2mal	2,7	2,7mal	12,8	1,8mal

Tabelle 7. Die verordneten und selbst angewandten Maßnahmen gegen Beinbeschwerden (in % der Personen mit Venenbeschwerden)

Art der Behandlung	Vom Arzt verordnet bzw. angewandt	Selbst angewandt bzw. von Dritten empfohlen
Medikamente (äußerlich und innerlich)	113[a]	54
Kompressionsstrumpf („Gummistrumpf")	28	12
Kompressionsverband („Beine wickeln")	22	10
Zinkleimverband	4	–
Verödung, Operation Stripping	16	–
Beingymnastik, Bewegungstraining, Wasseranwendung	24	92
Beine hochlegen, erhöhtes Fußteil ins Bett	11	74
Keine	8	22

[a] Wegen Mehrfachnennung sind mehr als 100% möglich

Tabelle 8. Die verordneten und selbst angewandten Maßnahmen gegen Beinbeschwerden (in % der Personen mit anamnestischen Venenbeschwerden)

	Vom Arzt verordnet bzw. angewandt		Selbst angewandt bzw. von Dritten empfohlen	
	%	Summe %	%	Summe %
Salben, Gele, Cremes	65		35	
Medikamente, innerlich	48	113	19	54
Kompressionsstrumpf („Gummistrumpf")	28		12	
Kompressionsverband („Beine wickeln")	22		10	
Zinkleimverband	4	54	–	22
Verödung	12		–	
Operation, Stripping	4	16	–	–
Beingymnastik, Bewegungstraining	16		62	
Wasseranwendung	8	24	30	92
Beine hochlegen, erhöhtes Fußteil im Bett		11		74
Sonstiges		17		22
Nennungen gesamt (wegen Mehrfachnennungen über 100%)		235	·	264
Grundgesamtheit (absolut)	1803		2903	

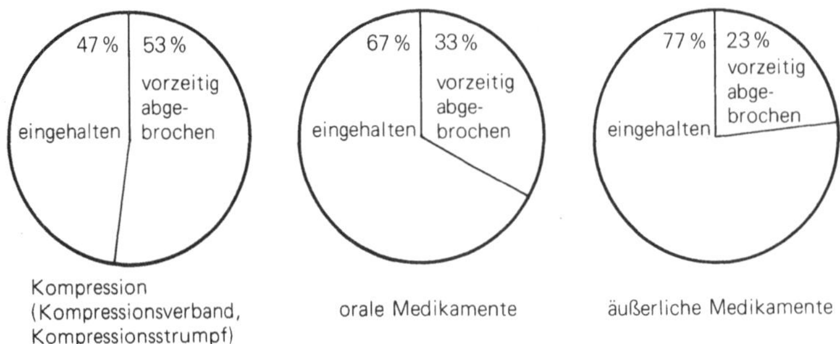

Abb. 14. Einhaltung bzw. vorzeitiger Abbruch der wichtigsten Maßnahmen gegen Beinbeschwerden

Tabelle 9

Zustand gebessert	53%
Zustand gleichgeblieben	33%
Zustand schlechter geworden	8%
Weiß nicht	6%
	100%

Der Vergleich mit der Basler Studie zeigt, daß die schweren Venenerkrankungen in der Wohnbevölkerung doppelt so häufig vorkommen wie bei einer berufstätigen Bevölkerungsgruppe (Tabelle 6).

Die Ergebnisse der Tübinger Studie dürften repräsentativ für die gesamte deutsche Wohnbevölkerung sein, denn die Zusammensetzung entspricht nach Alter und nach Berufsgruppen der der gesamtdeutschen Bevölkerung.

Schließlich haben wir uns auch noch für die durchgeführten Therapiemaßnahmen interessiert: 30% aller Betroffenen unternehmen nichts, $^2/_3$ versuchen, etwas gegen ihre Beschwerden zu tun, aber nur 19% werden regelmäßig vom Arzt kontrolliert bzw. behandelt (Tabelle 7).

An vorderster Stelle der therapeutischen Maßnahmen stehen Salben, Cremes oder Gele, $^1/_3$ nimmt Medikamente ein (Tabelle 8). Die Kompressionsbehandlung wird in $^2/_3$ der Fälle vorzeitig abgebrochen, $^2/_5$ nehmen ihre Medikamente regelmäßig ein und $^3/_4$ behalten die äußerlichen Anwendungen bei (Abb. 14). Etwa die Hälfte hielt ihren Zustand nach den therapeutischen Maßnahmen für gebessert, $^1/_3$ konnte keine Besserung feststellen (Tabelle 9).

4. Schlußfolgerung

Die Tübinger Studie hat infolge der Umstände, unter denen sie durchgeführt werden mußte, erhebliche Schwächen gegenüber der Basler, schon allein deshalb, weil die Probanden nicht ärztlich nachuntersucht werden konnten. Sie belegt aber eindeutig, daß die Venenkrankheiten eine Volksseuche sind und die Betroffenen ganz erheblich beeinträchtigen. Es zeugt von grober Unkenntnis, wenn Venenkrankheiten als „geringfügige Gesundheitsstörung" eingestuft werden sollen.

Epidemiologisch definiertes Problem: „venöses Beinleiden" – Stellenwert in der Allgemeinpraxis

The Problem of Venous Disorders of the Leg, Epidemiologically Defined – Its Importance in General Practice

PAUL-PETER HEISE

Summary

In collaboration with 36 established general practitioners the importance in general practice of the disease complex "venous disorders of the leg" was investigated quantitatively and qualitatively.

Data were gathered from a total of 3052 patients who consulted a general practitioner by chance. The classification of the morphological substrate and of the secondary change in chronic venous insufficiency of the venous disorder of the leg was made on the basis of available colored charts. Six percent of the patients went to the physician on their own because of a venous disorder of the leg. However, in 41% of all patients such a disorder was present as a secondary clinical finding.

Fifty-six percent of all patients suffering from varicose veins experienced at the same time changes in chronic venous insufficiency, which should be treated. Thus, every fourth patient who went to a physician because of a venous disorder of the leg was in need of treatment. Women suffered more frequently (56.6%) from venous disorders of the leg than men (33.4%). With advancing age an increase in the frequency of venous disorders of the leg in both sexes was detected. With the exception of rather young male patients excessive weight did not constitute a very important risk factor. There was a clear correlation between morphological substrate and secondary changes in chronic venous insufficiency.

The results of the investigation undertaken show that general pracitioners should pay far more attention to venous disorders of the leg, particularly to the area of preventive medicine.

Zusammenfassung

Unter Mitarbeit von 36 niedergelassenen praktischen Ärzten wurde die Bedeutung des Krankheitskomplexes „venöses Beinleiden" in der Allgemeinpraxis quantitativ und qualitativ erfaßt.

Insgesamt wurden die Daten von 3052 Patienten aufgenommen, die zufällig die Allgemeinpraxis aufsuchten. Die Einteilung des morphologischen Substrats und der sekundären Veränderung der chronisch venösen Insuffizienz des venösen Beinleidens erfolgte auf Grund vorgegebener Farbtafeln. 6% der Patienten suchten aus eigenem Antrieb wegen eines venösen Beinleidens den Arzt auf. Bei 41% aller Patienten konnte jedoch das Vorliegen eines venösen Beinleidens im Nebenbefund festgestellt werden.

56% aller Varizenträger hatten gleichzeitig Veränderungen der chronisch venösen Insuffizienz, die zur Behandlung Veranlassung geben sollte.

Somit war jeder 4. Patient, der seinen Arzt aufsuchte, wegen eines venösen Beinleidens behandlungsbedürftig. Frauen hatten häufiger ein venöses Beinleiden (56,6%) als Männer (33,4%).

Mit zunehmendem Alter war bei beiden Geschlechtern die Zunahme der Häufigkeit des venösen Beinleidens festzustellen. Dem Übergewicht als Risikofaktor für das venöse Beinleiden kam mit Ausnahme von jüngeren männlichen Patienten keine wesentliche Bedeutung zu.

Auf Grund der Zuordnung sekundärer Veränderung zum morphologischen Substrat konnte erkannt werden, daß eine Korrelation zwischen morphologischem Substrat und sekundären Veränderungen der chronisch venösen Insuffizienz deutlich zu erkennen ist.

Es ergibt sich somit die Forderung, daß der Erkrankung des venösen Beinleidens in der Allgemeinmedizin unter präventiven medizinischen Aspekten weitaus mehr Beachtung geschenkt werden muß.

1. Einleitung

In einem unbekannt hohen Prozentsatz wird das venöse Beinleiden in der Allgemeinpraxis übersehen. Da die präventiven Untersuchungen in der Bundesrepublik durch die niedergelassene Ärzteschaft erfolgen soll, erschien die Untersuchung wertvoll, in welchem Prozentsatz bei dem Krankengut in der Allgemeinpraxis ein „venöses Beinleiden" das primäre Motiv ist, den Arzt aufzusuchen und vergleichsweise festzustellen, wie häufig es bei den Patienten nachzuweisen ist, die wegen anderer Krankheiten den Arzt aufsuchen.

Im Sommer 1979 wurde durch die zufällige Auswahl von 36 mitarbeitenden Allgemein-, bzw. Praktischen Ärzten im gesamten Bundesgebiet versucht, über diese Situation ein Statement zu schaffen, wobei die Voraussetzungen für eine repräsentative Stichprobe erfüllt waren (Přerovský 1964).

Dokumentiert wurden die Befunde von insgesamt 3052 Patienten.

Methodologisch sind die Kriterien für die Diagnose „venöses Beinleiden" der „Basler Studie III" von Widmer (1978) übernommen worden. Abweichend wurde jedoch nicht die fotografische Dokumentation des Einzelfalles verlangt, sondern es wurden durch die Vorgabe fotografischer Beispiele, von den mitarbeitenden Ärzten die morphologische Veränderung und die Symptome der chronisch-venösen Insuffizienz beurteilt (Abb. 1).

Die Diagnose „venöses Beinleiden" stellte also der behandelnde Allgemein-, oder Praktische Arzt nach anamnestischer Befragung und Inspektion. Dokumentiert wurde das venöse Beinleiden als morphologisches Substrat, (Stamm-/Seitenast-, retikuläre-, und Besenreiser-Varizen) und sekundäre Veränderung der chronisch-venösen Insuffizienz (Ödem, Corona phlebectatica, Pigmentveränderung und Ulcus cruris) (Abb. 2).

1. Morphologische Veränderungen der Varicosis

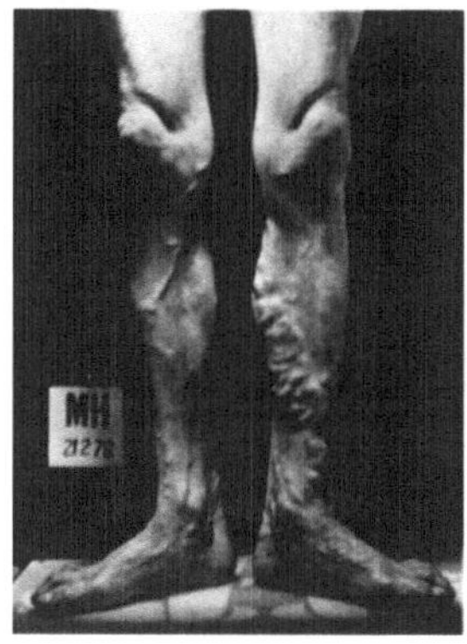

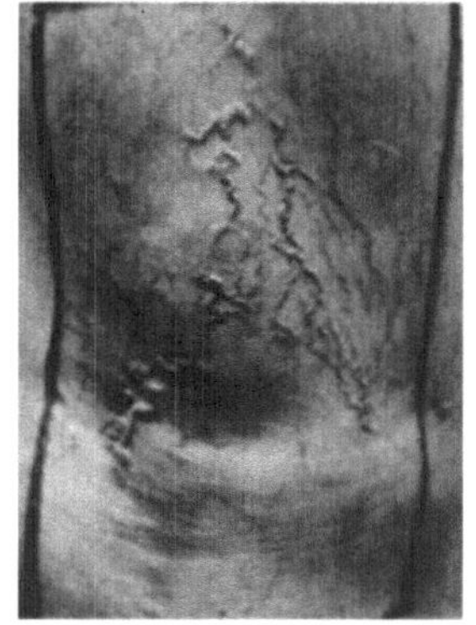

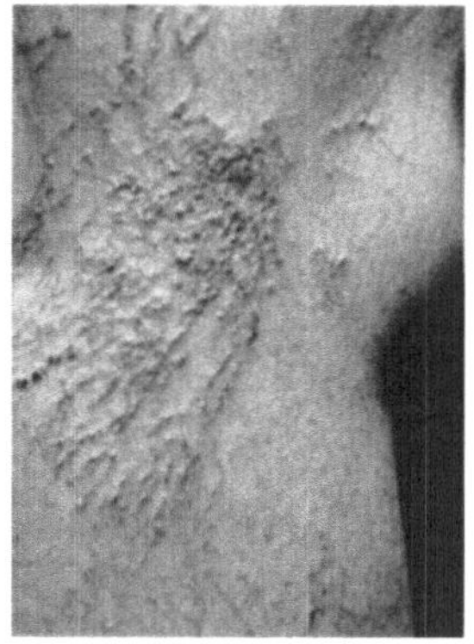

a) Stamm- und
   Seitenast-Varizen

b) Retikuläre
   Varizen

c) Besenreiser-
   Varizen

2. Sekundäre Veränderungen der CVI

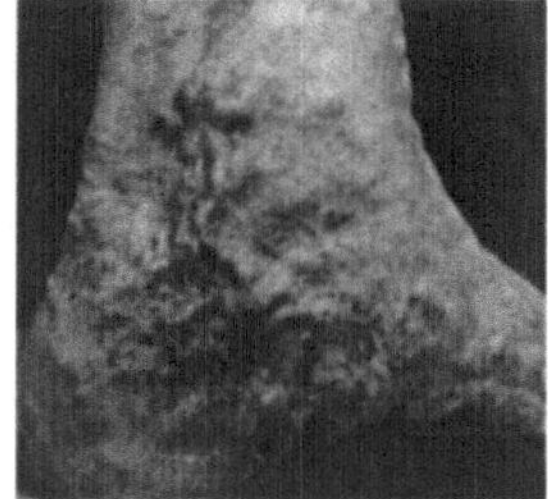

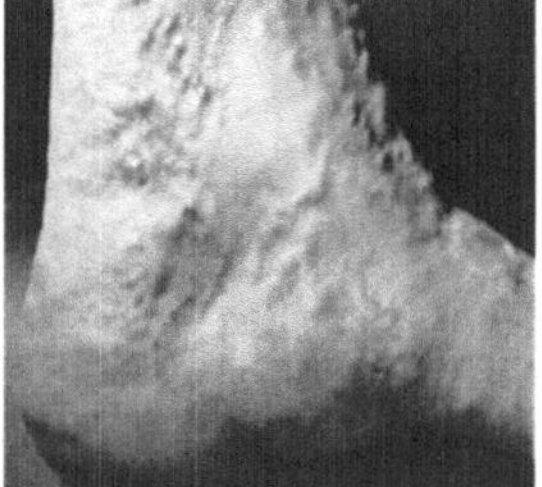

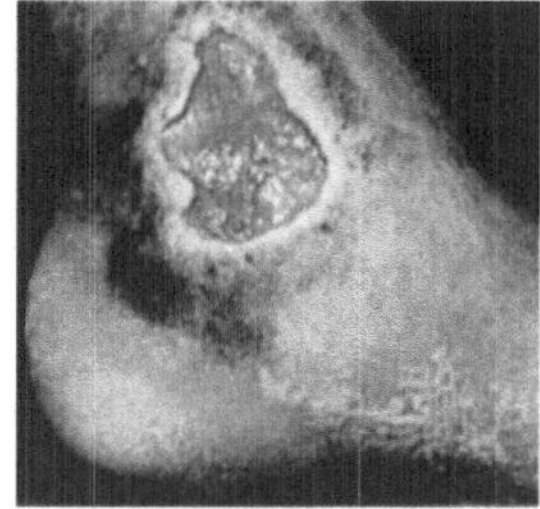

a) Corona
   phlebectatica

b) Pigment-
   verschiebungen

c) Ulcus cruris
   venosum

Abb. 1. Anamnestische Hinweise und Bildtafeln als Vorgabe zur Beurteilung des venösen Beinleidens. (Aus: Venen-Arterien-Krankheiten, koronare Herzkrankheit Basler Studie, I–III, L.K. Widmer et al., Hrsg., Huber Bern 1981, mit Genehmigung von Verlag und Autoren)

2. Ergebnisse

Als Ergebnis der ausgewerteten Untersuchungsbögen zeigte sich, daß 47% (n = 1 438) aller ihren Arzt aufsuchenden Patienten ein venöses Beinleiden hatten. Bei nahezu allen Patienten mit einem venösen Beinleiden (n = 1 438) zeigte sich auch gleichzeitig eine Varicose (n = 1 425, 99,1%).

Sekundäre Veränderungen der chronisch-venösen Insuffizienz wurden bei mehr als der Hälfte (n = 799, 56,1%) aller Varizenträger festgestellt. Nach Klüken (1977) bedingt dieses die Notwendigkeit einer medizinischen Intervention und Behandlung. Somit ist jeder 4. Patient, der die Sprechstunde aufsucht, im Sinne eines venösen Beinleidens als behandlungsbedürftig anzusehen.

Der prozentuale Anteil der Patienten, die wegen eines venösen Beinleidens den Hausarzt aufsuchten, betrug in der täglichen Praxis jedoch knapp 6% (n = 186).

FRAGEBOGEN

laufd. Nr. ☐☐   männlich ☐   Größe: ☐☐☐ cm

Geb.-jahr: ☐☐   weiblich ☐   Gewicht: ☐☐ kg

Krankenkasse: ______________________________

Block A

Motiv des Patienten, die Sprechstunde zu besuchen.

Bitte zutreffende Nummer/ Nummer eintragen.

Der Patient kommt:

1 primär wegen eines venösen Beinleidens
2 aus anderem Grund, hat jedoch ein venöses Beinleiden
3 wegen irgendeiner anderen Erkrankung

☐

Falls ein venöses Beinleiden vorliegt, bitte urteilen Sie nach Vorlage:
0 ohne Varikosis
1 Stamm- und Seitenast-Varikose
2 Reticuläre Varikose
3 Besenreiser-Varikose

☐☐☐

0 ohne sekundäre Veränderung
1 mit Ödem
2 Corona phlebectatica
3 mit Haut- und Pigmentveränderung
4 mit Ulcus cruris

☐☐☐☐

Abb. 2. Muster eines Fragebogens, welcher in Blöcken à 100 Blatt an die mitarbeitenden Ärzte verteilt wurde

Vergleicht man das mit der hohen Prävalenz dieser Erkrankung, so ergibt sich, daß lediglich jeder 7. Varizenträger wegen dieser Erkrankung zum Arzt ging.

Die Bedeutung der Massenerkrankung „venöses Beinleiden" könnte somit deutlich unterschätzt werden. Wir haben die Aufgabe, die Aufmerksamkeit auf dieses Krankheitsbild in der Allgemeinmedizin noch wesentlich zu intensiveren.

Den Risikofaktor „Alter" kann man aus diesen Ergebnissen bestätigen, und zwar für beide Geschlechter. Es konnte eine deutliche Zunahme der Erkrankungshäufigkeit mit dem Alter nachgewiesen werden (Haid-Fischer u. Haid 1973) (Tabelle 1).

Dagegen ist der Risikofaktor „Übergewicht" bei Varizenträgern nur geringfügig häufiger anzutreffen. Lediglich jüngere männliche Varizenträger im 3. Dezennium sind in dieser Untersuchung überdurchschnittlich übergewichtig (35,3% gegenüber 13,9%). So scheint für diese Gruppe das Übergewicht ein erheblicher Risikofaktor zu sein (Abb. 3).

Tabelle 1. Alters- und Geschlechts-Verteilung aller untersuchten Patienten und aller Patienten mit venösem Beinleiden

Patient \ Alter	bis 20	bis 30	bis 40	bis 50	bis 60	bis 70	über 70	Total
Männlich								
Kommt primär wegen v. BL.	0	0	4	7	8	8	9	36
Hat im Nebenbfd. v. BL.	1	17	32	57	87	84	101	379
Alle Pat. mit v. Beinleiden	1	17	36	64	95	92	110	415
Gesamte Patientenzahl	85	165	178	210	216	187	203	1244
%-Anteil der Pat. mit v. BL.	1,2	10,3	20,2	30,5	44,0	49,2	54,2	33,4
Weiblich								
Kommt primär wegen v. BL.	0	4	12	26	42	31	35	150
Hat im Nebenbfd. v. BL.	10	47	100	116	191	219	190	873
Alle Pat. mit v. Beinleiden	10	51	112	142	233	250	225	1023
Gesamte Patientenzahl	109	211	232	247	358	353	298	1808
%-Anteil der Pat. mit v. BL.	9,2	24,2	48,3	57,5	65,1	70,8	75,5	56,6

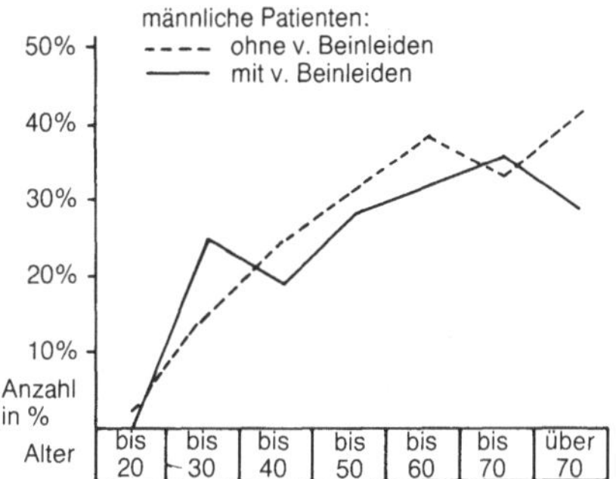

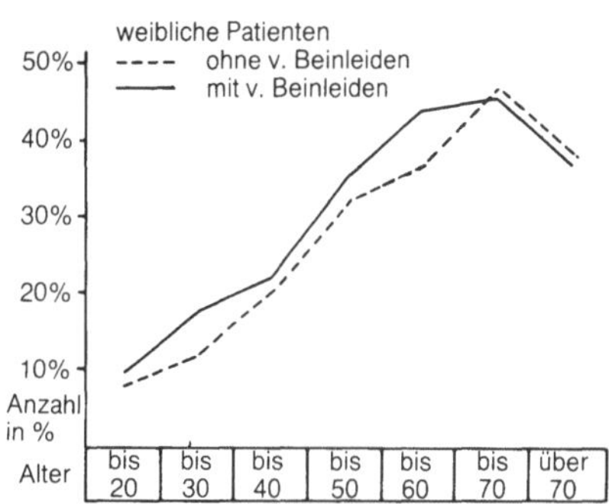

Abb. 3. Anteil des Übergewichtes bei Patienten mit und ohne venöses Beinleiden

In allen Altersgruppen zeigt sich, daß Frauen *prozentual* häufiger eine Varicose aufweisen. Bei jüngeren weiblichen Patienten, um 20–30 Jahre, ist die geschlechtsbezogene Ausprägung noch häufiger als bei älteren Patientinnen, was nach Ludwig (1970) auf den krankheitsbegünstigenden Faktor „Schwangerschaft" zurückzuführen sein könnte.

Beide Geschlechter weisen unterschiedliche Verteilungsmuster der Varizentypen auf, wobei die weiblichen Varizenträger prozentual häufiger reticuläre- und Besenreiser-Varizen (36% und 53%) haben als die männlichen Varizenträger (31% und 43%). Die Stamm/Seitenast-Varizen finden sich hingegen in ihren prozentualen Anteilen bei beiden Geschlechtern gleich häufig. Möglicherweise werden bei Frauen aus kosmetischen Gründen die reticulären und Besenreiser-Varizen gewichtiger bewertet als bei den männlichen Patienten (Tabelle 2).

Die vorliegenden Befunde zeigen, daß bei Frauen als sekundäre Veränderung das Ödem häufiger angetroffen wird als bei Männern, während die anderen sekun-

Tabelle 2. Geschlechtsbezogene Verteilung der morphologischen Substrate, in prozentualer Abhängigkeit zu den Varizenträgern

Patienten:	Gesamte Varizenträger	Stamm/S. Varizen	Reticuläre Varizen	Besenreiser-Varizen
Männlich	415 (100%)	226 54,5%	132 31,8%	181 43,6%
Weiblich	1010 (100%)	536 53,1%	367 36,3%	541 53,6%

Tabelle 3. Geschlechtsbezogene Verteilung der sekundären Veränderungen in der prozentualen Abhängigkeit zu den Varizenträgern

Patienten	Gesamte Varizenträger	Mit Ödem	Mit Corona phleb.	Mit Pigment-veränd.	Mit Ulcus cruris
Männlich	415 (100%)	75 18,1%	82 19,8%	126 30,4%	22 5,3%
Weiblich	1010 (100%)	2305 29,8%	197 19,3%	280 27,3%	56 5,5%

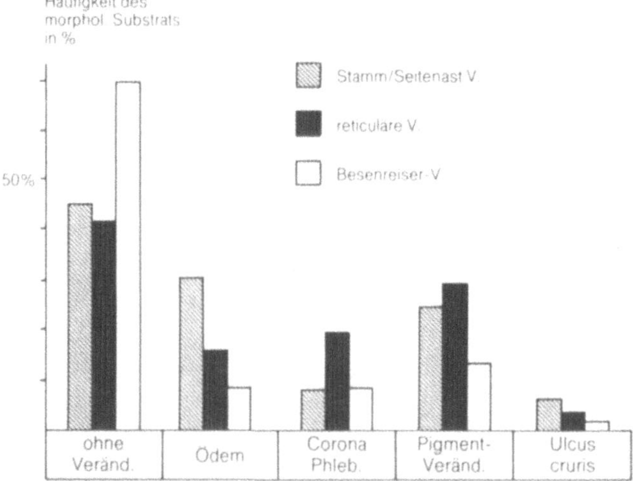

Abb. 4. Einzelne morphologische Substrate in ihrer Beziehung zu den Symptomen der sekundären Veränderungen der CVI

dären Veränderungen, einschließlich ihrer schwersten Form, dem „Ulcus cruris", prozentual gleich häufig bei beiden Geschlechtern auftreten (Tabelle 3).

Es zeigt sich sowohl bei den einzelnen, wie auch bei den kombinierten morphologischen Veränderungen eine auffällige Relation zu den sekundären Folgeerscheinungen der chronisch-venösen Insuffizienz (Abb. 4 und 5).

Die Kombination aller drei morphologischen Substrate (Kombination I) zieht gleichzeitig die häufigsten sekundären Veränderungen der chronisch-venösen In-

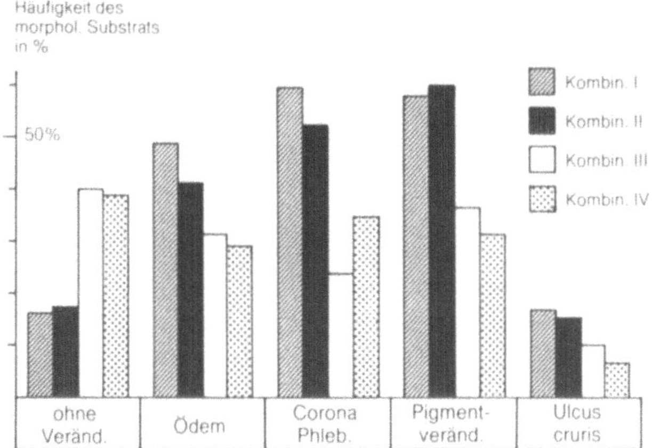

Abb. 5. Kombinierte morphologische Substrate in ihrer Beziehung zu den Symptomen der sekundären Veränderungen der CVI

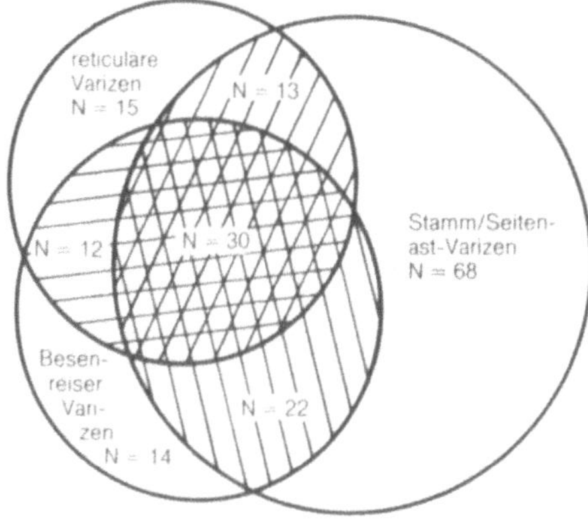

Abb. 6. Graphische Darstellung aller morphologischen Substrate und ihrer Kombinationen bei allen Patienten die primär wegen eines venösen Beinleidens den Arzt aufsuchten

suffizienz nach sich. Man findet also bei diesen mit 16,5% die höchste Ulcusrate und die meisten Symptome der chronisch-venösen Insuffizienz insgesamt.

Wir fanden, daß das Motiv der Patienten, den Hausarzt wegen eines venösen Beinleidens aufzusuchen, gleichzeitig mit der Schwere der Erkrankung, zumindestens der Schwere der morphologischen Veränderungen korreliert (Abb. 6).

Beachtet man dringend behandlungsbedürftige sekundäre Veränderungen, z. B. das Ulcus cruris, so sind 21% (n = 40) dieser Gruppe betroffen (Tabelle 4). Werden jedoch die absoluten Zahlen verglichen, so stellt sich heraus, daß auch im Nebenbefund gleich viele Ulcusträger (n = 38) erfaßt werden und die Kombination aller Varizentypen, absolut gesehen, doppelt so häufig festgestellt wird.

Dieses Ergebnis ist Anlaß zu der Forderung, daß routinemäßig bei allen Patienten in der täglichen Praxis nach venösen Beinleiden gefahndet werden sollte, insbesondere, weil der Krankheitswert des venösen Beinleidens nicht nur in seinen lokalen Komplikationen liegt, sondern auch als Grundlage schwerer cardiovasculärer Komplikationen gesehen werden kann.

Tabelle 4. Anteil der sekundären Veränderungen aller Patienten, die primär wegen eines venösen Beinleidens den Arzt aufsuchten

Patienten	Männlich $n=36$	Weiblich $n=150$	Gesamt $n=186$
Ohne sek. Veränderung	4	33	37
Ödem	16	79	95
Corona phleboatica	8	40	48
Pigment-Veränderung	15	63	78
Ulcus cruris	8	32	40

Das venöse Beinleiden führt bekanntlich zu erheblichen sozialen Folgekosten. Der hohe Prozentsatz macht es notwendig, daß auch dieser Krankheitskomplex, neben Carzinom- und Herz/Kreislauf-Vorsorge, ein Schwerpunkt in der präventiven Medizin werden sollte.

Literatur

1. Haid-Fischer F, Haid H (1973) Venenerkrankungen. Phlebologie für Klinik und Praxis, 3. Aufl. Thieme, Stuttgart
2. Klüken N (1978) Therapie der C. V. I. In: v. Santler R, Kiraly K, Neumann D (Hrsg) Internationales phlebologisches Seminar Wien 3. bis 5. Juni 1977. Schattauer, Stuttgart New York (Ergebnisse der Angiologie, Bd 16, S 31)
3. Ludwig H (1970) Ovulationshemmer, Hämostase und Gefäßkomplikationen. Gynaekolog 4:195
4. Přerovský J (1964) Disease of the veins. Internes Kreisschreiben der WHO, WHO/PA/109
5. Widmer LK, Staehelin HB (1978) Basler Studie III (Venenkrankheiten – Häufigkeiten und sozialmed. Bedeutung). Huber, Bern Stuttgart Wien

Ein Überblick über neuere Versuche mit Paroven bei der Behandlung der chronisch-venösen Insuffizienz

A Review of Recent Trials of Paroven in the Management
of Chronic Venous Insufficiency

Tom B. Pulvertaft

Summary

Three recent trials of Hydroxyethylrutosides [Venoruton® (Europa), Paroven®
(UK)] are compared with respect to improvement in symptoms of chronic venous
insufficiency. All three trials are shown to have provided very similar results with
regard to rate and amount of improvement. Lessons learnt from these studies are
included in the design of a new 1,100 patient multicentre study in the UK which
will be reported on at the end of 1982.

Zusammenfassung

Drei neuere klinische Prüfungen mit Hydroxyethyl-rutosiden (Europa: Venoru-
ton®, UK: Paroven®) werden im Hinblick auf die Besserung der Beschwerden der
chronisch-venösen Insuffizienz miteinander verglichen. Alle drei Versuchsreihen
zeigen sehr ähnliche Ergebnisse bezüglich Anteil und Umfang der Besserung. Die
Resultate dieser Versuche werden in die Planung einer neuen Multizenter-Studie
in Großbritannien einbezogen, die 1 100 Patienten umfaßt und deren Ergebnisse
Ende 1982 vorliegen werden.

1. Einleitung

Es ist bekannt, daß die Planung einer Multizenter-Studie zur Beurteilung der Be-
handlungsergebnisse bei subjektiven Beschwerden sehr schwierig ist.

Es tauchen Probleme bei der Unterschiedlichkeit der gleichen Bewertungen in
verschiedenen Zentren auf, es gibt Probleme bei der Gewährleistung, daß nur die
korrekten Patienten in die Studie aufgenommen werden, und es tauchen Probleme
bei der Auswahl der am besten geeigneten Symptome und ihrer besten Bewertung
auf.

Dies trifft vor allem auf klinische Versuche zu, die dazu dienen sollen, die Behandlung der chronisch-venösen Insuffizienz zu beurteilen.

In England ist dieses Krankheitsbild nicht weit verbreitet, und Erhebungen haben ergeben, daß zahlreiche Ärzte die Symptome und Behandlung der Venenerkrankung mit denen der Arterienerkrankung verwechseln.

Patienten mit einer nachgewiesenen chronisch-venösen Insuffizienz leiden unter verschiedenen Beschwerden, von denen die meistens angegebenen wie folgt klassifiziert werden:

1) Müde oder „schwere" Beine, vorwiegend am Abend
2) Schmerzhafte Beschwerden in den Beinen während des Tages
3) Nächtliche Krämpfe
4) Unruhe in den Beinen während der Nacht
5) Parästhesie
6) Ein Gefühl der „Schwellung" in den Beinen.

Einige dieser Symptome lassen sich leichter feststellen und in ihrer Intensität bestimmen als andere.

Da angenommen wird, daß das bei der chronisch-venösen Insuffizienz entstehende Ödem für diese Beschwerden verantwortlich ist, ergibt sich darauf, daß sämtliche, an einem Versuch mit HR teilnehmenden Patienten nach Möglichkeit ein Gewebeödem in den Beinen aufweisen und über stärkste Beschwerden klagen sollten.

Ödeme nichtvenösen Ursprungs sollten natürlich ausgeschlossen werden. Ein Patient, der nur „leichte" Beschwerden hat, bietet selbstverständlich wenig Spielraum, um eine durch die Parovenbehandlung erzielte, statistisch signifikante Besserung zu registrieren.

Die objektiven Messungen bei der chronisch-venösen Insuffizienz beschränken sich ausschließlich auf die Beurteilung des Ödemausmaßes, da sowohl venöses Ekzem wie venöse Ulzera fast stets nur bei sehr wenigen Patienten vorhanden sind. Bei zwei der hier geschilderten drei Versuche fanden sich in einem Kollektiv von 150 Patienten nur 5 mit venösen Ulzera. In der später beschriebenen Balmer-Studie führten Ulzera zum Ausschluß.

Die Ödemmessung kann mit einem Meßband am Knöchel und an der Wade erfolgen, die klinische Beurteilung der „dellenbildenden" Ödeme oder verschiedene Messungen des Bein- oder Fußvolumens mittels Wasserverdrängung.

Bei multizentralen Versuchen haben die Messungen mittels Meßband derartig starke Abweichungen ergeben, daß sie nutzlos sind. Die Veränderung des Beinumfanges während der Behandlung ist so gering, daß die Messung bei jeder Untersuchung vom gleichen Arzt vorgenommen werden muß. Das dellenbildende Ödem ist ein eher grober Anhaltspunkt, ist aber mit Erfolg angewendet worden; die Beurteilung des Beinvolumens durch Wasserverdrängung hat sich bei weitem nicht als so erfolgreich erwiesen, wie zunächst erhofft wurde.

Die Beurteilung der subjektiven Beschwerden bereitet infolge der starken Plazeboreaktion Schwierigkeiten. Ein Multizenter-Versuch praktischer Ärzte in England verwendete eine visuelle Analogskala: obwohl empfindlich, ergab sie eine derartig starke Plazebowirkung, daß die Ergebnisse nicht verwendbar waren.

Bei erfolgreichen Versuchen wurden hauptsächlich Schweregrade von 0–3 oder 0–4 verwendet, die entweder vom Arzt oder dem Patienten eingesetzt werden. Die meisten Versuche verwenden außerdem eine globale Beurteilung.

2. Untersuchungsergebnisse

Der erste Teil der vorliegenden Arbeit befaßt sich mit dem Vergleich von drei kürzlich angestellten Untersuchungen, bei denen es sich in allen drei Fällen um Doppelblindversuche mit Patienten- und Plazebokontrolle handelte [1–3].

Die Ausgangswerte dieser Untersuchungen sind in den Tabellen 1 und 2 aufgeführt. Daraus lassen sich zahlreiche Ähnlichkeiten zwischen den Untersuchungen ablesen. In der Balmer-Studie [2] ergab sich eine wesentlich geringere anfängliche Intensität des Symptoms „nächtliche Krämpfe", in der Bagliani-Studie [1] wurde eine Retard-Posologie verwendet.

Im allgemeinen ergaben sich signifikante Differenzen zwischen der aktiven Therapie und Plazebobehandlung, wenn das betreffende Symptom zu Beginn am stärksten war. So ließen beispielsweise in der Balmer-Studie die Krämpfe nicht nennenswert nach, gleiches galt für die unruhigen Beine in der Pulvertaft-Studie [3]. Die übrigen Symptome ergaben sehr signifikante Differenzen zwischen der aktiven Substanz und dem Plazebo.

In der Balmer- und Bagliani-Studie wurde ein Schwergrad von 0–4 durch die Ärzte angegeben, während beim Pulvertaft-Versuch ein „Ankreuz"-Formular verwendet und vom Patienten ausgefüllt wurde: dieses Formular war mehr in Richtung auf die Dauer der Beschwerden als auf ihre Schwere hin ausgerichtet.

Bei den Abb. 1, 2 und 3 handelt es sich um zusammengesetzte Abbildungen, die die Besserung des Schweregrades der Symptome im Laufe der Zeit für die drei Symptome zeigt, die bei allen drei Versuchen gemeinsam bewertet wurden.

Tabelle 1. Paroven-Versuche Patientenauswahl und Posologie

Balmer
  Varizen ohne Symptome der chronisch-venösen Insuffizienz wurden ausgeschlossen. So viele Patienten mit Ödemen wie möglich
  32% der Patienten trugen während des Versuches elastische Strümpfe
  300 mg HR 3mal tgl.
Bagliani
  Sämtliche Patienten boten Zeichen der chronisch-venösen Insuffizienz
  500 mg HR in „Retardform" 2mal tgl.
Pulvertaft
  Sämtliche Patienten boten Symptome der chronisch-venösen Insuffizienz
  20% der Patienten trugen während des Versuches elastische Strümpfe
  250 mg HR 4mal tgl.

Tabelle 2. Paroven-Versuche Ausgangswerte und Schweregrad der Beschwerden

Versuch	Patienten-zahl	% weiblich	Durchschnitts-alter (Jahre)	% der möglichen Gesamtintensität		
				Müde Beine	Krämpfe	Unruhige Beine
Bagliani	60	73	45	46	47	28
Pulvertaft	90	73	46	75	47	36
Balmer	40	90	49	55	26	33

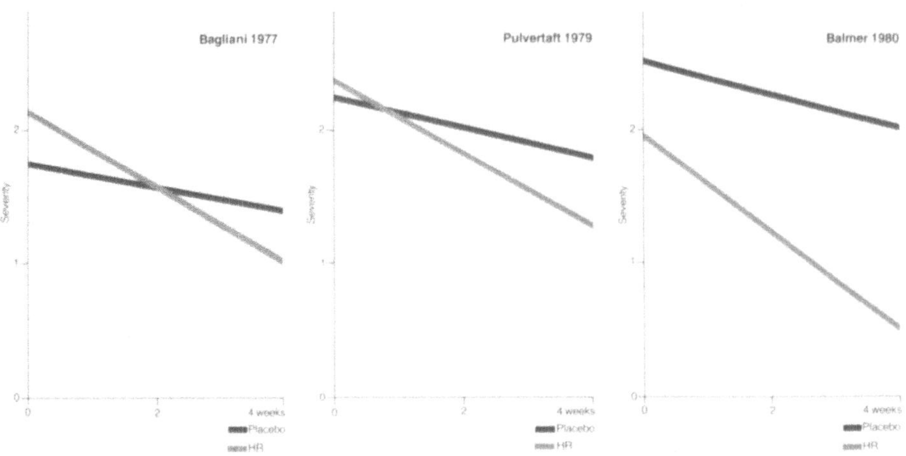

Abb. 1. Symptom „Müde und schmerzende Beine"

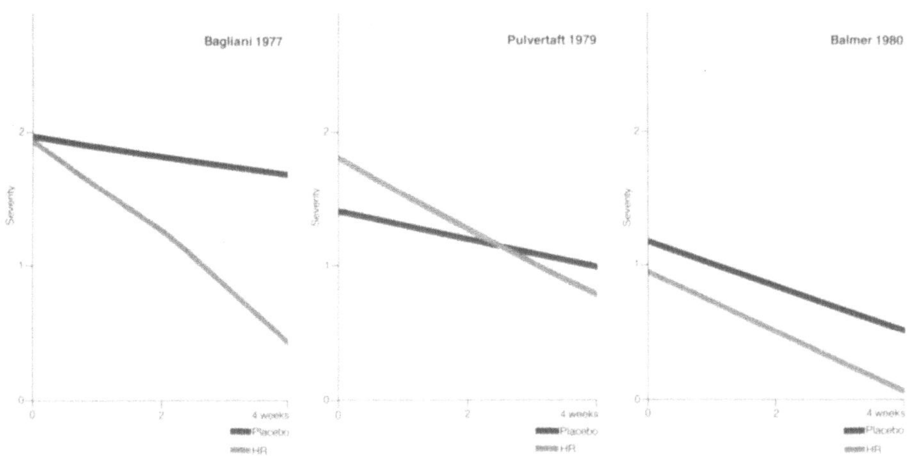

Abb. 2. Symptom „Nächtliche Krämpfe"

Ihnen wird die sehr deutlich erkennbare Ähnlichkeit der Kurven für jedes Symptom in den drei Versuchen auffallen.

Es ist unerheblich, daß in den drei Versuchen etwas unterschiedliche Skalen verwendet wurden, wichtig ist der Besserungsgrad während einer vierwöchigen Behandlung, nicht aber die Anfangs- und Endpunkte.

Daraus ist ersichtlich, daß in allen drei Versuchen das gleiche gemessen wurde, und daß die aktive Behandlung in den verschiedenen Zentren eine sehr ähnliche Wirkung zeigt.

Das „Schwellungsgefühl" wurde ebenfalls in allen drei Versuchen bestimmt, jedoch war bedauerlicherweise die Skala in der Pulvertaft-Studie zu unempfindlich, um eine statistische Signifikanz erkennen zu lassen.

In dieser Studie gab es lediglich eine Zweipunkteskala – „meine Beine fühlen sich geschwollen an" oder „meine Beine fühlen sich nicht geschwollen an". In der Bagliani- und Balmer-Studie, in denen eine Vierpunkteskala verwendet wurde, ergaben sich signifikante Differenzen.

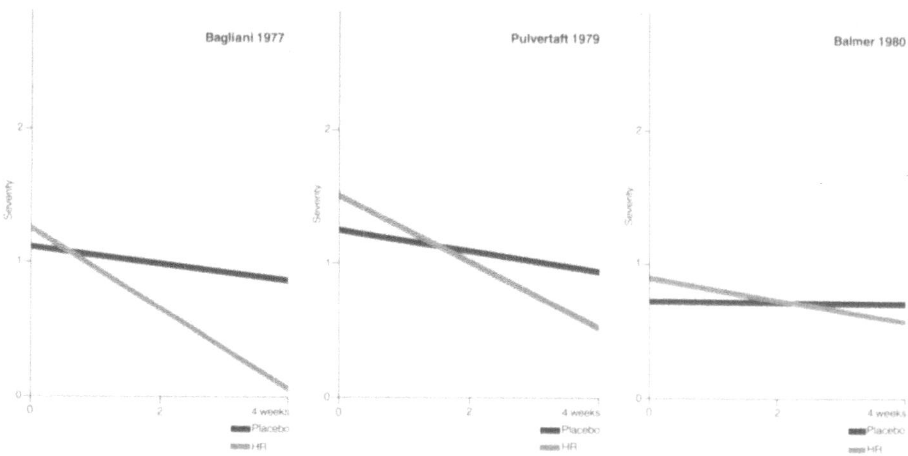

Abb. 3. Symptom „Unruhige Beine"

In der Balmer- und Pulvertaft-Studie wurde auch eine globale Beurteilung vorgenommen. In der Balmer-Studie wurde der Arzt gebeten, zu raten, ob die Behandlung aktiv oder mit dem Plazebo erfolgte, die Angaben waren in 87% der Fälle richtig. In der Pulvertaft-Studie wertete der Arzt 78% bei der aktiven Behandlung und 45% bei der Plazebobehandlung als gebessert. Die globale Beurteilung durch die Patienten ergab 81% bzw. 45%.

In allen drei Versuchen wurde irgendeine objektive Beurteilung vorgenommen. Im Pulvertaft-Versuch wurde das „dellenbildende Ödem" beurteilt, und obwohl zwischen aktiver Substanz und Plazebo eine signifikante Differenz beobachtet wurde, war die Patientenzahl mit einem initialen dellenbildenden Ödem relativ gering.

Sowohl in der Balmer- wie in der Bagliani-Studie wurde die Meßbandmessung im Bereich der Wade und des Knöchels verwendet, und in beiden wiesen die aktiven Gruppen beträchtliche Abnahmen im Vergleich zur Plazebogruppe auf. Lediglich Balmer gab tatsächliche Meßwerte an und wies eine Abnahme in der Größenordnung von 6 mm an der Wade und 4 mm am Knöchel nach.

Sowohl die Balmer- wie die Bagliani-Studie registrierten signifikante Besserungen bei den Symptomen „schmerzhafte Beine" und „Parästhesie". Diese Symptome wurden in der Pulvertaft-Studie nicht gewertet.

Die Resultate dieser drei Versuche beweisen, daß wiederholbare positive Resultate aus HR-Studien bei der chronisch-venösen Insuffizienz gewonnen werden können, wenn die sorgfältige Patientenauswahl mit einer empfindlichen Methode der Symptombeurteilung kombiniert wird.

Diese drei Untersuchungen wurden von Experten auf dem Gebiet der venösen Erkrankung durchgeführt, die außerdem über Erfahrungen mit klinischen Versuchen verfügen. Lediglich bei Pulvertaft handelte es sich um eine Multizenter-Studie.

Diese Faktoren erleichterten die Auswahl der Patienten mit der korrekten Diagnose und reduzierten die Zahl der Plazebowirkungen auf ein Minimum.

Es ist eine neue Multizenter-Studie in englischen Allgemeinpraxen ausgearbeitet, und dabei viele der vorstehenden Feststellungen berücksichtigt worden. Ziele dieser Studie waren:

Trial entry criteria

Does the patient complain of frequent lower leg symptoms?

Are there any signs of arterial leg disease or heart disease?

Is the patient diabetic?

Is the patient due for operative treatment of varicose veins in the next month?

If pregnant, is the delivery date within the next month?

All the boxes joined by the line must be ticked for the patient to be entered to the study

Symptoms:

Heavy or swollen legs on the evening

Aching pain in the lower legs

Night cramps

Restless or 'fidgety' legs at night

'Pins and needles' in the legs or feet

At least two symptoms must be frequent for the patient to be entered to the study

Patients who wear elastic support hose must continue to wear this throughout the study.

Abb. 4. Teilnahmekriterien für den Versuch

1) Die klinische Wirksamkeit von HR im Vergleich zum Plazebo nachzuweisen;
2) Faktoren nachzuweisen, die das Ansprechen auf die HR-Behandlung beeinflussen;
3) die Zeitdauer bis zum Ansprechen jedes Symptoms auf die HR-Behandlung zu ermitteln.

An einer Multizenter-Studie in der Allgemeinpraxis muß verständlicherweise eine Mehrzahl von Untersuchern teilnehmen, die nicht über Spezialkenntnisse bei der Venenerkrankung verfügen und nur bedingt Erfahrungen mit klinischen Versuchen haben. Schon alleine deshalb dürfte die Zahl der „Plazeboerfolge" beträchtlich zunehmen, und es erscheint deshalb noch wichtiger, daß ausschließlich Patienten sowohl mit einer korrekten Diagnose, wie mit ausreichend schweren Symptomen an dem Versuch teilnehmen.

Initial assessment

Date [| | | | |] — *Day Month Year*

Patient's age [|] *Years*   Sex [ ] *Male* [ ] *Female*   On oral contraceptives [ ] *Yes* [ ] *No*

Other drugs taken regularly: Parity [ ] + [ ]

Is the patient more than 20% above ideal weight? [ ] *Yes* [ ] *No*

Is there a past history of operative treatment for varicose veins? [ ] *Yes* [ ] *No*

Is there a past history of deep vein thrombosis in the leg? [ ] *Yes* [ ] *No*

Is the patient's occupation [ ] *Sedentary* [ ] *Standing* [ ] *Walking*

Symptoms:

	Severe	*Moderate*	*None*
Heavy or swollen legs in the evening	[ ]	[ ]	[ ]
Aching pain in the lower legs	[ ]	[ ]	[ ]
Night cramps	[ ]	[ ]	[ ]
Restless or 'fidgety' legs at night	[ ]	[ ]	[ ]
'Pins and needles' in the legs or feet	[ ]	[ ]	[ ]

[| |] [| |] [| |] [| |]

Abb. 5. Erstuntersuchung

Es erscheint deshalb verständlich, daß eine sehr große Patientenzahl benötigt wird, um zu einem statistisch aussagefähigen Resultat zu gelangen.

600 britische Allgemeinpraktiker erhielten Kopien des Protokolls zugesandt und wurden aufgefordert, jeweils 5 Patienten für die Untersuchung zu melden.

Vier dieser Patienten sollten mit dem aktiven HR (4mal tgl. 250 mg) behandelt werden, während einer willkürlich und blind mit einem gleich aussehenden Plazebo behandelt werden sollte.

Neuartig war bei dieser Untersuchung, daß die Patienten innerhalb eines Monats viermal untersucht werden sollten: zu Beginn und nach 7, 14 und 28 Tagen. Auf diese Weise sollte der Zeitpunkt des Einsetzens einer Besserung bei jedem einzelnen, beurteilten Symptom ermittelt werden.

150

Die an der Studie teilnehmenden Ärzte wurden gebeten, sich die ethische Zustimmung von einem örtlichen ethischen Ausschuß zu beschaffen, sofern ein solcher bestand.

220 Ärzte erklärten sich zur Durchführung des Versuches bereit. Damit ergab sich ein mögliches Versuchskollektiv von 1 100 Patienten.

Wie bereits ausgeführt worden ist, mußte versucht werden, Patienten mit Beinbeschwerden, die durch andere Erkrankungen als die venöse Insuffizienz hervorgerufen wurden, auszuschließen. Ausgeschlossen werden mußten ferner Patienten, die nur leichte oder mäßige Beschwerden hatten, da bekannt ist, daß sie höchstwahrscheinlich zu den „Plazeboerfolgen" zu rechnen sind.

Zu diesem Zweck wurde eine einfache „Ankreuz"-Leiter entwickelt (Abb. 4). Die durch Linien verbundenen Kästchen mußten sämtlich „angekreuzt" werden, ehe ein Patient an der Untersuchung teilnehmen durfte, und mindestens zwei Symptome mußten als „häufig" angegeben werden. Der Versuch sollte im Milieu einer florierenden Allgemeinpraxis durchgeführt werden, folglich mußte die Anordnung des auszufüllenden Vordruckes so einfach wie möglich sein.

Dies ist in Abb. 5 dargestellt. Abgesehen von den bei Versuchsbeginn registrierten normalen demographischen Daten, wurde eine Reihe von Fragen gestellt, mit deren Hilfe diejenigen Patienten ermittelt werden sollten, die auf die HR-Behandlung nicht gut ansprachen. Diese Fragen bezogen sich u. a. auf Übergewicht, ob der Patient bei seiner Beschäftigung sitzt, steht oder herumläuft, ferner eine vorangegangene tiefliegende Venenthrombose oder operative Krampfadernbehandlung.

Bei jeder der vier Untersuchungen des Patienten wurden fünf Symptome anhand einer Dreipunkteskala bewertet. Bei der letzten Untersuchung nahm der Arzt eine globale Beurteilung vor.

Die Skalenpunkte wurden auf „keine", „mäßig" und „schwer" beschränkt, da sich zuvor herausgestellt hatte, daß die Berücksichtigung eines Skalenpunktes „leicht" zur Quelle starker Unterschiede wird.

Es wurde darüber hinaus nicht versucht, eine objektive Beurteilung der Beinödeme vorzunehmen, weil sie einmal zeitraubend ist und sich herausgestellt hat, daß sie bei großen Multizenter-Versuchen von geringer Bedeutung ist.

Der Versuch wurde im August 1981 begonnen und soll Ende Juni 1982 abgeschlossen werden.

Literatur

1. Bagliani A, Argenteri A, Parravacini R (1977) The use of O-(beta-hydroxyethyl)-Rutosid in a new pharmaceutical "Retardform" in the treatment of chronic venous insufficiency of the lower limbs. La Settimana Degli Ospedali 19:315–322
2. Balmer A, Limoni C (1980) A double blind placebo controlled clinical trial of Venoruton on the symptoms and signs of chronic venous insufficiency. The importance of patient selection. Vasa 9, Nr. 1
3. Pulvertaft TB (1979) Paroven in the treatment of chronic venous insufficiency. Practitioner 223:838–841

Plazebo-kontrollierter klinischer Doppelblindversuch mit Venoruton® bei der Behandlung von Zeichen und Symptomen der chronisch-venösen Insuffizienz (CVI)

A Double-Blind Placebo-Controlled Clinical Trial of Venoruton®
on the Symptoms and Signs of Chronic Venous Insufficiency

ANDRE BALMER and COSTANZO LIMONI

Summary

A double-blind, randomised, placebo-controlled, "between-patient" clinical trial was undertaken in 40 patients suffering from chronic venous insufficiency (CVI) in at least one leg. 36 patients also presented pitting oedema. 29 patients showed bilateral venous disease. 20 received 300 mg O-(β-hydroxyethyl)-rutosides (HR) three times daily for 4 weeks and 20 received identical placebos.

The principal parameter was leg oedema as shown by measurement of the circumference of the calf and ankle. The results after 4 weeks treatment show a significant decrease in circumference for both ankle and calf when considering the subgroup of legs presenting pitting oedema ($p < 0.001$ within the Venoruton® group, $p < 0.001$ within the placebo group). The change in the placebo group, although significant, is very small and is not greater than the variability of the method of measurement. The change in the Venoruton® group is, however, very consistent and the difference between the groups at the end of the treatment highly significant in favour of HR ($p < 0.001$ for, both, calf und ankle in absolute or relative values). The groups were homogeneous at the beginning.

There was also a significant improvement in associated symptoms (pains, cramps, tiredness, swelling sensation, pins and needles, restless legs) by treatment with HR, whereas there was no significant change in the placebo group, the groups being homogeneous before treatment.

The differences in the results between the two groups were also significant for the symptoms: pains ($p < 0.001$), cramps ($p < 0.02$), tiredness ($p < 0.001$) swelling sensation ($p < 0.001$), restless legs ($p < 0.01$).

Tolerance of the test drug was excellent.

Zusammenfassung

40 Patienten, bei denen Zeichen der chronisch-venösen Insuffizienz (CVI) zumindest in einer Extremität nachweisbar waren, wurden in einen randomisierten, plazebo-kontrollierten klinischen Doppelblindversuch einbezogen. Bei 36 Patienten wurden gleichzeitig Ödeme erfaßt, die auf Fingerdruck Dellen hinterlassen, sogenannte „Ödemdellen". 29 Patienten wiesen an beiden Extremitäten Venenerkran-

kungen auf. 20 Patienten wurden 4 Wochen hindurch mit O-β-Hydroxyethyl-rutosiden (HR = Venoruton® 300 mg 3 × täglich) behandelt, die restlichen 20 Patienten erhielten identische Plazebokapseln.

Der hauptsächliche Prüfparameter waren Beinödeme, nachgewiesen durch Umfangsmessungen im Waden- und Knöchelbereich. In der Untergruppe der Patienten mit „Ödemdellen" an den Extremitäten zeigte sich nach vierwöchiger Behandlung eine signifikante Verringerung des Beinumfangs im Waden- und Knöchelbereich ($p < 0{,}001$ in der Venoruton®-Gruppe, $p < 0{,}001$ in der Plazebogruppe). Die Veränderungen in der Plazebogruppe waren, obwohl signifikant, sehr geringfügig und lagen im Schwankungsbereich der Bestimmungsmethode. Die Veränderung in der Venoruton®-Gruppe waren dagegen sehr beständig, und am Ende der Versuchsperiode waren die Unterschiede in absoluten und relativen Meßwerten zwischen den beiden Gruppen hoch signifikant zugunsten von HR ($p < 0{,}001$) sowohl im Waden- als auch im Knöchelbereich. Bei Versuchsbeginn waren beide Gruppen homogen.

1. Einleitung

Die Bedeutung sorgfältig durchgeführter, randomisierter, plazebo-kontrollierter klinischer Doppelblindversuche mit Medikamenten zur Behandlung der chronisch-venösen Insuffizienz (CVI) ist wegen der vorwiegend subjektiven Natur der entsprechenden Symptome inzwischen gut erkannt [2, 5, 6, 10]. Uns erschien indessen ein weiterer Punkt wesentlich: Die Plazebowirkung scheint bei zunehmend stärker ausgeprägten Zeichen und Symptomen der CVI abzunehmen. Daher beschlossen wir, eine klinische Studie mit O-(β-Hydroxyethyl)-rutosiden (HR = Venoruton®) bei Patienten mit CVI durchzuführen, die nicht nur hinsichtlich der bestehenden Symptome, sondern auch im Hinblick auf ihre Fähigkeit zur Kooperation im Versuch ausgewählt wurden. Patienten mit Varizen ohne nachweisbare Zeichen einer CVI wurden in die Studie nicht einbezogen. Da die wichtigste pharmakologische Wirkung von HR in der Ödemrückbildung [3, 4, 6, 10] als Folge einer verminderten Kapillarpermeabilität [1] und -filtration [7, 8, 9] besteht, bemühten wir uns, möglichst viele Patienten mit klinisch nachweisbaren „Ödemdellen" in den Versuch aufzunehmen.

2. Patienten und Methode

2.1 Versuchsanordnung

Die Studie wurde als randomisierter, plazebo-kontrollierter, klinischer Doppelblindversuch mit 2 × 20 Patienten durchgeführt, die entweder den Wirkstoff oder identische Plazebokapseln erhielten (1 Kapsel Venoruton® 300 mg 3 × täglich oder 1 Plazebokapsel 3 × täglich). Die Versuchsdauer betrug 4 Wochen, die Kontrolluntersuchungen fanden zu Beginn des Versuches sowie nach 2 und 4 Wochen statt.

2.2 Patienten

Tabelle 1 zeigt die Alters- und Geschlechtsverteilung der 40 Patienten, in Tabelle 2 ist die Verteilung der Diagnose für jedes Bein in beiden Gruppen aufgeführt. Bei der überwiegenden Mehrzahl der Beine wurden Zeichen von CVI erfaßt; 16 Beine konnten anhand der Anamnese und der klinischen Untersuchung dem postthrombotischen Syndrom zugeordnet werden.

Soweit wie möglich wurden nur solche Patienten berücksichtigt, bei denen keine Kompressionstherapie durchgeführt wurde, d. h. keine elastischen Strümpfe oder Bandagen. 13 Patienten waren jedoch nicht bereit, auf diese Therapie zu verzichten (6 in der Venoruton®-Gruppe und 7 in der Plazebogruppe). Die Patienten wurden in die Studie einbezogen unter striktem Hinweis darauf, die Kompressionstherapie während des Versuchs unverändert beizubehalten.

2.3 Parameter

Die nachfolgend aufgeführten Symptome wurden bei der ersten Visite sowie nach zwei und vier Wochen erfaßt:

Schmerzen in den Beinen, Krämpfe, Müdigkeit in den Beinen, Schwellungsgefühl, „Ameisenlaufen", „Restless legs". Sie wurden folgendermaßen unterteilt:

0	= nicht vorhanden
+	= schwach ausgeprägt
+ +	= mäßig stark ausgeprägt
+ + +	= stark ausgeprägt
+ + + +	= sehr stark ausgeprägt.

Ferner wurden der größte Umfang im Waden- und der kleinste Umfang im Knöchelbereich gemessen. Ebenso wurde bei jeder Visite das Auftreten von Nebenwirkungen erfaßt.

Tabelle 1. Verteilung nach Alter und Geschlecht (Patienten)

		Geschlecht		Durchschnittsalter (Jahre ± SD)
		M	W	
Venoruton®	n = 20	2	18	46,2 ± 14,1
Plazebo	n = 20	2	18	52,3 ± 14,1

Tabelle 2. Klinische Diagnose (Beine)

		CVI	Postthrombot. Syndrom	Varizen allein	Prävar. Syndrom	Normal	Mit Ödem
Venoruton®	n = 40	18	9	–	6	7	20
Plazebo	n = 40	20	7	2	7	4	16

3. Ergebnisse

Bei Beginn des Versuchs waren die Gruppen homogen in bezug auf alle Symptome sowie auf Waden- und Knöchelumfang der Beine mit Ödem (Tabelle 3a u. 3b).

3.1 Symptome

Aus Tabelle 4 geht hervor, daß der Schweregrad der Symptome in der Plazebogruppe nicht signifikant verändert war, während in der Venoruton®-Gruppe stets eine signifikante Besserung beobachtet wurde.

Ein Vergleich der Ergebnisse beider Gruppen (Tabelle 5) zeigt, daß Venoruton® dem Plazebo bei allen Symptomen, mit Ausnahme von „Ameisenlaufen", signifikant überlegen war.

Tabelle 3a. Vergleich vor der Behandlung: Symptome (Beine)

Parameter	Behandlung	Häufigkeit					Signifikanz[a]
		+ + + +	+ + +	+ +	+	0	
Schmerzen	Venoruton®	5	7	12	3	13	N.S.
	Placebo	5	6	13	5	11	
Krämpfe	Venoruton®	4	3	2	9	22	N.S.
	Placebo	3	7	6	1	23	
Müdigkeit	Venoruton®	9	5	10	7	9	N.S.
	Placebo	9	11	13	3	4	
Schwellungs-gefühl	Venoruton®	2	10	5	11	12	N.S.
	Placebo	3	13	9	5	10	
„Ameisen-laufen"	Venoruton®	0	6	3	4	27	N.S.
	Placebo	0	3	6	5	26	
„Restless legs"	Venoruton®	2	7	11	6	14	N.S.
	Placebo	0	7	8	12	13	

[a] CHI²-Test

Tabelle 3b. Vergleich vor der Behandlung: Waden und Knöchelumfang (mm)

Parameter	Behandlung	Mittelwert ± SEM	Anzahl Beine	Signifikanz[a]
Wade, ödematöse Beine	Venoruton®	358 ± 4,6	20	N.S.
	Placebo	370 ± 4,7	16	
Knöchel, ödematöse Beine	Venoruton®	227 ± 3,3	20	N.S.
	Placebo	233 ± 2,6	16	

[a] t-Test von Student

Tabelle 4. Verlauf des Schweregrads der Symptome (Beine)

		Venoruton®					Placebo				
		++++	+++	++	+	0	++++	+++	++	+	0
Schmerzen	0	5	7	12	3	13	5	6	13	5	11
	4 Wo.			3	7	30	2	5	11	11	11
		$p < 0{,}001$ [a]					N.S. [a]				
Krämpfe	0	4	3	2	9	22	3	7	6	1	23
	4 Wo.				2	38		3	5	2	30
		$p < 0{,}05$ [a]					N.S. [a]				
Müdigkeit	0	9	5	10	7	9	9	11	13	3	4
	4 Wo.		2	3	11	24	2	11	15	8	4
		$p < 0{,}01$ [a]					N.S. [a]				
Schwellungsgefühl	0	2	10	5	11	12	3	13	9	5	10
	4 Wo.			2	10	27		6	16	10	8
		$p < 0{,}02$ [a]					N.S. [a]				
„Ameisenlaufen"	0		6	3	4	27		3	6	5	26
	4 Wo.				1	39			2	7	31
		$p < 0{,}05$ [a]					N.S. [a]				
„Restless legs"	0	2	7	11	6	14		7	8	12	13
	4 Wo.			4	7	29		4	7	12	17
		$p < 0{,}02$ [a]					N.S. [a]				

[a] CHI²-Test

Tabelle 5. Vergleich der Ergebnisse zwischen Venoruton® und Plazebo im Hinblick auf Symptome (alle Beine)

Parameter	Behandlung	Veränderungen in Häufigkeit nach 4 Wochen Behandlung				Signifikanz [a]
		Besser −3 −2 −1	Unveränd. 0	Schlechter +2 +1	Ohne Symptom	
Schmerzen	Venoruton®	23	3	0	14	$p < 0{,}001$
	Placebo	12	16	1	11	
Krämpfe	Venoruton®	18	0	0	22	
	Placebo	11	6	0	23	$p > 0{,}02$ [b]
Müdigkeit	Venoruton®	30	1	0	9	
	Placebo	15	20	1	4	$p < 0{,}001$
Schwellungsgefühl	Venoruton®	26	2	0	12	
	Placebo	13	17	2	8	$p < 0{,}001$
„Ameisenlaufen"	Venoruton®	13	0	1	26	
	Placebo	11	3	0	26	N.S.
„Restless legs"	Venoruton®	20	5	0	15	
	Placebo	10	17	1	12	$p < 0{,}01$

[a] CHI²-Test (besser vs unverändert + schlechter)
[b] Fischer, Exact-Test

Tabelle 6. Vergleich der Ergebnisse zwischen Venoruton® und Plazebo im Hinblick auf den Beinumfang (nur ödematöse Beine)

			„Absolute" Umfangabnahme		„Relative" Umfangabnahme	
			Mittelwert (mm)	SEM	Mittelwert %	SEM
Wade	Venoruton® n = 20	4 Wo.	−8,20[a]	1,97	−2,25[a]	0,53
	Placebo n = 16	4 Wo.	−0,94	0,24	−0,25	0,07
Knöchel	Venoruton® n = 20	4 Wo.	−6,25[a]	1,20	−2,78[a]	0,53
	Placebo n = 16	4 Wo.	−0,81	0,21	−0,34	0,09

[a] $p < 0,001$ Signifikanz der Unterschiede zwischen Venoruton®- und Plazebogruppen nach 4 Wochen (t-Test von Student)

3.2 Waden- und Knöchelumfang

Bei der Betrachtung des Beinumfangs sehen wir, daß die Umfangsverminderung von Waden und Knöchel unter der Behandlung von Venoruton® stets signifikant ist. Die Veränderung in der Plazebogruppe ist zwar auch signifikant, aber die Verringerung des Beinumfangs in Millimetern liegt im Schwankungsbereich der Meßmethode (Tabelle 4). Der Unterschied zwischen den Gruppen in absoluten und prozentualen Werten ist signifikant zugunsten von Venoruton®.

3.3 Nebenwirkungen

Nebenwirkungen wurden nur sehr selten beobachtet. Zwei Patienten aus der Plazebogruppe gaben Kopfschmerzen an; ein Patient aus der Venoruton®-Gruppe klagte über Blähungen und zwei weitere Patienten über leichtes Schwindelgefühl. Die Behandlung wurde in keinem Fall unterbrochen.

Literatur

1. Arturson G (1972) Effects of O-(β-hydroxyethyl)-rutosides (HR) on the increased microvascular permeability in experimental skin burns. Acta Chir Scand 138:111–117
2. Bergstein NAM (1975) Clinical study on the efficacy of O-(β-hydroxyethyl)-rutoside (HR) in varicosis of pregnancy. J Int Med Res 3:189–193
3. Hammersen F (1970) The ultrastructural changes in the microcirculation in experimental oedema: A suitable morphological test-model for the effect of vaso-active drugs. Biorheology 6:343–351
4. Lund F, Fagrell B, Kunicki J, Glenne PO (1970) The effect of O-(β-hydroxyethyl)-rutoside in post-ischemic and stasis oedema of the rat tail. In "Rapport du IIIe Congrès International de Phlébologie", 519–528 (1968), Stenvert & Zoon, Apeldoorn, Pays-Bas
5. McEwan AJ, McArdle CS (1971) Effect of hydroxyethylrutosides on blood oxygen levels and venous insufficiency symptoms in varicose veins. Brit Med J 2:138–141

6. Prerovsky I, Roztocil K, Hlavova A, Koleilat Z, Razgova L, Oliva I (1972) The effect of hydroxyethylrutosides after acute and chronic oral administration in patients with venous diseases. Angiologica 9:408–414
7. Razgova L, Roztocil K, Halova J, Fischer A (1971) The effect of O-(β-hydroxyethyl)-rutosides (HR) on peripheral blood vessels of the lower extremities in idiopathic oedema. Europ J clin Pharmacol 3:247–251
8. Roztocil K, Fischer A, Novak P, Razgova L (1971) The effect of O-(β-hydroxyethyl)-rutosides (HR) on the peripheral circulation in patients with chronic venous insufficiency. Europ J clin Pharmacol 3:243–246
9. Roztocil K, Prerovsky I, Oliva I (1977) The effect of hydroxyethylrutosides on capillary filtration rate in the lower limb of man. Europ J clin Pharmacol 11:435–438
10. Van Cauwenberge H (1973) Etude en double-aveugle de l'efficacité d'un dérivé soluble des rutosides dans le traitement des affections veineuses. Angéiologie 25:33–36

Der Einfluß von Venoruton®
auf die Blutviskosität und venöse Rückstromgeschwindigkeit im Bein- und Beckenbereich

The Influence of Venoruton® on Blood Viscosity and Venous Blood Flow
in the Legs and the Pelvic Region

ARTHUR BÄCHMANN

Summary

In vivo in human subjects it was possible to demonstrate an increase in the speed of venous blood flow of 40% between instep and groin and of 33% between instep and navel region under constant test conditions. Also, in vitro a significant reduction of the relative viscosity (ml/s) in autologous blood samples of 7%, 8%, 10%, and 10% was measured for capillaries 2.5, 2.0, 1.5, and 0.5 mm in diameter according to the capillary viscometer principle. Venoruton® can thus increase the speed of venous blood flow by reducing viscosity. The reasons can be seen in the changes in both the plasma and corpuscular components of the blood.

Zusammenfassung

In vivo konnte im Humanversuch eine Erhöhung der venösen Rückstromgeschwindigkeit in den Bereichen Fußrücken → Leiste um 40% und Fußrücken → Nabelregion um 33% unter konstanten Versuchsbedingungen nachgewiesen werden. Auch im In-vitro-Versuch wurde an autologen Blutproben nach dem Prinzip des Kapillarviskosimeters bei Kapillardurchmessern 2,5; 2,0; 1,5; und 0,5 mm eine signifikante Erniedrigung der relativen Viskosität in ml/s um 7; 8; 10; 10% gemessen. Somit kann Venoruton® durch Viskositätserniedrigung des Blutes die venöse Rückstromgeschwindigkeit erhöhen. Als Ursache dafür sind Veränderungen sowohl der plasmatischen als auch der korpuskulären Bestandteile des Blutes anzusehen.

1. Einleitung

Gemäß der Virchowschen Triaslehre sind für die Thrombogenese die Faktoren Intimaläsion, Hyperkoagulabilität und verlangsamte Strömungsgeschwindigkeit ausschlaggebend [7]. Vermehrte Erythrozytenaggregation bei Intimaläsion und Strömungsverlangsamung können eine massive Viskositätserhöhung zur Folge haben und somit einen circulus vitiosus über eine weitere Strömungsverlangsamung zu weiterer Viskositätszunahme, Mikrothrombenbildung und Thrombosen einleiten [8]. Im folgenden wird der Einfluß von Venoruton® auf die Blutviskosität und die venöse Rückstromgeschwindigkeit im Bein- und Beckenbereich beschrieben.

2. Experimenteller Teil

2.1 Methode der Viskositätsmessung in vitro

Die Blutviskosität wurde nach dem Prinzip eines Kapillarviskosimeters in Stromstärken in ml/s als relatives Maß der Blutviskosität gemessen. Es standen 4 doppelwandige Kapillaren von 50 cm Länge in absteigender Größe von 2,5 mm–0,5 mm $\varnothing$ zur Verfügung, die durch ein Wasserbad in einer 37 °C-Thermostase gehalten wurden. 25 ml antikoaguliertes Blut, das den Probanden – freiwillige Gesunde bzw. freiwillige Patienten – vor und 15 min nach der i.v.-Gabe von 500 mg Venoruton® injectabile entnommen wurde, kam zur Messung. Zeit und Volumen des Blutes, das vertikal aufgestellte Kapillaren auf Grund der Schwerkraft durchfließt, wurden wiederholt bestimmt. Aus Zeit und abgeflossenem Blutvolumen wurde die Fließrate in ml/10 s errechnet.

2.2 Methode der Strömungsmessung in vivo

Als Parameter für den venösen Rückstrom diente die Registrierung der Ankunftszeiten von [133]Xenon über der Leistenbeuge und dem Nabel nach schußartiger Injection in eine Fußrückenvene vor und 15 min nach i.v.-Gabe von Venoruton® bei 20 Probanden. Nach Bestimmung der zurückgelegten Strecken wurde die venöse Rückstromgeschwindigkeit berechnet. Vor jeder Messung wurde vom Probanden Blut für die oben beschriebene In-vitro-Messung entnommen.

3. Ergebnisse

Venoruton® verbesserte die Fließeigenschaften des venösen Blutes im Kapillarviskosimeter bei 2,5 mm $\varnothing$ um 7%, bei 2,0 mm $\varnothing$ um 8%, bei 1,5 mm $\varnothing$ um 10% und bei 0,5 mm $\varnothing$ um 10%. In vivo erhöhte sich die venöse Rückstromgeschwindigkeit in den Bereichen Fuß → Leiste um durchschnittlich 40%, Fuß → Nabel um 33%, bei indifferentem Blutdruck und Puls (p < 0,01).

4. Diskussion

Im Gegensatz zu physikalischen Aufschwemmungen nimmt bei der Suspension Blut die Viskosität mit abnehmendem Radius stark ab (Fahreus-Lindquist-Effekt).

In der Stase erreicht die Blutviskosität nahezu unendliche Werte [2]. Dies bedeutet, daß das Blut und damit auch die Erythrozyten in den Kapillaren bei hohen Schergraden die Viskosität von Plasma erreichen, während sich die Blutviskosität in den Venen im Vergleich dazu nahezu verhundertfacht. Bei Messungen am Rotationsviskosimeter konnte die Erythrozytenaggregation als Teilursache der anomalen Blutviskosität ausgemacht werden [9]. Da der Fahreus-Lindquist-Effekt auch bei dispergierten Erythrozytensuspensionen in 0,9% NaCl nachweisbar ist, muß den Erythrozyten eine Eigenviskosität zukommen. Das Fehlen dieses Effekts in hypotonen Erythrozytensuspensionen weist in diese Richtung [1]. Induziert man eine Erythrozyten-Hb-Konzentrationserhöhung, führt dies zu Viskositätserhöhung [3, 6]. Die beweisende Erklärung zur vermuteten Erythrozytenverformbarkeit konnte durch Viskositätsmessung bei Erythrozyten, die in ihrer Rigidität durch Azidose [5], Formalinhärtung [4] und Glutaraldehyd [12] beeinflußt waren, gegeben werden. Waren Erythrozyten diesem Streß ausgesetzt, erhöhten sie ihre Viskosität. Schmid-Schönbein [10, 11] fand einen Anstieg der Halbwertzeit der Erythrozytenaggregatbildung um 25% in Gegenwart von Venoruton®, d.h. bei dementsprechend geringer Schubspannung wird ein gebildetes Aggregat wieder lysiert. Weiter ließ sich ein Schutz der Erythrozyten in Gegenwart von Venoruton® vor der Rigidifizierung und somit einer Viskositätszunahme unter azidotischem Streß nachweisen. Im Kapillarviskosimeter konnte bei autologen Blutproben unter konstanten Versuchsbedingungen mit den verschiedenen Konzentrationen von Venoruton® eine Erhöhung der Strömungsgeschwindigkeit und somit Abnahme der Viskosität nachgewiesen werden. Als Erklärung für die Zunahme der venösen Rückstromgeschwindigkeit im Bein- und Beckenvenenbereich darf somit die Abnahme der Blutviskosität durch Beeinflussung der plasmatischen und korpuskulären Viskosität des Blutes gesehen werden. Die Studie zeigt, daß Venoruton® zur Thromboseprophylaxe ergänzend geeignet ist, weil es durch Viskositätsminderung des venösen Blutes im Kapillarbereich die venöse Rückstromgeschwindigkeit in den unteren Extremitäten deutlich erhöht.

Literatur

1. Braasch D, Henning W (1965) Erythrozytenflexibilität und Strömungswiderstand in Kapillaren mit einem Durchmesser unter 20 µ. Pfluegers Arch 286:76–82
2. Brundage JT (1934–35) Blood and plasma viscosity determined by the method of concentric cylinders. Am J Physiol 110:659–665
3. Dintenfass L (1971) Blood rheology – viscosity factors in blood flow, ischaemia and thrombosis. Butterworths, London
4. Dintenfass L (1964) Rheology of packed red blood cells containing hemoglobins A-A, S-A, S-S. J Lab Clin Med 64:594–600
5. Dintenfass L, Burnard ED (1966) Effect of hydrogen ion concentration on the in-vitro viscosity of packed red cells and blood at high hematocrits. Med J Aust, June 1966, pp 1072–1074
6. Evans P (1942) Blood viscosity. Lancet, Febr. 1942, pp 162–166
7. Mühe E (1975–76) Postoperative Thromboembolieprophylaxe durch Erhöhung der venösen Strömungsgeschwindigkeiten. Klinische und experimentelle Studie. Habilitationsschrift, Universität Erlangen

8. Rickert G, Regendanz P (1921) Beiträge zur Kenntnis der örtlichen Kreislaufstörungen. Virchows Arch (Pathol Anat) 231:1–184 (Zit. nach Schmid-Schönbein [10])
9. Schmid-Schönbein H (1973) Einführung in die Hämorheologie. Fließeigenschaften, Fließbedingungen und Methodik. Z Phleb Prokt 2:205–226
10. Schmid-Schönbein H (1978) Die Erhaltung der Fließfähigkeit des Blutes durch O-(β-Hydroxyethyl)-rutoside. In: Voelter W, Jung G (Hrsg) O-(β-Hydroxyethyl)-rutoside. Experimentelle und klinische Ergebnisse. Springer, Berlin Heidelberg New York, S 129–139
11. Schmid-Schönbein H, Volger E, Weiss J, Brandhuber M (1975) Effect of O-(β-Hydroxyethyl)-rutosides on the microrheology of human blood under defined flow conditions. Vasa 4:263–270
12. Wells RE, Schmid-Schönbein H, Bygdeman S (1969) Analysis of viscous deformation of the red cell and its effect upon microvascular flow. Bibl Anat 10:92–98

Offene Studie mit Venoruton®-intens bei Patienten mit chronisch-venöser Insuffizienz

An Open Trial with HR in Patients
Suffering from Chronic Venous Insufficiency

HEINZ-HERMANN KÜSTER

Summary

An open trial was undertaken in 94 patients suffering from chronic-venous insufficiency (CVI) since at least two months. The patients received 500 mg O-(β-hydroxyethyl)-rutosid (HR) three times daily over a period of 6 weeks. There was a significant improvement in symptoms and leg oedema as shown by measurement of the circumference of the calf and ankle. The tolerance of the test drug was excellent.

Zusammenfassung

In einer offenen Studie wurde die Wirkung von O-(β-Hydroxyethyl)-rutosiden (HR) bei 94 Patienten mit den klinischen Zeichen einer chronisch-venösen Insuffizienz in einer täglichen Dosierung von 3 mal 500 mg über 6 Wochen geprüft. Mit HR konnten nicht nur die Symptome der CVI eindrucksvoll gelindert werden, sondern eindeutige z.T. statistisch signifikante Umfangsreduktionen erzielt werden. Während der Studie kam es zu keinerlei Nebenwirkungen oder Unverträglichkeitserscheinungen durch die Medikation.

1. Einleitung

In zahlreichen Untersuchungen der letzten Jahre [1, 2, 3] konnte die sozialmedizinische Bedeutung der Venenerkrankungen dokumentiert werden. Für die Entstehung venöser Erkrankungen spielen neben konstitutionellen und hereditären Faktoren, vor allem disponierende Gegebenheiten, wie stehende Arbeitsweise, Bewegungsarmut sowie mehrfache rasch aufeinanderfolgende Graviditäten eine Rolle. Beeinträchtigung der Muskelpumpe, dilatierte Venenwände und Klappeninsuffizienz ermöglichen das Zustandekommen der chronisch-venösen Insuffizienz. Die Klappeninsuffizienz mit Refluxbehinderung und nachfolgenden Störungen in der Mikrozirkulation führen zu Kapillarpermeabilitätsstörungen als auslösende Ursache für die Ödembildung. Ziel jeder Behandlung muß sein, die Symptome und deren evtl. Folgen zu bekämpfen, sowie die Ausbildung schwerer Stadien der Erkrankung zu verhindern.

Von den Medikamenten mit angeblich spezifisch phlebotroper Wirkung überzeugten uns vor allem die Ergebnisse zahlreicher teils plazebokontrollierter Prüfungen mit dem Wirkstoff O-(β-Hydroxyethyl)-rutoside (HR) [4–7]. Durch diese Hinweise angeregt entschlossen wir uns, in einer offenen Studie an einem streng selektierten Patientengut HR bei chronisch-venöser Insuffizienz anzuwenden.

2. Patientengut und Methodik

In dieser Studie über 6 Wochen wurden 94 Patienten mit den klinischen Zeichen einer chronisch-venösen Insuffizienz mit HR in einer Dosis von 3 mal 500 mg tägl. behandelt. Dabei wurde größte Sorgfalt auf die Auswahl der Patienten gelegt, insofern, als nur Patienten in die Studie aufgenommen wurden, die klinische Anzeichen einer chronisch-venösen Insuffizienz aufwiesen, d.h. Patienten mit Krampfadern, aber keinerlei klinischen Zeichen einer CVI, wurden nicht in die Studie mit einbezogen. Ebenso wurden Patienten von der Studie ausgeschlossen, wenn sie innerhalb der letzten 2 Monate bereits irgendeine Behandlung der CVI erfahren hatten.

Nach genauer Erhebung der Anamnese-Inspektion, Auskultation und Palpation kam die Doppler-Ultraschall-Untersuchung zur Diagnosestellung in Anwendung. Nach den Diagnosen teilten wir die Patienten in drei Untergruppen ein. Wie Tabelle 1 zeigt, befanden sich in der Gruppe der Patienten mit primärer Varikose und CVI 35 Patienten, in der Gruppe mit dem Krankheitsbild postthrombotisches Syndrom plus Ödem 27 Patienten, sowie 32 Patienten in der Gruppe mit inkompetenten Perforansvenen plus Ödem.
Patienten mit Extremitätenulcera wurden nicht in die Studie einbezogen. Jeder Patient erhielt bei der Aufnahmeuntersuchung eine Packung mit 50 Dragees, bei der 1. Kontrolluntersuchung nach 1 Woche 2 Packungen à 50 Dragees, sowie zur 2. Kontrolluntersuchung nach 3 Wochen 3 Packungen à 50 Dragees HR. Die Abschlußuntersuchung der Patienten fand nach 6 Wochen statt. Folgende Symptome wurden beurteilt, und zwar bei der Ausgangsuntersuchung sowie nach 1-, 3- und 6 wöchiger Behandlung: Schmerzen in den Beinen, Krämpfe, müde Beine, Schwe-

Tabelle 1. Verteilung des Patientenguts

Diagnose	Primäre Varikose mit CVI	Postthrombotisches Syndrom + Ödem	Inkompetenz der Venae perforantes + Ödem
Alter	45 ± 13	55 ± 8	48 ± 12
Geschlecht			
männlich	17	7	10
weiblich	18	20	22
n = 94	35	27	32

Tabelle 2. Umfangsabnahme in mm an Wade und Knöchel zu den jeweiligen Kontrollzeitpunkten in der Gruppe „Primäre Varikose mit CVI". Differenzwerte jeweils auf die Anfangsbefunde „Woche 0" bezogen

Meßzeitpunkt	Mittelwert	Differenz	Stat. Sicherheit %
Woche 0			
Wade	410		
Knöchel	279		
Nach 1 Woche			
Wade	404	-6 ± 6	99
Knöchel	277	-2 ± 4	50
Nach 3 Wochen			
Wade	402	-8 ± 10	98
Knöchel	274	-5 ± 6	99
Nach 6 Wochen			
Wade	403	-7 ± 12	94
Knöchel	275	-4 ± 8	90

Tabelle 3. Umfangsabnahme in mm an Wade und Knöchel zu den jeweiligen Kontrollzeitpunkten in der Gruppe „Postthrombotisches Syndrom". Differenzwerte jeweils auf die Ausgangsbefunde „Woche 0" bezogen

Meßzeitpunkt	Mittelwert	Differenz	Stat. Sicherheit %
Woche 0			
Wade	436		
Knöchel	291		
Nach 1 Woche			
Wade	432	-4 ± 5	98
Knöchel	290	-1 ± 4	20
Nach 3 Wochen			
Wade	428	-8 ± 9	99
Knöchel	287	-4 ± 7	46
Nach 6 Wochen			
Wade	426	-10 ± 11	99
Knöchel	286	-5 ± 8	87

regefühl, restless legs. Die Beurteilung erfolgte semiquantitativ unter Angabe von $0 =$ fehlend, $+ =$ leicht, $+ + =$ mäßig, $+ + + =$ schwer. Ferner wurden der größte Wadenumfang und der kleinste Knöchelumfang in mm gemessen. Diese Messungen wurden soweit als möglich immer zur gleichen Zeit (vorzugsweise nachmittags) durchgeführt.

Ferner wurden die Patienten regelmäßig nach Unverträglichkeitserscheinungen und Nebenwirkungen gefragt. Eine Compliance-Überprüfung erfolgte insofern, als wir die Patienten anhielten, zu jedem Untersuchungszeitpunkt ihre Medikamentenpackung wieder mitzubringen, wobei die verbliebene Anzahl der Dragees auf dem Dokumentationsbogen festgehalten wurde.

Tabelle 4. Umfangsabnahme in mm an Wade und Knöchel zu den jeweiligen Kontrollzeitpunkten in der Gruppe „Inkompetenz der Perforansvenen". Differenzwerte jeweils auf die Ausgangsbefunde „Woche 0" bezogen

Meßzeitpunkt	Mittelwert	Differenz	Stat. Sicherheit %
Woche 0			
Wade	400		
Knöchel	280		
Nach 1 Woche			
Wade	396	$- 4 \pm 6$	96
Knöchel	278	$- 2 \pm 3$	96
Nach 3 Wochen			
Wade	391	$- 9 \pm 7$	99
Knöchel	274	$- 6 \pm 6$	99
Nach 6 Wochen			
Wade	386	-14 ± 9	99
Knöchel	272	$- 8 \pm 6$	99

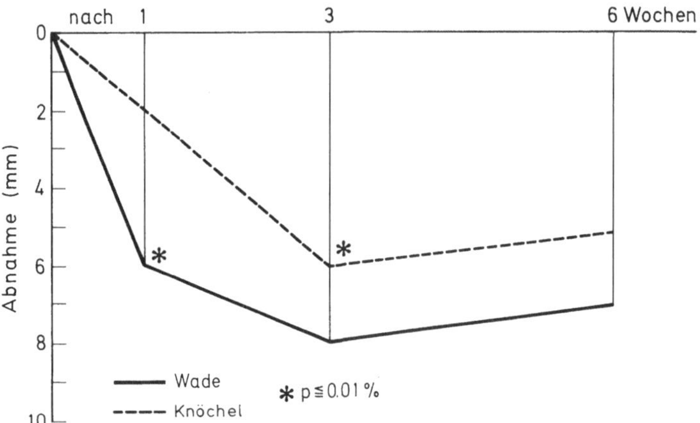

Abb. 1. Umfangsabnahmen an Knöchel und Wade bei Patienten mit „primärer Varikose"

3. Ergebnisse

Die Auswertung der Ergebnisse erfolgte getrennt für jede der eingangs gebildeten Diagnoseuntergruppen. Dabei wurden die absoluten Veränderungen in mm und die relativen Veränderungen im Vergleich zu den Ausgangsumfängen an Wade und Knöchel unter Verwendung des t-Tests geprüft. Ein Unterschied von $p < 5\%$ wurde als signifikant betrachtet. Abbildung 1, 2 und 3 orientieren über die erzielten Ergebnisse bezüglich des Rückgangs der Odeme an Wade bzw. Knöchel zum jeweiligen Kontrollzeitpunkt nach 1, 3 und 6 Wochen. Die eindrucksvollsten Umfangsabnahmen konnten bei den Patienten mit inkompetenten Perforansvenen erzielt werden. Der Ödemrückgang um 14 mm an der Wade bzw. 8 mm am Knöchel konnte statistisch signifikant mit $p < 0{,}01\%$ gesichert werden. Abbildung 4 zeigt

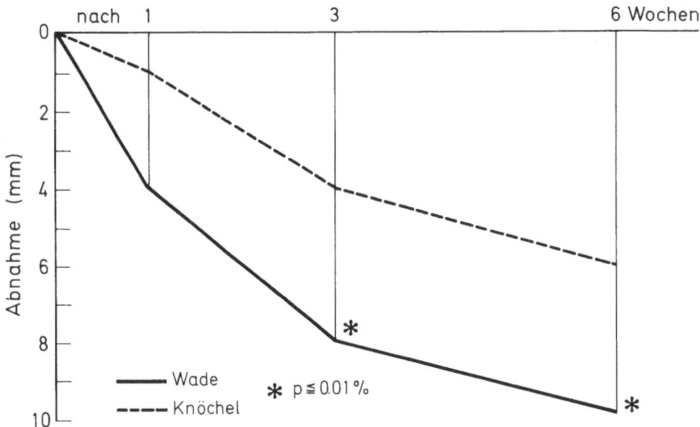

Abb. 2. Umfangsabnahmen an Knöchel und Wade bei Patienten mit „postthrombotischem Syndrom"

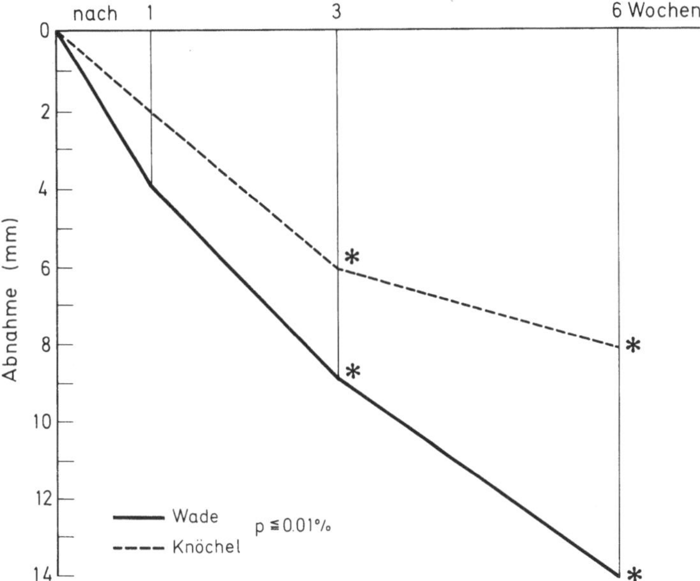

Abb. 3. Umfangsabnahmen an Knöchel und Wade bei Patienten mit „Insuffizienz der Perforansvenen"

die gute Korrelation zwischen der Umfangsabnahme und damit einhergehender Symptomlinderung. Rückgang der Schmerzen, des Schweregefühls sowie der Krämpfe fällt zusammen mit der Reduzierung des Ödems.

4. Diskussion

Wie aufgrund der bekannten pharmakologischen Eigenschaften von Venoruton® zu erwarten, bestand die auffallendste Wirkung in der Beeinflussung des Ödems.

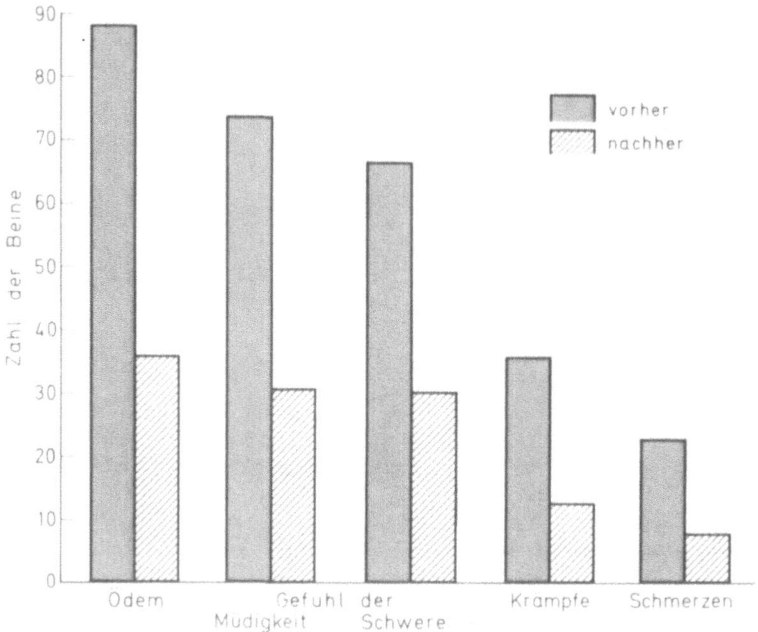

Abb. 4. Korrelation des Ödemrückganges mit der Linderung der Symptome

Interessant ist, daß diese Wirkung in der Regel schon nach einwöchiger Behandlung erkennbar war und sich in den folgenden Wochen weiter verstärkte bis zu maximalen Umfangsverminderungen von 14 mm im Wadenbereich bzw. 8 mm im Knöchelbereich, wie bei den Patienten mit Perforansveneninsuffizienz gezeigt werden konnte. Diese Umfangsabnahme konnte mit dem Schweregrad des Ödems in Beziehung gesetzt werden. Aufgrund der guten antiödematösen Wirkung von HR sowie seiner ausgezeichneten Verträglichkeit glauben wir den Schluß ziehen zu dürfen, daß HR zumindest bei den Patienten, die sich keiner Kompressionstherapie unterziehen wollen, eine wirksame Alternativtherapie darstellt.

Literatur

1. Widmer LK (1978) Venenkrankheiten. Huber, Bern Stuttgart Wien
2. Fischer H (1981) Venenleiden. Urban & Schwarzenberg, München Wien Baltimore
3. Heise P-P (1980) Epidemiologisch definiertes Problem „Venöses Beinleiden" – Stellenwert in der Allgemeinmedizin – Dissertation, Rotenburg
4. Bergstein MD (1975) Klinische Prüfung von O-(β-Hydroxyethyl)-Rutosid (HR) bei Schwangerschaftsvarizen. Int Med Res 3:189
5. Cauwenberge H van (1978) Wirkungsprüfung von O-(β-Hydroxyäthyl)-Rutosid bei Venenerkrankungen unter Doppelblindbedingungen. Médecine & Hygiène 36:4175–4177
6. Pulvertaft TB (1979) Die klinische Behandlung chronisch-venöser Insuffizienz mit Paroven. Practitioner 223:838–841
7. Balmer A, Limoni C (1980) Klinische, plazebokontrollierte Doppelblindprüfung von Venoruton bei der Behandlung der chronisch-venösen Insuffizienz. Die Bedeutung der Patientenauswahl. VASA 9(1):76–82

Die Wirkung von O-(β-Hydroxyethyl)-rutosiden auf die Symptomatik bei Patienten mit chronisch-venöser Insuffizienz in einer schwedischen Gemeinde – Ein Doppelblindversuch

The Effect of O-(β-Hydroxyethyl)-rutoside on Signs and Symptoms
in Subjects with Chronic Venous Insufficiency in a Swedish Community –
A Double-Blind Trial

DAVID BERGQVIST und TORGIL HALLBÖÖK

Summary

The aim of this prospective, randomized, double-blind and controlled trial was to investigate the effect of O-(β-hydroxyethyl)-rutosides (HR) on plethysmographic findings, calf circumference and subjective symptoms in patients with chronic venous insufficiency. 149 patients were recruited and 143 remained for analysis (71 HR und 72 placebo). HR was administered as an initial intravenous injection of 1,000 mg followed by oral treatment (500 mg $\times$ 3) for four weeks. Reserve venous volume, venous emptying and capillary filtration rate were measured by strain gauge occlusion plethysmography. Calf circumference, subjective symptoms and side effects were recorded. After the i. v. injection of HR there were significant increases in reserve venous volume and decreases in capillary filtration rate in various subgroups. After four weeks of oral treatment reserve venous volume was again found to be increased as well as venous emptying in some subgroups but capillary filtration rate was not altered. In female patients with oedema calf circumference was significantly reduced along with the subjective symptom of swollen leg.

Zusammenfassung

Ziel der vorliegenden Untersuchung war es, den Einfluß von O-(β-Hydroxyethyl)-rutoside auf die plethysmographischen Werte, Wadenumfang und die subjektiven Symptome bei Patienten mit chronisch-venöser Insuffizienz zu untersuchen, die weitgehend anhand eines Fragebogens der örtlichen Gesundheitsbehörden ausgewählt wurden, mit dessen Hilfe die Prävalenz der Venenerkrankungen im Gebiet von Skövde ermittelt werden sollte.

Ausgewählt wurden für den Versuch 149 Patienten, die Auswertung erfolgte für 143 Patienten (71 HR und 72 Plazebo). Es handelte sich um einen prospektiven, randomisierten Doppelblindversuch mit Plazebokontrolle. HR wurde intravenös als einmalige Injektion von 1 000 mg verabreicht, gefolgt von einer oralen Verabreichung von täglich 3 500-mg-Tabletten über 4 Wochen.

Folgende Parameter wurden vor, und 60 min nach der intravenösen Gabe, sowie nach der 4 wöchigen oralen Behandlung bestimmt: Reservevenenblutvolumen (RVV), Venenentleerung (VE), Kapillarfiltrationsrate (CFR) durch „strain-gauge"-Verschlußplethysmographie, Wadenumfang, subjektive Symptome und Nebenwirkungen.

Nach der i. v. Injektion von HR kam es bei verschiedenen Untergruppen zu signifikanten RVV-Zunahmen und CFR-Abnahmen, während die VE-Werte unverändert blieben. Nach 4 wöchiger oraler Behandlung waren die RVV bei 5 verschiedenen Untergruppen wiederum erhöht, ferner die VE bei Patienten, die zu drei dieser Untergruppen zählten; die CFR hingegen zeigte keine signifikante Veränderung. Bei den weiblichen Patienten mit Ödem waren sowohl der Wadenumfang wie auch die subjektiven Symptome des „geschwollenen Beines" signifikant reduziert. Für die anderen Symptome oder die Nebenwirkungen wurden keine Differenzen nachgewiesen.

1. Einleitung

O-(β-Hydroxyethyl)-rutoside (HR) ist ein Flavonoid, das die Biosynthese von Prostaglandin E_2 hemmt [2, 19] und das die postkapillare Leckage von Makromolekülen [1, 2, 8, 19] sowie das experimentelle postischämische und poststatische Ödem reduziert [11]. HR vermindert auch die Tendenz zur Erythrozytenaggregation und laktazidotischen Rigidifikation [9, 18]. Kontrollierte klinische Versuche haben nachgewiesen, daß HR einen günstigen Einfluß auf das Ödem und die damit zusammenhängenden Symptome bei Patienten mit chronisch-venöser Insuffizienz (CVI) hat [3, 13, 14]. Diese Wirkung scheint auf einer Verbesserung der Gewebeperfusion und der Blutsauerstoffwerte zu beruhen [12].

Im vorliegenden Doppelblindversuch wurde der Einfluß von HR auf die plethysmographischen Werte, den Wadenumfang und die subjektiven Symptome bei Patienten mit CVI untersucht.

2. Patienten und Methoden

Für den Versuch wurden 149 Patienten (33 Männer, 116 Frauen) mit Beschwerden, ausgelöst durch Varizen und CVI, ausgewählt. Es handelt sich in der Mehrzahl um ortsansässige Patienten (128), die anhand eines Fragebogens des städtischen Gesundheitsamtes erfaßt wurden, durch den die Prävalenz der Venenerkrankungen in diesem Gebiet ermittelt werden sollte. Die übrigen Fälle (21) stellten sich zur Konsultation in unserer chirurgischen Poliklinik vor.

Um an dem Versuch teilnehmen zu können, mußte bei den Patienten in mindestens einem Bein eine Venenerkrankung mit Beschwerden vorliegen. Es wurden jedoch, während der Dauer der Prüfung, beide Beine auf Veränderungen hin beobachtet und folgenden diagnostischen Gruppen zugeordnet: Kleine oberflächliche, retikuläre Venen, primäre Saphena-Stammvarizen, rezidivierende Varizen nach Stripping, tiefe Veneninsuffizienz, „anscheinend gesunde Beine" (d. h. ohne klinische Anzeichen eines Venenleidens). Vermerkt wurde ferner das Vorliegen oder Fehlen eines Dellenödems, das Tragen elastischer Strümpfe und die Einnahme von Diuretika. Nachdem den Patienten die Ziele des Versuchs erläutert und ihr Einverständnis eingeholt worden war, wurden sie randomisiert auf die beiden Prüfgruppen HR (75 Patienten) und Plazebo (74 Patienten) verteilt. Die Einteilung der Patienten nach den oben genannten diagnostischen und anderen Kriterien erfolgte bei Versuchsende, jedoch vor Entschlüsselung des Codes.

Die „strain-gauge"-Venenverschlußplethysmographie erfolgte nach Hallböök und Göthlin [10]. Die Bestimmung des venösen Reservevolumens (RVV, ml/ 100 ml Gewebe) erfolgte nach Anlegen eines Staudruckes von 50 mm Hg, diejenige der Venenentleerung (VE, ml/100 ml Gewebe/min) nach plötzlicher Lösung der Stauung und Druckabfall auf 0 mm Hg. Sobald sich das Fließgewicht des RVV nach der Okklusion wieder eingestellt hatte, wurden 2 min lang die Messungen fortgesetzt. Die Höhe der Volumenzunahme in den letzten 30 s wurde als Kapillarfiltrationsrate definiert (CFR, ml/100 ml Gewebe/min). Die Werte von RVV, VE und CFR wurden als Mittelwerte von jeweils drei Bestimmungen anläßlich jeder Kontrolle berechnet.

Der Wadenumfang in cm wurde etwa zur gleichen Tageszeit bei jedem Patienten in der Höhe unterhalb des Kniegelenks gemessen, die dem stärksten Wadenumfang entsprach. Die „strain-gauges" wurden an den gleichen Meßstellen angelegt.

Subjektive Symptome (Schmerzen, Wadenkrämpfe, tagsüber oder nachts, müde Beine, geschwollene Beine, Pruritus, Verschlimmerung prämenstrueller „Beschwerden") sowie Nebenwirkungen wurden anhand eines standardisierten Fragebogens ermittelt; außerdem gaben bei Besuchsende die Patienten ihren Gesamteindruck über den Erfolg der Behandlung ab.

HR Venoruton® wurde zur Beurteilung der akuten Wirkungen der Substanz als einmalige intravenöse Injektion von 1 000 mg (zwei 5-ml-Ampullen zu 500 g HR) verabreicht, anschließend wurde 4 Wochen lang 3 mal tägl. eine Tablette zu 500 mg gegeben. Die Plazebobehandlung war identisch.

Die plethysmographischen Untersuchungen wurden unmittelbar vor und 1 h nach der anfänglichen intravenösen Verabreichung, sowie nach Beendigung der vierwöchigen oralen Behandlung durchgeführt. Alle übrigen Parameter wurden bei Versuchsbeginn und nach 4 Wochen bestimmt. Es wurde ferner vermerkt, ob die Behandlung während der „Winter"- oder „Sommer"zeit erfolgte.

3. Ergebnisse

3.1 Befunde in den beiden Gruppen bei Behandlungsbeginn

Der Vergleich zwischen den initialen diagnostischen Befunden ist in Tabelle 1 dargestellt. Die „Ausfälle und drop-outs" beziehen sich auf jene Patienten, bei denen, wie die große Anzahl der zurückgegebenen Kapseln ergab, die 4 wöchige orale Behandlung unbefriedigend durchgeführt worden war (4 Patienten, HR) sowie auf je-

Tabelle 1. Vergleich der Patienten in der HR- und Plazebogruppe

	HR	Plazebo
Gesamtzahl der Patienten	75	74
Ausschlüsse und drop outs	4	2
Auswertung bei	71	72
Durchschnittsalter (Jahre) $\pm$ Streuung	52,4 $\pm$ 11,9	54,7 $\pm$ 14,2
Frauen	56	60
Diagnosen (Anzahl der Beine):		
Kleine oberflächliche Venen	50	55
Primäre Saphena-Stammvarizen	27	41
Rezidivierende Varizen nach Stripping	30	21
Tiefe Veneninsuffizienz	19	11
„Gesunde" Beine	16	16

Tabelle 2. Vergleich der Mittelwerte ($\pm$ SEM) des anfänglichen Wadenumfanges (cm) bei der HR- und Plazebogruppe (n = Anzahl der Beine)

	HR	Plazebo
„Gesunde" Beine	35,34 $\pm$ 0,74 (n = 16)	35,44 $\pm$ 0,99 (n = 16)
Erkrankte Beine ohne Ödem	35,79 $\pm$ 0,32 (n = 79)	35,92 $\pm$ 0,27 (n = 80)
Erkrankte Beine mit Ödem	36,25 $\pm$ 0,44 (n = 51)	36,91 $\pm$ 0,61 (n = 40)

ne, die die Behandlung wegen Nebenwirkungen abgebrochen hatten (2 Patienten, Plazebogruppe). Die Häufigkeit und der Schweregrad der Ödeme bei den beiden Gruppen ist in Tabelle 2 dargestellt. Bei der Untersuchung wiesen 51 Beine der HR-Gruppe und 40 der Plazebogruppe ein Dellenödem auf. Die Differenz des Mittelwertes des Wadenumfanges zwischen den beiden Gruppen erkrankter Beine mit und ohne Ödem betrug in der HR-Gruppe etwa 0,5 cm und in der Plazebogruppe 1,0 cm. Bei keinem dieser zu Behandlungsbeginn in beiden Gruppen bestehenden klinischen Merkmale waren signifikante Unterschiede zu beobachten.

Tabelle 3 zeigt die plethysmographischen Werte sowohl der Gesamtgruppe als auch der verschiedenen diagnostischen Untergruppen vor der Behandlung (einschließlich der Daten der „drop-outs"). Das RVV ist bei den Beinen mit primären Saphena-Stammvarizen signifikant größer als in den Beinen mit tiefer Veneninsuffizienz oder den „gesunden" Beinen (p < 0,01). Gleiches gilt für VE, welche ebenfalls in der Gruppe mit primären Varizen signifikant stärker ist als in den beiden anderen Gruppen (p < 0,01). Für die CFR ergaben sich für keine der Gruppen signifikante Differenzen.

3.2 Wirkung der intravenösen Behandlung

Die Verteilung der Veränderungen bei den drei plethysmographischen Variablen einschließlich der CFR, war stets normal, so daß wir für die Beurteilung des Behandlungseffekts die arithmetischen Werte verwenden konnten.

Tabelle 3. Vergleich der Mittelwerte ($\pm$ SEM) der plethysmographischen Ausgangswerte für die Gesamtgruppe und die verschiedenen diagnostischen Untergruppen (n = Anzahl der Beine)

Diagnose	RVV (ml/100 ml Gewebe)	VE (ml/min/100 ml Gewebe)	CFR (ml/min/100 ml Gewebe)
Gesamtgruppe	$3,8 \pm 0,07$ (n = 296)	$73,7 \pm 1,5$ (n = 296)	$0,036 \pm 0,001$ (n = 174) (log-Wert: $-3,54 \pm 0,05$)
Kleine oberflächliche Venen	$3,8 \pm 0,13$ (n = 110)	$70,2 \pm 2,4$ (n = 110)	$0,035 \pm 0,003$ (n = 76)
Primäre Saphena-Stammvarizen	$4,1 \pm 0,021$ (n = 70)	$83,2 \pm 3,4$ (n = 70)	$0,035 \pm 0,004$ (n = 38)
Rezidivierende Varizen	$3,7 \pm 0,13$ (n = 53)	$76,3 \pm 2,6$ (n = 53)	$0,035 \pm 0,006$ (n = 23)
Tiefe Veneninsuffizienz	$3,5 \pm 0,24$ (n = 31)	$64,4 \pm 4,6$ (n = 31)	$0,037 \pm 0,005$ (n = 15)
„Gesunde" Beine	$3,3 \pm 0,19$ (n = 32)	$69,6 \pm 3,1$ (n = 32)	$0,038 \pm 0,005$ (n = 22)

Die signifikanten Veränderungen der plethysmographischen Werte 1 h nach einmaliger intravenöser Injektion von 1 000 mg HR (oder Plazebo) sind in Tabelle 4 aufgeführt. Die wichtigsten HR-Wirkungen waren:

1. eine RVV-Zunahme in der Gruppe „alle Beine" (Winterbehandlung), in der Gruppe „Ödem-Beine" (Winterbehandlung) sowie in der Gruppe „Ödem-Beine, nur Frauen";
2. eine Abnahme der CFR in den Untergruppen „primäre Saphena-Stammvarizen" und „rezidivierende Varizen" (Winterbehandlung). Bei den Plazebogruppen ergaben sich keine nennenswerten Unterschiede. Bei den Beinen mit tiefer Veneninsuffizienz hingegen war die Abnahme der „relativen Werte" der CFR signifikant stärker als in der Plazebogruppe ($p < 0,01$). Dieser Effekt ist jedoch mit Vorsicht zu interpretieren, da er insgesamt nur an 12 Beinen beobachtet wurde. Signifikante Veränderungen bei der Venenentleerung lagen nicht vor.

3.3 Wirkung der oralen Behandlung

Die signifikanten Veränderungen der plethysmographischen Werte und des Wadenumfanges nach 4 wöchiger oraler Behandlung mit 1,5 g HR täglich (oder dem Plazebo) sind in Tabelle 5 aufgeführt.

Die Wirkung von HR bestand hauptsächlich in:

1. einer Zunahme des RVV in verschiedenen Prüfgruppen: „Alle Beine" (Sommerbehandlung), „alle Beine mit Ödem", „tiefe Veneninsuffizienz" (Winterbehandlung), „kleine oberflächliche Venen" (Sommer), „rezidivierende Varizen" (Sommer);
2. einer Zunahme der Venenentleerung in den Gruppen „Ödem-Beine" (Sommer), „tiefe Veneninsuffizienz" (Winter), „rezidivierende Varizen" (Sommer).

Ebenso wie nach der intravenösen Behandlung wurden bei den Plazebogruppen praktisch keine Veränderungen beobachtet. Bezüglich der CFR ergaben sich diesmal allerdings weder bei der HR-, noch bei der Plazebogruppe Veränderungen.

Tabelle 4. Veränderungen der plethysmographischen Werte nach der intravenösen Behandlung mit HR oder Plazebo (Mittelwert ±SEM)

Parameter	Diagnostische Gruppe	HR-Gruppe	Plazebo-Gruppe	Signifikanz zwischen den Gruppen
RVV (ml/100 ml Gewebe)	Alle Beine Winterbehandlung absolute Werte	$0,16 \pm 0,05$ $p < 0,01$ $(n = 91)$	$0,02 \pm 0,05$ N.S. $(n = 88)$	$p < 0,05$
	Beine mit Ödem Winterbehandlung absolute Werte	$0,18 \pm 0,07$ $p < 0,01$ $(n = 38)$	$-0,05 \pm 0,07$ N.S. $(n = 34)$	$p < 0,02$
	Beine mit Ödem nur Frauen absolute Werte[a]	$0,16 \pm 0,065$ $p < 0,02$ $(n = 45)$	$-0,06 \pm 0,071$ N.S. $(n = 34)$	$p < 0,05$
CFR (ml/min/ 100 ml Gewebe)	Primäre Saphena „relative Werte"	$19\% \pm 7$ $p < 0,05$ $(n = 14)$	$12\% \pm 7$ N.S. $(n = 19)$	$p < 0,02$
	Rezidivierende Varizen Winterbehandlung absolute Werte[a]	$-0,004 \pm 0,003$ N.S. $(n = 10)$	$0,008 \pm 0,002$ $p < 0,05$ $(n = 6)$	$p < 0,01$
VE ml/min/ 100 ml Gewebe)	Keine signifikanten Veränderungen			

[a] Bedeutet, daß in diesen Gruppen die „relativen Werte" die gleichen signifikanten Veränderungen zeigten wie die absoluten Werte

Der Wadenumfang war in der Gruppe „Ödem-Beine, nur Frauen", die mit HR behandelt wurde, signifikant verringert, nämlich um durchschnittlich 0,3 cm gegenüber nur 0,05 cm (n. s.) in der entsprechenden Plazebogruppe.

Das Symptom „geschwollene Beine" wurde durch HR ebenfalls signifikant gebessert, und zwar in der Patientengruppe (Männer und Frauen) mit ödematösen Beinen, in der weder Diuretika verabreicht noch elastischer Strümpfe getragen wurden (HR-Gruppe: 13 gebessert, 4 unverändert; Plazebogruppe: 4 gebessert, 10 unverändert; $chi^2 = 5,31$, $p < 0,02$). Eine ähnliche Tendenz zeichnete sich bei der Gesamtgruppe der Patienten ab ($p < 0,15$). Bei den übrigen Symptomen waren keine signifikanten Unterschiede zu beobachten, auch nicht bezüglich des Gesamteindrucks der Patienten bei Behandlungsende.

Die durch einen „aktiven Fragebogen" ermittelten Nebenwirkungen sind in Tabelle 6 aufgeführt. Sie verteilen sich gleichmäßig auf die HR- und Plazebogruppe, sind geringfügiger Art und führten nur in 2 Fällen (Plazebo) dazu, daß der Patient die Behandlung abbrach.

4. Diskussion

Alle drei plethysmographischen Parameter ließen eine signifikante Altersabhängigkeit erkennen (Erhöhung des RVV und der VE, jedoch Abnahme der CFR),

Tabelle 5. Veränderungen der plethysmographischen Werte und des Wadenumfanges nach 4 wöchiger oraler Therapie mit HR oder Plazebo (Mittelwerte ± SEM)

Parameter	Diagnostische Gruppe	HR-Gruppe	Plazebogruppe	Signifikanz zwischen den Gruppen
	Alle Beine Sommerbehandlung absolute Werte	0,40 ± 0,11 p < 0,01 (n = 35)	0,09 ± 0,08 N.S. (n = 38)	p < 0,02
	Beine mit Ödem absolute Werte[a]	0,30 ± 0,10 p < 0,01 (n = 53)	−0,08 ± 0,07 N.S. (n = 44)	p < 0,01
RVV (ml/100 ml Gewebe)	Tiefe Veneninsuffizienz Winterbehandlung absolute Werte[a]	0,58 ± 0,23 p < 0,05 (n = 11)	−0,24 ± 0,15 N.S. (n = 10)	p < 0,01
	Kleine oberfl. Venen Sommerbehandlung absolute Werte	0,54 ± 0,17 p < 0,01 (n = 16)	0,09 ± 0,10 N.S. (n = 23)	p < 0,02
	Rezidivierende Varizen Sommerbehandlung absolute Werte	1,04 ± 0,29 p < 0,05 (n = 5)	−0,15 ± 0,13 N.S. (n = 4)	p < 0,01
	Beine mit Ödem Sommerbehandlung „relative Werte"	4% ± 3 N.S. (n = 15)	7% ± 4 N.S. (n = 11)	p < 0,05
VE (ml/min/ 100 ml Gewebe)	Tiefe Veneninsuffizienz Winterbehandlung absolute Werte[a]	8,41 ± 5,39 N.S. (n = 11)	−4,20 ± 2,77 N.S. (n = 10)	p < 0,05
	Rezidivierende Varizen Sommerbehandlung absolute Werte[a]	3,80 ± 3,31 N.S. (n = 5)	−8,00 ± 1,83 p < 0,05 (n = 4)	p < 0,02
CFR (ml/min/ 100 ml Gewebe)	Keine signifikanten Veränderungen			
Wadenumfang (cm)	Beine mit Ödem nur Frauen absolute Werte[a]	−0,29 ± 0,08 p < 0,01 (n = 43)	−0,05 ± 0,06 N.S. (n = 31)	p < 0,02

[a] Bedeutet, daß in diesen Gruppen die „relativen Werte" die gleichen signifikanten Veränderungen zeigten wie die absoluten Werte

weshalb stets darauf geachtet wurde, daß die verschiedenen diagnostischen Untergruppen der HR- oder Plazebogruppe bezüglich des Alters homogen waren. Die niedrigeren Werte der CFR, die sich bei den Ödembeinen der Signifikanz näherten, lassen vermuten, daß ein ausgebildetes, klinisch nachweisbares Dellenödem die CFR hemmt, möglicherweise infolge eines erhöhten extravaskulären Gewebedrucks.

Was die HR-Wirkungen betrifft, so bestanden die augenfälligsten Effekte in der Senkung des CFR 60 min nach der intravenösen Injektion, sowie in der Zunahme des RVV nach einmonatiger oraler Behandlung. Die von uns beobachtete Ab-

Tabelle 6. Nebenwirkungen (Anzahl der Patienten)

	HR	Plazebo
1. Unwohlsein	12	9
2. Erbrechen	1	0
3. Durchfall	3	9
4. Obstipation	9	6
5. Kopfschmerzen	15	14
6. Schwindelgefühl	7	6
7. Müdigkeit	15	9
8. Mundtrockenheit	18	15
9. Pruritus	6	2
10. Schlafstörungen	0	3
11. Andere	12	20

nahme der CFR unter HR bei Patienten mit CVI bestätigt die Beobachtungen von Roztočil et al. [16, 17], Přerovský et al. [13] und Chant [6], der außerdem mit Hilfe der ^{24}Na-Clearance eine geringere Flüssigkeitsansammlung im Gewebe nachwies. Die herabgesetzte CFR kann auf einer verminderten Blutströmung, einer verringerten postkapillären Permeabilität der Venulen, oder einem verkleinerten Kapillarfiltrationsbereich beruhen.

Roztočil et al. [16] und Rázgová et al. [15] konnten keinen Einfluß auf die Blutströmung nachweisen und führten die von ihnen beobachtete Abnahme der CFR auf ein verkleinertes Kapillarfiltrationsgebiet zurück. Roztočil et al. [16] beobachteten keinen Einfluß von HR auf die Kapillardiffusionskapazität für ^{131}J, doch spricht der anschließende experimentelle Nachweis für eine verminderte postkapilläre Durchlässigkeit der Venulen nach Verabreichung von HR [1, 4, 8]. Nach einmonatiger oraler Behandlung ist die kapilläre oder postkapilläre Membran offenbar stabilisiert, da eine HR-Wirkung nicht mehr nachweisbar ist. Rázgová et al. [15] konnten allerdings nachweisen, daß eine weitere HR-Injektion zu diesem Zeitpunkt den CFR weiter senken kann.

Der Anstieg des RVV kann auf einem verminderten Venentonus oder einfach auf einer gesteigerten Dehnungsfähigkeit der Venen infolge einer Ödemrückbildung beruhen. Nach Roztočil et al. [16] hat HR bei der CVI keinen Einfluß auf die Venendehnbarkeit, während Forconi et al. [7] eine Abnahme feststellten. Der Widerspruch zwischen unseren Ergebnissen und denen von Forconi et al. [7] könnte darauf zurückzuführen sein, daß letztere die plethysmographischen „straingauge"-Bestimmungen an in Höhe des rechten Vorhofs gelagerten Beinen durchführten. Unseres Erachtens sollten die Beine höher gelagert werden, um vor den Messungen eine optimale Entleerung der Blutmengen in den Kapazitätsgefäßen zu erhalten. Wir vermuten deshalb, daß die Zunahme des RVV, die in der großen Gruppe von Ödembeinen (97) besonders deutlich war, wahrscheinlich auf Ödemrückbildung und resultierenden nachlassenden perivaskulären Druck zurückzuführen ist. Dies könnte auch eine Erklärung für die hieraus folgende gesteigerte Venenentleerung sein, die im akuten Experiment nicht beobachtet wurde, um so mehr, als dies in jenen Gruppen der Fall zu sein schien, bei denen auch ein Anstieg der RVV zu beobachten war.

Der Ödemrückgang war signifikant (p < 0,02) bei den Frauen, die zu Beginn der Prüfung ein Dellenödem hatten; dies könnte im Zusammenhang stehen mit der Rückbildung der Symptome des „geschwollenen Beines" auch in ödematösen Beinen. Diese Befunde stehen im Einklang mit der verminderten CFR und bestätigen frühere Ergebnisse kontrollierter klinischer Prüfungen mit HR an Patienten mit chronisch-venöser Insuffizienz [3, 13, 14] oder Schwangerschaftsvarikose [5].

Vergleichen wir unsere Ergebnisse am Beinödem mit der kürzlich veröffentlichten kontrollierten Prüfung von Balmer und Limoni [3], so zeigt sich, daß die Beine unserer Patienten weniger ödematös waren als jene der Balmerschen Prüfung. Bei unserer Untersuchung betrug die Differenz des mittleren Wadenumfanges zwischen ödematösen und nichtödematösen Beinen bei den HR-behandelten Gruppen 0,5 cm, bei der Balmer-Gruppe 2,0 cm. Dies beruht sicherlich auf der von uns verwendeten Art der Patientenerfassung, die größtenteils anhand eines öffentlichen Fragebogens erfolgte und nicht in der Sprechstunde einer Klinik. Nichtsdestoweniger hatte dieses Ödem nach einmonatiger oraler Behandlung um ca. 60% abgenommen (im Versuch von Balmer und Limoni um 40%).

Diese Veränderungen spiegeln sich im Gesamteindruck der Patienten nicht wider.

Unsere Ergebnisse führen zu der Schlußfolgerung, daß HR bei der Entstehung von Ödemen in Beinen mit CVI einen nicht sehr ausgeprägten, aber signifikant günstigen Effekt zeigt. Diese Wirkung läßt sich, zumindest teilweise, durch die Reduzierung der CFR erklären.

Anmerkung. Wir möchten Herrn C. Limoni für die statistische Auswertung der Untersuchungsergebnisse danken.

Literatur

1. Arturson G (1972) Effects of O-(β-hydroxyethyl)-rutosides (HR) on the increased microvascular permeability in experimental skin burns. Acta Chir Scand 138:111–117
2. Arturson G, Jonsson C-E (1973) Effects of O-(β-hydroxyethyl)-rutosides (HR) and indomethacin on transcapillary macromolecular transport and prostaglandins following scalding injury. Bibl Anat 12:465–470
3. Balmer A, Limoni C (1980) Klinische, plazebokontrollierte Doppelblind-Prüfung von Venoruton® bei der Behandlung der chronisch-venösen Insuffizienz. Die Bedeutung der Patientenauswahl. Vasa 9(1):76–82
4. Bergqvist D, Svensjö E, Arfors K-E (1978) The effect of O-(β-hydroxyethyl)-rutoside (HR) on macromolecular leakage thrombosis and haemostasis in experimental animals. Ups J Med Sci 83:123
5. Bergstein NAM (1975) Clinical study on the efficacy of O-(β-hydroxyethyl)-rutoside (HR) in varicosis of pregnancy. J Int Med Res 3:189–193
6. Chant ADB (1973) The effect of Paroven (HR) on the clearance of sodium-24 from the subcutaneous tissues of the foot in patients with varicose veins. Vasa 2(3)288–291
7. Forconi S, Guerrini M, Di Perri T (1977) Study of the activity of a flavonoid, O-(β-hydroxyethyl)-rutoside, at high dose levels on venous tone measured by "strain gauge" plethysmography. Vasa 6(3):279–284
8. Gerdin B, Svensjö E (1979) Effect of HR [O-(β-hydroxyethyl)-rutosides] on increased microvascular permeability to macromolecules induced by histamine, bradykinin and fibrin degradation products. Abstract 2nd World Congress for Microcirculation, Juli 22–29, 1979, La Jolla

9. Van Haeringen NJ, Glasius E, ten Cate JW, Gerritsen J, van Geet J (1973) Effect of O-(β-hydroxyethyl)-rutoside on red cell and platelet functions in man. Bibl Anat 12:459–464
10. Hallböök T, Göthlin J (1971) Strain gauge plethysmography and phlebography in diagnosis of deep venous thrombosis. Acta Chir Scand 137:37
11. Lund F, Fagrell B, Kunicki J, Glenne P-O (1970) The effect of O-(β-Hydroxyethyl)-rutoside in post-ischemic and stasis oedema of the rat tail. III. Congrès International de Phlébologie. In: Progrès Cliniques et Thérapeutiques dans le Domaine de Phlébologie. Edition Stenvert & Zoon, Apeldoorn, Holland, pp 519–528
12. McEwan AJ, McArdle CS (1971) Effect of hydroxyethylrutosides on blood oxygen levels and venous insufficiency symptoms in varicose veins. Br. Med J 2:138–141
13. Přerovský I, Roztočil K, Hladová A, Koleilat Z, Rázgová L, Oliva (1972) The effect of hydroxyethylrutosides after acute and chronic oral administration in patients with venous disease. A double-blind study. Angiologica 9:408–414
14. Pulvertaft TB (1979) Paroven in the treatment of chronic venous insufficiency. Practitioner 223:838–841
15. Rázgová L, Roztočil K, Hálová J, Fischer A (1971) The effect of O-(β-hydroxyethyl)-rutosides (HR) on peripheral blood vessels of the lower extremities in idiopathic oedema. Eur. J Clin Pharmacol 3(4):247–251
16. Roztočil K, Fischer A, Novak P, Rázgová L (1971) The effect of O-(β-hydroxyethyl)-rutosides (HR) on the peripheral circulation in patients with chronic venous insufficiency: Eur. J Clin Pharmacol 3(4):243–246
17. Roztočil K, Přerovský I, Oliva I (1977) The effect of hydroxyethylrutosides on capillary filtration rate in the lower limb of man. Eur J Clin Pharmacol 11:435–438
18. Schmid-Schönbein H, Volger E, Weiss J, Brandhuber M (1975) Effect of O-(β-hydroxyethyl)-rutosides on the microrheology of human blood under defined flow conditions. Vasa 3:263–270
19. Svensjö E, Arfors K-E, Arturson G (1975) Effect of inhibition of PGE_2-activity on FITC-dextran permeability in the hamster microvasculature. Bibl Anat 13:303–304

Das zyklisch-idiopathische Ödem

Idiopathic Edema

Ethel Földi

Summary

I. Three combination forms have been reported which have not been described in the literature. They are
   1) lipedema plus idiopathic edema
   2) lymphedema plus idiopathic edema
   3) lipolymphedema plus idiopathic edema
II. The Streeten test was supplemented with measurements of leg volume; this is a further diagnostic parameter for idiopathic edema.
III. An interim report was given on a trial of Venoruton® in idiopathic edema.
IV. In a long-term trial the therapeutic effect of Venoruton® was statistically significant.

Zusammenfassung

I. Es wurde über in der Literatur nicht beschriebene Kombinationsformen berichtet.
   1) Lipödem plus zyklisch-idiopathisches Ödem
   2) Lymphödem plus zyklisch-idiopathisches Ödem
   3) Lipo-Lymphödem plus zyklisch-idiopathisches Ödem
II. Die Streeten-Probe wurde durch Beinvolumenmessungen ergänzt; dies stellt einen weiteren diagnostischen Parameter beim zyklisch-idiopathischen Ödem dar.
III. Es wurde ein Zwischenbericht über einen Therapieversuch mit Venoruton® beim zyklisch-idiopathischen Ödem gegeben.
IV. Im Langzeitversuch zeigte sich eine statistisch signifikante therapeutische Venoruton®-Wirkung.

1. Einleitung

Die günstige Wirkung von Venoruton® auf mit Blutkapillarpermeabilitätserhöhung einhergehende Ödemformen ist, sowohl im Tierversuch, als auch in der Klinik reichlich dokumentiert. Es schien uns deshalb angebracht, die Wirkung von Venoruton® in einer klinischen Studie beim zyklisch-idiopathischen Ödem zu untersuchen.

Wie bekannt, liegt eine, wahrscheinlich durch eine hormonelle Dysfunktion verursachte, Mikroangiopathie vor [1–3]. Das idiopathische Ödem ist eine, vorwiegend bei Frauen nach der Menarche auftretende, gelegentlich einen zyklischen Verlauf aufweisende Erkrankung, welche durch die Trias: generalisiertes Ödem; psychische Störungen; Zunahme der Beschwerden in Orthostase gekennzeichnet ist.

2. Anamnese

Typische anamnestische Angaben sind folgende:
1) Angeschwollene Beine
2) Schwellungszunahme in wärmeren Jahreszeiten, sowie täglich von morgens bis abends
3) Spannungsschmerzen und Schweregefühl in den Beinen
4) Hypotone Kreislaufstörungen, Kopfschmerzen, schnelle Ermüdbarkeit
5) Obstipation
6) Depressive Verstimmungen
7) Oft Schwellung der Beine abends, Schwellung des Gesichts und der Hände morgens, manchmal Schwellungen des Rumpfes.
8) Die Beschwerden nehmen oft vor der Menstruation deutlich zu.
9) Häufig werden Angaben über Menstruationsstörungen, sowie über Kinderlosigkeit gemacht.

Bei der klinischen Untersuchung ist ein weiches, dellenhinterlassendes Ödem über beiden Unterschenkeln, bei unauffälligem internistischen Befund nachweisbar. Häufig sind niedrige Blutdruckwerte zu messen. Manchmal aber, besonders bei schweren Fällen, ist während der Ödemneigung 2–3 Tage lang zyklisch eine Blutdruckerhöhung zu registrieren. Das Körpergewicht ist abends um mehr als 1,4 kg höher als morgens.

In der Literatur sind Übergewicht, sowie ein manifester, bzw. ein latenter Diabetes mellitus in der Mehrzahl der Fälle beschrieben. Wir beobachteten häufig Kombinationsformen zwischen dem zyklisch-idiopathischen Ödem und dem Lipödem. Freilich geht nicht jedes Lipödem mit einem idiopathischen Ödem einher.

3. Diagnose

Die Diagnose muß nach Ausschluß sämtlicher bekannter Ödemformen, per Exklusionen, erstellt werden. Von großer Wichtigkeit sind die genaue Anamnese und ein exakter klinischer Befund.

An spezieller Untersuchung ist die Streeten-Probe bekannt. Die Patienten werden mit 20 ml/kg Flüssigkeit belastet, und es erfolgt in Klinostase und Orthostase eine exakte Urinsammlung. Während der Untersuchungszeit werden außerdem Kreatinin-Clearance und die Natriumausscheidung bestimmt. Wir haben diese Proben mit Beinvolumenmessungen ergänzt. Normalerweise werden binnen 4 h 80% der getrunkenen Flüssigkeitsmenge ausgeschieden, und die Beinvolumenzunahme beträgt höchstens bis zu 200 ml. Entsprechend der Wasserretention nimmt das Beinvolumen beim zyklisch-idiopathischen Ödem zu.

4. Pathophysiologie

Mehrfach wurde die Ursache des idiopathischen Ödems in einer proteinverlierenden Mikroangiopathie gesucht, deren morphologisches Substrat unter anderem eine Basalmembranverdickung der Blutkapillaren ist. Es treten vermehrt Plasmaproteine in die Gewebe, wodurch das Starling'sche Gleichgewicht gestört wird. Solange bis die Lymphgefäße in der Lage sind, die durch die Kapillarpermeabilitätserhöhung verursachte vermehrte lymphpflichtige Eiweißlast kompensierend abzudrainieren, bleibt der Patient ödemfrei.

Es sei noch erwähnt, daß lymphographisch eine Permeabilitätserhöhung auch im Bereich der Lymphkollektoren festgestellt wurde. Im Falle einer Lymphgefäßhypoplasie kann das Auftreten eines mikroangiopathischen Ödems zur Manifestation eines „primären" Lymphödems führen.

Wegen der mangelhaften Kenntnis des Krankheitsbildes sind Fehldiagnosen und Fehlbehandlungen häufig. Oft wird die Zusammengehörigkeit der Symptome zu einem einheitlichen Krankheitsbild nicht erkannt und etwa die folgenden Diagnosen gestellt:
– Ödeme unklarer Genese
– Lymphödem
– Kopfschmerzen
– Vegetative Dystonie
– Depression

Dementsprechend werden Diuretika, Laxantien, Analgetica und Psychopharmaca verordnet.

Wenn die Patienten zu einer stationären Untersuchung aufgenommen werden, kommt es durch die Bettruhe zu einer weitgehenden Besserung der Beschwerden.

Eine *fast* kausale Therapie wäre beim zyklisch-idiopathischen Ödem die Normalisierung der Blutkapillarpermeabilität.

5. Studie

Durch unsere Untersuchung sollte geklärt werden, ob Venoruton® das zyklisch-idiopathische Ödem therapeutisch beeinflußt.

Die Studie bestand aus 2 Teilen, und zwar aus einer bei stationären Patienten unserer Klinik vorgenommenen Kurzzeitbehandlung und aus einer darauffolgenden ambulanten Langzeitstudie.

5.1 Kurzzeitstudie

Die Versuchsdauer betrug 4 Wochen. Die Behandlung erfolgte vom ersten bis einschließlich dem 14. Tag mit Venoruton®-Injektionen (15 ml), sowie zusätzlich mit 3 × 1 Tabl. Venoruton® intens. Die Kontrollgruppe erhielt Placebo. Nach dem 14. Tag wurden die Spritzen abgesetzt und nur noch eine orale Therapie mit 3 × 2 Tabl. Venoruton® intens weitergeführt. Während der gesamten Versuchsdauer wurde zusätzlich eine komplexe physikalische Entstauungstherapie durchgeführt. Folgende Parameter wurden kontrolliert:

1) Körpergewicht (morgens u. abends)
2) Blutdruck (täglich)
3) Streeten-Probe am ersten sowie am 14. Tag
4) Beinvolumen an den Tagen 1, 7, 14, 21 und 28
5) Urinausscheidung (Tag- und Nachturin)
6) Subjektive Beschwerden, wie Kopfschmerzen, Druckschmerzhaftigkeit der Beine, Spannungsschmerzen im Bereich der unteren Extremitäten.

52 Patienten wurden nach einem Randomisierungsschema der jeweiligen Gruppe (Verum oder Placebo) zugeteilt. 26 Patienten hatten ein reines zyklisch-idiopathisches Ödem und 26 Patienten eine Kombination von Lymphödem plus zyklisch-idiopathischem Ödem. Die Auswertungen der Untersuchungsergebnisse zeigten keine signifikanten Unterschiede zwischen der mit Venoruton® behandelten Patientengruppe und der Gruppe mit Placebobehandlung. Vermutlich war die Behandlungsdauer zu kurz und unsere Parameter, insbesondere die Streeten-Probe zu ungenau. Außerdem waren beide Gruppen, die Venoruton®-Gruppe sowie die Placebo-Gruppe, mit einer sehr wirksamen konservativen, physikalischen Entstauungstherapie behandelt, wodurch die Unterschiede vermutlich aufgehoben wurden.

Eine Studie bei stationären Patienten mit anderem klinischen Parameter, wie z. B. Fluoreszenzangiographie, ist geplant.

5.2 Langzeitstudie

Nach Abschluß der vierwöchigen stationären Behandlung wurde eine Langzeittherapie mit peroraler Venoruton®-Behandlung, ambulant, 3 × 1 Tabl. Venoruton® intens/Tag, weitergeführt; die Placebo-Gruppe blieb unbehandelt.

Nach einer Behandlungsdauer von 7 Monaten wurde mittels eines Fragebogens folgende Erhebung durchgeführt:

1) Stärke der Spannungsschmerzen	1 Punkt
2) Grad der Ödemneigung	0,5 Punkt
3) Körpergewichtsunterschied: morgens/abends	0,5 Punkt
4) Grad der hypotonen Kreislaufstörungen	0,5 Punkt
5) Vorhandensein einer Nykturie	0,5 Punkt
	3 Punkte

Alle Patienten trugen während der Untersuchungsdauer eine Kompressionsstrumpfhose, der Klasse II.

Die Anzahl der mit Venoruton® behandelten Patienten betrug 26. Bei 2 Patienten wurde die Venoruton®-Behandlung vom Hausarzt abgesetzt.

18 Patienten berichteten über eine eindeutige Besserung der subjektiven Beschwerden. Bei 6 Patienten waren die Beschwerden unverändert.

In der Kontrollgruppe, bestehend ebenfalls aus 26 Patienten konnte eine Besserung in 4 Fällen gegenüber 22 Fällen festgestellt werden.

Die Befunde wurden mit dem χ^2 Test ausgewertet. Die Venoruton®-Gruppe zeigte eine statistisch signifikante Besserung der subjektiven Beschwerden $(p < 0,1\%)$.

Bei weiteren 60 Patienten ist die Langzeittherapie noch im Gange.

Literatur

1. Streeten DHP (1978) Metabolism 27:353
2. Edwards OM, Bayliss RIS (1976) Quart J Med New Series, 45:125
3. Földi M (1980) Diagnostik 5:73

Untersuchungen zur Durchblutungs- und Leistungsänderung bei Patienten mit arterieller Verschlußkrankheit im Stadium II durch viskositätssenkende Maßnahmen

Study of the Changes in Circulation and Performance in Patients
with Arterial Occlusive Disease in Stage II from Measures to Decrease Viscosity

GOTTFRIED RUDOFSKY

Summary

It was possible to demonstrate increases in the regional blood viscosity in addition to the known metabolic changes in purgative femoral venous blood in patients with arterial occlusive disease and the associated insufficiency at work up to maximum claudicatory pain (degree of severity II according to Fontaine). This can probably not only be traced back to a transitory hemoconcentration, but can presumably also be explained by an increase in the rigidity of the erythrocytes. Ten patients with arterial occlusive disease with degree of severity II are then reported on in a subacute pilot study in double-blind cross-over form.

Zusammenfassung

Es konnte gezeigt werden, daß Patienten mit arterieller Verschlußkrankheit und damit verbundener Belastungsinsuffizienz (Schweregrad II nach Fontaine) bei Arbeit bis zum maximalen Claudicatioschmerz neben den bekannten metabolischen Veränderungen im abführenden femoralvenösen Blut auch Steigerungen der regionalen Blutviskosität aufweisen. Diese ist wahrscheinlich nicht nur auf eine passagere Hämokonzentration zurückzuführen, sondern vermutlich auch durch eine Rigiditätszunahme der Erythrozyten zu erklären. Im weiteren wird dann anhand einer subakuten Pilotuntersuchung in Doppelblind-crossover-Anordnung bei 10 Patienten mit arterieller Verschlußkrankheit im Schweregrad II berichtet.

1. Einleitung

Die Rolle der regionalen Viskositätssteigerung im Stadium II unter Belastung war in ihrer pathophysiologischen Wertigkeit lange Zeit unklar. Untersuchungen mit viskositätssenkenden Maßnahmen, so die therapeutische Defibrinogenierung mit Ancrod, zeigten zwar eine deutliche Steigerung der Leistungsfähigkeit, jedoch ging diese langsam vonstatten, so daß günstige Spontanverläufe nicht mit Sicherheit ausgeschlossen werden konnten [2, 3].

186

2. Experimenteller Teil

Indirekte Hinweise lieferten eigene Beobachtungen. So konnte unter gezielter iso-
volämischer Senkung des Hämatokrits um 5% eine deutliche Leistungsverbesse-
rung und geringfügige Durchblutungssteigerung sofort nach dieser Maßnahme ob-
jektiviert werden. Damit ist anzunehmen, daß unter Belastung regionale Viskositätssteigerungen auftreten, und daß deren Beeinflussung in einer meßbaren Lei-
stungs- und, geringer ausgeprägt, Durchblutungsverbesserung resultiert. Die her-
ausragende hämodynamische Veränderung ist dabei die Verkürzung der an sich
pathologisch verlängerten Erscheinungszeit des maximalen Spitzenflusses (time po
peak flow). Diese geht mit einer Verkürzung der Normalisierungszeit des postste-
notischen Blutdruckes nach Belastung parallel [4, 6]. Beide Größen scheinen unseren bisherigen Beobachtungen nach in engem Zusammenhang mit der Blutviskosität zu stehen und Verschiebungen derselben widerzuspiegeln. Die Viskositätsver-
besserung durch Senkung des Hämatokrits ist sicherlich als therapeutische Maßnahme im Stadium II nur einzelnen selektiven Fällen vorbehalten. Ihre therapeutische Wirksamkeit im Stadium III und IV ist in den letzten Jahren unumstritten
erhärtet worden [6, 9].

Zur weiteren Absicherung der wahrscheinlich metabolisch bedingten Viskositätssteigerung bei Claudicatio intermittens war die Neukonstruktion eines Viskosimeters notwendig, das eine sofortige Messung der Vollblutviskosität mit gleichzeitiger Bestimmung von Lactat und Pyruvat ermöglicht (Abb. 1).

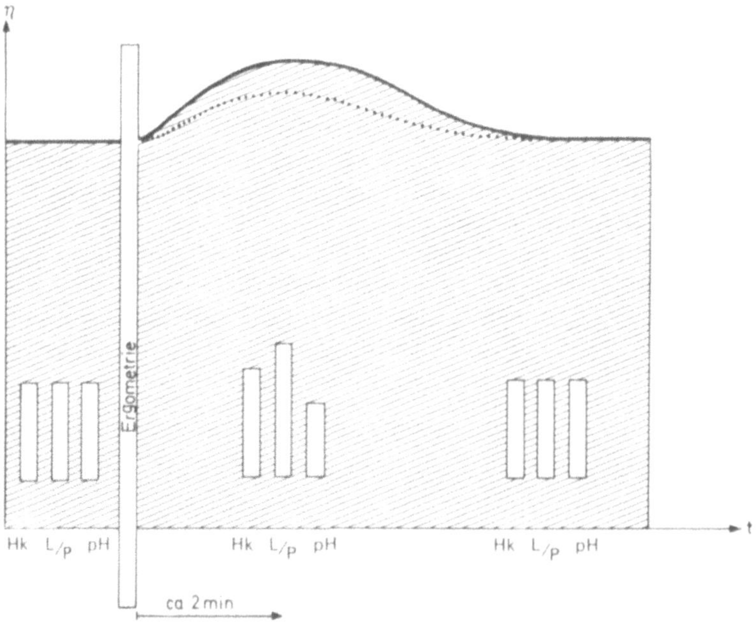

Abb. 1. Synoptische Zusammenfassung der Veränderungen von Viskosität, Hämatokrit, Lactat-
Pyruvatquotienten und Ph-Werte vor, 2 min nach und 5 min nach Ergometrie bei 20 Patienten
mit einer arteriellen Verschlußkrankheit vom Oberschenkeltyp Schweregrad II; alle Parameter wurden
aus Femoralvenenblut der betroffenen Extremität bestimmt

3. Ergebnisse

Die bisherigen Beobachtungen lassen sich wie folgt zusammenfassen [7, 8]:

1. Im abführenden femoralvenösen Blut findet sich eine kurzfristige Steigerung der Blutviskosität nach Belastung, zum gleichen Zeitpunkt in dem auch der Lactat-Pyruvatquotient deutlich erhöht ist (2. bis 5. min).
2. Die Blutgase zeigen sofort bis 2 min nach Belastung eine ausgeprägte Sauerstofferniedrigung und CO_2-Steigerung, wie auch von anderen Untersuchern schon früher mitgeteilt. Auch der pH-Wert ist in dieser Phase zur azidotischen Seite verlagert [1].
3. Diese Veränderungen lassen sich systemisch, also z. B. in der Vena brachialis, nicht nachweisen, sondern nur in der Vene, die das minderperfundierte Muskelareal drainiert.
4. Werden die gleichen Proben nach 30 min und nach 1 h erneut untersucht, ist die Steigerung der Blutviskosität nicht mehr in gleichem Maße nachzuweisen und auch der Lactat-Pyruvatquotient ist abgefallen.
5. Der Hämatokrit steigt um 2% in dem nach Belastung gewonnenen Blut in der Femoralvene kurzfristig an, um sich nach 4–5 min wieder zu normalisieren.
6. Bei wiederholten Belastungen kann eine erneute Hämatokritsteigerung nicht mehr festgestellt werden.

Es scheint also im Rahmen der metabolischen Dekompensation unter Claudicatio intermittens zu flüchtigen Viskositätssteigerungen zu kommen, die in direktem Zusammenhang mit der metabolischen Azidose und einer Hämatokritsteigerung stehen. Es könnte gefolgert werden, daß die erhöhte Blutviskosität zu einem gewissen Prozentsatz durch eine Hämokonzentration, bedingt durch Flüssigkeitseinstrom in den azidotischen Muskel, zustande kommt, daß zum anderen jedoch auch Verschiebungen des Blut-pH-Wertes bedingt durch Lactatazidose wahrscheinlich über eine Rigiditätszunahme der Erythrozyten zur Viskositätssteigerung beitragen. Möglicherweise lassen sich auch so verschiedene Beobachtungen unter erythrozyten-flexibilitätsverbessernden Medikamenten bei Patienten mit arterieller Verschlußkrankheit im Stadium II erklären [2, 5].

Unsere klinischen Untersuchungen bei akuter Verabreichung von Hydroxyethylrutosiden (HR) sind lediglich vorläufiger Art und können höchstens als Hinweis gewertet werden. Bislang wurden 10 Patienten mit arterieller Verschlußkrankheit vom kombinierten Ober- und Unterschenkeltyp im Stadium II B (schmerzfreie Gehstrecke unter 200 m) untersucht.

Bei allen Patienten war vorher die Verschlußlokalisation angiographisch abgesichert worden. Keiner der Patienten hatte eine cardiopulmonale Insuffizienz oder eine manifeste Gefügestörung der LWS. In einer vorgegebenen Randomisierung wurde HR bzw. Placebo in der Dosierung von einmal tgl. 6 Ampullen verabreicht. Auf die übliche Ergotherapie verzichteten wir während der gesamten Behandlungszeit mit HR bzw. Placebo. Unter Placebo zeigten sich keine nennenswerten Veränderungen, bei einem Teil des Kollektivs (n = 5) fand sich eher eine geringfügige Verschlechterung. Unter Substanz fand sich bei 4 Patienten sowohl im Akutversuch als auch bei chronischer Applikation über 1 Woche unter HR eine ausgeprägte Verkürzung der „time to peak flow" bei nur geringfügigem Anstieg des peak flow

188

in der reaktiven Hyperämie nach 3 minütiger Drosselung. Der systolische Großzehendruck war nicht verändert. Die ergometrische Leistung auf dem Laufband, gemessen bei 12° Steigungswinkel und 3,5 km/h, zeigte bei 4 Patienten akut, bei 5 Patienten nach dem 10. Tag der Behandlung, eine Verbesserung der Leistungsfähigkeit um etwa 20% (Steigerung der schmerzfreien Gehstrecke von im Mittel 90 auf 110 m). Um diese ersten Eindrücke abzusichern, erscheinen weitergehende Untersuchungen notwendig.

Literatur

1. Alexander K, Maass U, Nissen P (1979) Pathophysiologische Grundlagen der Trainingsbehandlung. In: Müller-Wiefel H (Hrsg) Therapie der peripheren arteriellen Verschlußkrankheiten. Witzstrock, Baden-Baden Köln New York S 145
2. Ehrly AM (1973) Verbesserung der Fließeigenschaft des Blutes: Ein neues Prinzip zur medikamentösen Therapie chronischer peripherer arterieller Durchblutungsstörungen. Vasa (Suppl. 1)
3. Lowe GDO (1981) Defibrinating agents: effects on blood rheology, blood flow and vascular disease in controlled studies. In: Bibl Haematol 47:247
4. Rudofsky G, Strohmenger HU, Trexler S, Brock F-E (1980) Isovolämische Hämodilution bei Patienten mit arterieller Verschlußkrankheit im Stadium II. Sonderdruck aus: Thrombose und Atherogenese, Pathophysiologie und Therapie der arteriellen Verschlußkrankheit Bein-Beckenvenen-Thrombose. Jahrestagung der Dt Ges. f. Angiologie, Frankfurt a. Main, 24.–27. Sept. 1980
5. Rudofsky G, Brock F-E, Ulrich M, Nobbe F (1979) Clinical evaluation of flunarizine: walking distance, ergometric performance, and hemodynamic and biochemical effects. Angiology 7:470
6. Rudofsky G, Meyer P, Strohmenger HU (1981) Effect of hemodilution on resting flow and reactive hyperemia in lower limbs. Bibl Haematol 47:157
7. Rudofsky G, Fontaine L (in Vorbereitung) Ein modifiziertes Kapillarviskosimeter zur kontinuierlichen Ex-Vivoregistrierung der Vollblutviskosität.
8. Rudofsky G; Fontaine L, Bulling S, Kärcher S (in Vorbereitung) Viskositätsverhalten und metabolische Parameter bei Patienten mit Claudicatio intermittens nach Wadenergometrie
9. Schmid-Schönbein H, Rieger H (1981) Why hemodilution in low flow states? Bibl Haematol 47:99

Einfluß von Venoruton® (HR)
auf den Gewebesauerstoffdruck
in der Unterschenkelmuskulatur von Patienten
mit Claudicatio intermittens

Influence of Venoruton® [O-(β-Hydroxyethyl)-rutoside] on the Oxygen Tension of the Lower Muscle Tissue in Patients with Intermittent Claudication

Albrecht Michael Ehrly

Summary

The reason for the onset of pains in claudicants is the discrepancy between oxygen supply and oxygen demand. Former investigations showed that there is no good correlation between the patients symptoms and the total blood flow as measured by venous occlusion plethysmography at rest, whereas the muscle tissue oxygen tension values are an objektive and direct measure of the muscle supply, particularly for demonstrating therapeutic effects.

In a pilot study intravenous administration of Venoruton® [O-(β-Hydroxyethyl)-rutoside] in patients with intermittent claudication showed a non-uniform behaviour of muscle tissue oxygen tension values. In two of five patients the pO_2 values rose whereas in two others the pO_2 values remained unchanged and in another patient the values showed a decreasing tendency. The reason for this non-uniform behaviour is unknown.

Zusammenfassung

Bei Patienten mit Claudicatio intermittens kommt es bei muskulärer Belastung zu einem Mißverhältnis zwischen dem Stoffangebot (insbesondere Sauerstoff) und dem Verbrauch, was direkt oder indirekt zur Schmerzsymptomatik führt. Neuere Untersuchungen weisen auf, daß die Durchblutungsgröße nicht immer mit dem Angebot an Sauerstoff, gemessen mit Mikro-Platin-Stich-Elektroden korreliert. Zur Objektivierung mit medikamentös-therapeutischen Effekten ist daher die Messung des Gewebesauerstoffdrucks besonders geeignet.

Die intravenöse Gabe von Venoruton® [O-(β-Hydroxyethyl)-rutoside] bei Patienten mit Claudicatio intermittens in einer Pilotstudie ergab ein uneinheitliches Verhalten. Während bei 2 Patienten der Gewebe-pO_2 anstieg, blieb er bei 2 weiteren unverändert und sank bei einem Patienten ab. Der Grund für dieses differente Verhalten bei Respondern und Non-Respondern sollte durch weitere Untersuchungen geklärt werden.

1. Einleitung

Die Messung des Muskelgewebesauerstoffdrucks von Patienten mit Claudicatio intermittens ist unter steady-state-Bedingungen ein objektives Maß für die Versorgung des Gewebes mit Sauerstoff [1]. Bei der ruhenden Extremitätenmuskulatur ist der Gewebesauerstoffdruck (pO_2) ausschließlich vom Antransport her bestimmt, da die sonstigen, den Gewebesauerstoff beeinflussenden Faktoren, wie etwa der Sauerstoffverbrauch, als konstant angesehen werden müssen. Die Gewebe-pO_2-Messung ist demnach ein Maß für die Versorgung des Gewebes und ein indirektes Maß für die Güte der Durchblutung des Gewebes. Bei Patienten mit chronischen arteriellen Verschlußerkrankungen im Stadium II b (Claudicatio intermittens) liegt der Gewebesauerstoffdruck mit einem Mittelwert von $13{,}3 \pm 5{,}7$ Torr erheblich unter dem Normalwert gefäßgesunder, altersentsprechender Probanden ($27{,}2 \pm 4{,}4$ Torr) [2]. Das bedeutet, daß – wie zu erwarten – bei Patienten mit arteriellen Verschlußkrankheiten der Stoffantransport erheblich beeinträchtigt ist. Treten infolge einer Arbeitsbelastung ein erhöhter Verbrauch von Sauerstoff und ein erhöhter Stoffumsatz ein, dann kommt es zu einem Mißverhältnis zwischen Versorgung und Verbrauch und zum Auftreten der klinischen Schmerzsymptomatik bei intermittierendem Hinken.

Globale Messungen der Durchblutungsgröße im Bereich des Unterschenkels bei Patienten mit Claudicatio intermittens haben allerdings gezeigt, daß die Ruhedurchblutung im Vergleich zu gesunden Probanden insgesamt nicht vermindert ist [3]. Wenn trotz dieser noch normalen Ruhedurchblutung bei diesen Patienten der Gewebesauerstoffdruck um etwa die Hälfte gegenüber der Norm vermindert ist, dann muß dies auf eine verschlechterte Ausnutzung des angebotenen Sauerstoffes im Blut zurückzuführen sein. Offensichtlich besteht ein Mißverhältnis zwischen der Quantität des fließenden Blutes und der Qualität der Versorgung. Auf Grund tierexperimenteller Untersuchungen von Hyman [4], Renkin [5] und Schroeder [6] kann diese Diskrepanz zwischen Gesamtdurchblutung und Gewebeversorgung über eine funktionelle Kurzschlußdurchblutung im Sinne einer nichtnutritiven Kapillardurchblutung erklärt werden. Wir haben für dieses Phänomen bei peripheren Durchblutungsstörungen das Konzept der mikrozirkulatorischen Blutverteilungsstörung (Maldistribution) entwickelt [3, 7]. Auf Grund verschiedener Mechanismen werden einige Kapillaren überperfundiert, während andere unterperfundiert werden. Die effektive Kapillardichte wird dadurch vermindert und die Diffusionsstrecken werden länger. Die Folge dieser inhomogenen Blutverteilung ist eine Verminderung der effektiven Austauschfläche und damit der Versorgung des Gewebes mit Sauerstoff, was sich in dem niedrigeren Gewebesauerstoffdruck bei Patienten mit Claudicatio intermittens zeigt.

Bei der Beurteilung therapeutischer Effekte bei Patienten mit chronischen Durchblutungsstörungen sind deswegen die üblichen quantitativen Messungen der Globaldurchblutung nicht ausreichend und können sogar zu falsch-positiven Schlüssen führen. Entscheidend ist die Qualität der medikamentös induzierten Durchblutungsförderung im Sinne einer Verbesserung der nutritiven Durchblutung. Mit der objektiven Messung des Gewebesauerstoffdruckes direkt in der erkrankten Muskulatur von Patienten ist damit die Möglichkeit vorhanden, pharmakologische Wirkungen im Sinne einer besseren Gewebeversorgung zu quantifizieren. Dabei ist es unerheblich, über welchen Wirkungsmechanismus die Verbesserung der Gewebeversorgung erfolgt.

2. Material und Methodik

Die Messung des Gewebesauerstoffdruckes erfolgt mit beschichteten Mikro-Platin-Stichelektroden (Prinzip der Polarographie). Alle Untersuchungen werden in der Unterschenkelmuskulatur der auf dem Untersuchungstisch entspannt liegenden Patienten vorgenommen. Nach lokaler Anästhesie der Haut über dem zu untersuchenden Muskelbereich wird eine Braunüle® (Größe 1) senkrecht zum Verlauf der Muskelfasern 12 mm unter die Haut gestochen und 2 mm oberhalb der Oberfläche der Haut abgeschnitten. Durch die Kunststoffkanüle wird mit Hilfe eines motorbetriebenen Mikromanipulators die Sauerstoffelektrode (Mikro-Pt-Elektrode mit einem Spitzendurchmesser von 2–4 µm, Polystyrolüberzug) 10 mm tief in den Muskel eingeführt. Anschließend wird die Elektrode mit einer Geschwindigkeit von 33 µm/sec wieder aus dem Muskel gezogen bei gleichzeitiger Registrierung der von der Meßapparatur angezeigten pO_2-Werte auf einem Schreiber. Dieser Meßvorgang wird im gleichen Stichkanal 2- bis 3 mal wiederholt.

Die Untersuchungen erfolgen an ambulanten Patienten, bei denen die Diagnose einer Stenose oder eines Verschlusses im Bereich der A. iliaca oder der A. femoralis mittels Doppler-Ultraschall-Druckmessung, Oszillographie, Ergometrie (Laufband) und Angiographie gesichert worden ist. Klinisch befinden sich die Patienten im Stadium II nach Fontaine (Claudicatio intermittens) mit Gehstrecken unter 250 m.

Venoruton® (HR) wird überwiegend zur Behandlung venöser Erkrankungen eingesetzt. Es gibt darüber hinaus jedoch Berichte, wonach auch die Symptomatik chronisch arterieller Durchblutungsstörungen durch das Präparat erheblich verbessert wird. Dies war der Anlaß, den Einfluß des Präparates Venoruton® auf den Gewebesauerstoffdruck bei Patienten mit chronischer arterieller Verschlußerkrankung im Stadium der Claudicatio intermittens (II b) zu untersuchen. Am liegenden Patienten wurden innerhalb 10 min 15 ml Venoruton® intravenös injiziert. Neben den Leerwerten vor der Injektion wurden Messungen sofort nach Infusionsende und nach 15, 30, 60 und 120 min durchgeführt. Parallel zu den Sauerstoffdruckmessungen wurden der arterielle Blutdruck sowie die Pulsfrequenz kontrolliert.

3. Ergebnisse

Bei bisher insgesamt 5 Patienten mit Claudicatio intermittens wurde der Einfluß einer intravenösen Gabe von Venoruton® im Akutversuch untersucht. Bei 2 Patienten kam es zum Anstieg des Gewebesauerstoffdrucks mit einem Maximum 30 min nach Infusionsende. Auch zum Ende der Untersuchungszeit lagen die Gewebesauerstoffdrucke noch über den Ausgangswerten.

192

Bei 2 anderen Patienten wurden die Gewebesauerstoffdrucke nicht richtungge-
bend verändert. Bei einem Patienten kam es unmittelbar nach Infusionsende zu einem Abfall des Gewebesauerstoffdrucks, nach Ende der Untersuchungsperiode
waren die Ausgangswerte jedoch wieder erreicht.

4. Diskussion

Eine eindeutige Beantwortung der Frage, ob mit Venoruton® eine Besserung der
Gewebeversorgung der ischämischen Muskulatur von Patienten mit Claudicatio
intermittens erreicht werden kann, kann auf Grund der kleinen Fallzahl noch nicht
gegeben werden. Bei einigen Patienten steigt der Gewebesauerstoffdruck eindeutig
an, während in einem anderen Fall dagegen sogar ein Abfall der pO_2-Werte festzustellen ist.

Eine Begründung für das differente Verhalten des Gewebesauerstoffdrucks
nach Gabe von Venoruton® können wir derzeit nicht geben, zumal der Wirkungs-
mechanimus des Präparates im Hinblick auf die Therapie arterieller Verschlußerkrankungen noch ungeklärt ist. Der Anstieg des Gewebesauerstoffdrucks bei den
2 Respondern wäre einmal über eine simple Mehrdurchblutung, zum anderen aber
auch über eine Verbesserung der nutritiven Durchblutung (Ausnutzung) zu erklären. Bei der letzteren Möglichkeit brauchte das Gesamtstromzeitvolumen – wie in
der Einleitung vermerkt – durch das Pharmakon nicht erhöht sein. Auf welche
Weise eine bei Patienten mit Claudicatio intermittens vorliegende mikrozirkulatorische Blutverteilungsstörung durch Venoruton® verbessert werden könnte, ist
ebenfalls nicht geklärt. Eine Reihe von Mechanismen bieten sich dafür an, so z. B.
die Verbesserung der Fließeigenschaften des Blutes. Es muß aber auch gesagt werden, daß andere Wirkungsmechanismen ebenfalls in Betracht gezogen werden
müssen, so z. B. eine medikamentenbezogene Verschiebung der Sauerstoffbin-
dungskurve. Die Absenkung des Gewebesauerstoffdruckes bei einem Patienten ist
möglicherweise auf eine vorübergehende Senkung des Blutdrucks nach intravenöser Injektion von Venoruton® zu erklären. Bei diesem einen Patienten sank der
Blutdruck allerdings nur 10 mm systolisch ab, was allerdings nicht ausschließt, daß
in der Peripherie eine Vasodilatation mit konsekutiver Verschlechterung der mikrozirkulatorischen Blutverteilungsstörung aufgetreten ist. Da der systemische
Blutdruck und damit auch der poststenotische Blutdruckgradient von besonderer
Bedeutung für die Höhe des Gewebesauerstoffdruckes ist, könnte dies eine Erklärungsmöglichkeit sein.

Aus den bisherigen Untersuchungen des Gewebesauerstoffdruckes von Patienten mit Claudicatio intermittens geht hervor, daß Venoruton® Wirkungen hat, die
im einzelnen noch genau überprüft werden müssen. Dazu sind weitere Untersuchungen an Patienten notwendig.

Literatur

1. Ehrly AM (Hrsg) (1981) Messung des Gewebesauerstoffdruckes bei Patienten. Witzstrock, Baden-Baden
2. Ehrly AM, Köhler H-J, Schroeder W, Müller R (1975) Sauerstoffdruckwerte im ischämischen Muskelgewebe von Patienten mit chronischen peripheren arteriellen Verschlußkrankheiten. Klin Wochenschr 53:687
3. Ehrly AM, Schroeder W (1979) Zur Pathophysiologie der chronischen arteriellen Verschlußerkrankung. I. Mikrozirkulatorische Blutverteilungsstörung in der Skelettmuskulatur. Herz/Kreislauf 11:275
4. Hyman C, Rossel S, Rosen A, Sonnenschein RR, Uvnäs B (1959) Effects of alteration of total muscular blood flow on local tissue clearance of radio jodide in the cat. Acta Physiol Scand 46:358–372
5. Renkin EM (1968) Transcapillary exchange in relation to capillary circulation. J Gen Physiol 52:96
6. Schroeder W (1966) Nutritive und nicht-nutritive Skelettmuskeldurchblutung. Archiv für Kreislaufforschung 49:36–49
7. Ehrly AM (1980) New pathophysiological concept of ischemic diseases: Microcirculatory Blood Maldistribution (MBM) Bibl Anat 20:456

Fluoreszeinangiographische Studien über die Einwirkung intravenöser Venoruton®-Behandlung auf die mikrovaskuläre Blutperfusion der Haut bei schweren Fällen von arteriellen Gliedmaßenverschlüssen[1]

Fluorescein Angiographic Studies on the Effect of Intravenous
Venoruton® Treatment on the Microvascular Blood Perfusion of the Skin
in Serious Cases of Arterial Occlusion in the Extremities

FREDRIK LUND

Summary

In chronic as well as in a few examined cases of acute occlusive arterial disease of the limbs with advanced ischaemia and threatening amputation a favourable effect of intravenous Venoruton® injections on the cutaneous microcirculation could be objectively assessed by fluorescein angiography (FA) in the majority of cases. An increase of blood perfusion in FA was accompanied by clinical improvement with respect to rest pain and often also to the initiation of the healing process of ischaemic lesions.

The Venoruton® treatment was throughout combined with oral anticoagulation which was continued afterwards as longterm treatment. In a special follow-up study together with the Dpt. of Vascular Surgery, Huddinge University Hospital, Stockholm, amputation could be avoided in 15 of 29 such advanced cases for an observation period of so far 28 months. The anticoagulation therapy continued as longterm treatment seems to have cooperated with the beneficial effect of Venoruton® and to have preserved it for a longer period.

Zusammenfassung

Sowohl bei chronischen als auch einigen untersuchten akuten Fällen von Arterienverschlüssen von Gliedmaßen mit vorgeschrittener peripherer Ischämie und drohender Amputation, konnte meistenteils mit der Fluoreszeinangiographie (F.A.) objektiv eine günstige Wirkung von intravenösen Venoruton®-Injektionen auf die kutane Mikrozirkulation festgestellt werden. Die mit der F.A. registrierte Perfusionssteigerung entsprach einer klinischen Verbesserung mit Abnahme der Ruheschmerzen und vielfach auch beginnender Abheilung ischämischer Läsionen.

Die Venoruton®-Behandlung wurde durchwegs mit oraler Antikoagulationstherapie kombiniert und damit auch nachher fortgesetzt. In einer „follow-up"-Studie zusammen mit der Gefäßchirurgischen Abteilung des Huddinge Universitäts-

---

1 Für die fototechnische Assistenz sei K. Påhlsson und U.-B. Larsson gedankt

krankenhauses, Stockholm, konnte bei 15 von 29 amputationsbedrohten Patienten (52%) die Amputation während einer durchschnittlichen Beobachtungszeit von bisher 28 Monaten verhindert werden. Die Antikoagulatienstherapie – als Langzeitbehandlung fortgesetzt – scheint einen verstärkenden und verlängernden Einfluß auf die guten klinischen Behandlungserfolge mit Venoruton® zu haben.

1. Einführung

Die dynamische Fluoreszeinangiographie (F. A.) der Haut bei peripheren arteriellen Gefäßkrankheiten wurde 1972 als eine neue Makromethode zum Studium der kutanen nutritiven Blutperfusion von Lund u. Lund vorgestellt [1, 2]. Nach intravenöser Injektion in eine V. cubitalis von gewöhnlich 7–8 ml (1 ml/10 kg KG) einer 10%igen Na-Fluoreszeinlösung, werden die Füllung der oberflächlichen Hauptkapillaren und Venolen wie das Durchsickern des Farbstoffes aus diesen Gefäßen zum extravaskulären Raum erfaßt, entweder durch Serienphotographie mit Elektromotorkamera, speziellen Filtern und sekundenschnell repetierendem Blitzgerät, oder mit kontinuierlicher Videobandregistrierung.

Gewöhnlich werden als geeignete Gliedmaßenabschnitte die Fußsohlen bzw. die Hohlhände ausgewählt, aber auch andere, größere oder kleinere Hautgebiete sind für die Untersuchung zugänglich. Das Verhältnis zwischen den Zielen der Röntgenarteriographie einerseits, und der F. A. der Haut andererseits, kann bildlich mit dem Verhältnis zwischen den Gräben oder den großen Wasserleitungsrohren und der endgültigen Bewässerung der Felder verglichen werden.

Nach den ersten Publikationen sind technische Verbesserungen und Ergänzungen, wie auch viele ganz neue klinische und experimentelle Anwendungsgebiete hinzugefügt worden z. B. die supraorbitale F. A. für die Diagnose haemodynamisch signifikanter Karotisobstruktionen [10] und die intraoperative F. A. des Herzens bei koronaren Bypassoperationen [5]. Eine chronologische Referenzliste über die Methodenerweiterungen wird hier angegeben [3–13], sowie die reich illustrierte, atlasähnliche Publikation [14].

In diesen Weiterentwicklungen ist auch die Mikrofluoreszeinangiographie inbegriffen, wodurch die Perfusions- und Diffusionsvorgänge auf der Kapillarebene genauer studiert werden können [3, 6, 8]. Die Arbeitsgruppe von Bollinger (Zürich) hat dieses F. A.-Prinzip angenommen und in ihren kapillarmikroskopischen Studien mit Fluoreszeintechnik das Videoverfahren mit Videodensitometrie in hervorragenden Untersuchungen benutzt [15, 16].

Die serienmäßige Fluoreszenzregistrierung ist seit Jahrzehnten in der Ophthalmologie zum Studium der Retinagefäße als Fluoreszein-Retinographie wohlbekannt. Normale Gefäße der Netzhaut – und auch des Gehirns – haben eine ziemlich resistente Barriere gegen die Leckage des Na-Fluoreszeins, was eine „echte" Angiographie zur Folge hat mit Entstehung extravaskulärer Fluoreszenz nur bei pathologischen Gefäßen. Dies ist aber nicht der Fall bei den Hautgefäßen, die auch normal eine ganz schnelle Diffusion des Na-Fluoreszeins aus den Kapillaren und Venolen zum extravaskulären Raum zeigen. Das Erscheinen einer verschwommenen Fluoreszenz bedeutet hier, daß das mit Fluoreszein gezeichnete Blut die Endstrombahn passiert hat.

2. Technische Erläuterungen

Unser Routinegerät bei den makroskopischen Photoaufnahmen, womit sich dieses Referat hauptsächlich beschäftigt, ist eine Hasselblad Elektromotorkamera (500 EL/M mit Magazin 70) und Beleuchtung durch einen mit blauem Erregungsfilter (Schott Glasfilter BG 12) ausgestatteten Ringblitz (Pro-2, Profoto, Stockholm) ringsum das Kameraobjektiv, das selbst mit einem gelben (Schott Glasfilter GG 495) oder am besten orangefarbigen (Schott Glasfilter OG 515 oder OG 530) Sperrfilter versehen ist.

Die gelbgrüne Fluoreszenz wird zweifellos am schönsten demonstriert, wenn sie mit Farbfilm aufgenommen wird. Jedoch, Schwarzweißfilm ist ebenso informationsreich, für Kopienherstellung und auch wegen des größeren Auflösungsvermögens für die Bildanalyse mehr geeignet, und wird für Routineaufnahme benutzt.

Bei der Beurteilung der Bilder wird die Einwirkung der makro- und mikrovaskulären Veränderungen auf die Fluoreszenz-Erscheinungszeit, -Füllungszeit und auf das endgültige Verteilungsmuster festgestellt. Die normale Erscheinungszeit nach intravenöser Injektion in eine V. cubitalis beträgt nach induzierter Vasodilatation an der Hohlhand und den Fingern 12–15 s, bzw. an der Fußsohle und den Zehen 17–20 s. Nach weiteren 10–20 s erhält man in Normalfällen eine diffuse homogene Fluoreszenzverteilung (d. h. Füllungszeit). Mit fortgesetzter Diffusion und Distribution im extrakapillaren Gewebe bekommt man noch später, bei der sogenannten Sättigungszeit, eine maximale Fluoreszenz, die an sich für die routinemäßige Beurteilung nicht so wichtig ist wie die Erscheinungs- und Füllungszeiten.

Objektiv können die Fluoreszenzintensitäten der verschiedenen Teile der F. A.-Bilder densitometrisch-numerisch mit einem manuellen Densitometer (Macbeth TD 501) festgestellt werden. Alternativ, und zwar mit größerer Genauigkeit, kann dies mit Computer-Bildanalyse durch die OSIRIS-Maschine geschehen [17], wobei auch als Zwischenstufe ein besseres okuläres Unterscheiden der verschiedenen Fluoreszenzintensitäten durch Überführen in Pseudofarben möglich ist (Physik IV, Kgl Technische Hochschule in Stockholm).

Da die zentrale Hämodynamik, z. B. eine Verlängerung der systemischen Kreislaufzeit wegen eventueller Herzinsuffizienz, berücksichtigt werden muß, soll man bei verschiedenen, untereinander zu vergleichenden Untersuchungen wenigstens den vorhandenen systolischen Brachialisblutdruck und die Pulsfrequenz bei der Beurteilung beachten, sowie auch die röntgenologische Herzgröße. Am besten wird als Referenz bei Untersuchung der Füße eine simultane F. A.-Registrierung von einem Finger mit einer separaten Kleinbildkamera gemacht.

Bei der Diagnose und Bewertung der Organoarteriopathien, als den wesentlichen Aufgaben der F. A., werden durchaus die mit peroralem Alkohol und Erwärmung des Rumpfes erzeugte Vasodilatation und vermehrte Perfusion benutzt, um die Registrierung bei experimentellen Standardbedingungen durchzuführen. Besonders bei den Raynaud-Fällen mit ausgesprochen vasokonstriktorischer Neigung ist für diesen Zweck auch die postokklusive, reaktive Hyperämie zu empfehlen, wenn organische Veränderungen der Digitalarterien festzustellen sind.

Die arteriellen Verschlußkrankheiten sind dadurch gekennzeichnet, daß die Fluoreszenzzeiten verlängert werden. Der Grad der Verlängerung, bis zu eventuell bestehenden Fluoreszenzdefekten, gibt über Umfang und Schwierigkeit der Verschlüsse, sowie über die Prognose Auskunft. In kurzen Intervallen wiederholte und mit oben erwähnten, standardisierten Bedingungen durchgeführte Untersuchungen an denselben Patienten, haben eine hohe Reproduzierbarkeit der Methode ausgewiesen.

Die ganz oder fast rein funktionellen vasospastischen Arteriopathien wiesen nach maximaler Vasodilatation ein normales Erscheinungs- und Füllungsmuster der Fluoreszenz auf. Zur Beurteilung der vasospastischen Neigung müssen besondere Versuchsanordnungen ausgenutzt werden, z. B. ohne und mit einer vasodilatierenden bzw. vasokonstriktorischen Maßnahme. Wegen der sehr langsamen Ausscheidung des Na-Fluoreszeins kann die Untersuchung nach einer intravenösen Standarddosis am besten nicht innerhalb der nächsten 24 h wiederholt werden, da eine primäre Restfluoreszenz bei der wiederholten Untersuchung nicht ganz zu vermeiden ist. Mit regionaler intraarterieller Injektion (isotone Na-Fluoreszeinlösung 3,3%) ist eine viel geringere Menge des Farbstoffes erforderlich, und die Untersuchung kann binnen kurzem repetiert werden.

Bei mikrovaskulären Veränderungen mit erhöhter Gefäßwandpermeabilität, z. B. bei lokalen und systemischen Entzündungsreaktionen, gewissen Fällen von Arthritis rheumatica, Lupus erythematodes und auch bei der diabetischen Mikroangiopathie, können die Fluoreszenz-Zeiten verkürzt werden [6].

3. Ergebnisse

Nach diesen technischen Ausführungen werden im folgenden unsere F. A.-Ergebnisse mit Venoruton® bei schweren Fällen peripherer okklusiver Arterienkrankheit so vorgestellt, daß zuerst zwei illustrative Fälle ganz eingehend beschrieben werden, gefolgt von einem kurzgefaßten Bericht über die fluoreszeinangiographischen und klinischen Befunde einer Studie, die an anderer Stelle ausführlich beschrieben wird [18].

Der erste Fall betrifft einen 83jährigen Mann mit Arterienverschlüssen an beiden Händen und einer Pränekrose des Zeigefingers der linken Hand (Abb. 1). Vor Beginn der Venoruton®-Behandlung war er einige Wochen lang mit oralen Antikoagulantien ohne merkbare Verbesserung behandelt worden.

Die Abb. 2a, b, c zeigen die von drei F. A.-Serien ausgewählten 60-s-Bilder vor (Abb. 2a), während (Abb. 2b) und nach (Abb. 2c) der zusätzlichen Behandlung mit intravenösen Venoruton®-Injektionen (2mal tgl. 15 ml einer 10%igen Lösung). Vor der Behandlung (Abb. 2a) findet man im 60-s-Bild gar keine Blutperfusion an der Endphalanx des Zeigefingers. Das entsprechende Bild nach 2 Wochen mit Venoruton®-Behandlung (Abb. 2b) ergibt dort wiederhergestellte Perfusion und tatsächlich eine ganz intensive Fluoreszenz, wahrscheinlich als Zeichen einer infektiös-inflammatorischen Reaktion, aus einer Ulceration an der Zwischenphalanx nach der ischämischen Periode hervorgehend. Nach dem Zusatz von Antibiotika mit fortgesetzten Venoruton®-Injektionen und oralen Antikoagulantien ist diese hohe Fluoreszenzintensität im Zeigefinger bei der letzten Untersuchung zurückgegangen (Abb. 2c). — Derselbe Verlauf konnte nach Übertragung in Pseudofarben mit Osiris noch deutlicher veranschaulicht werden.

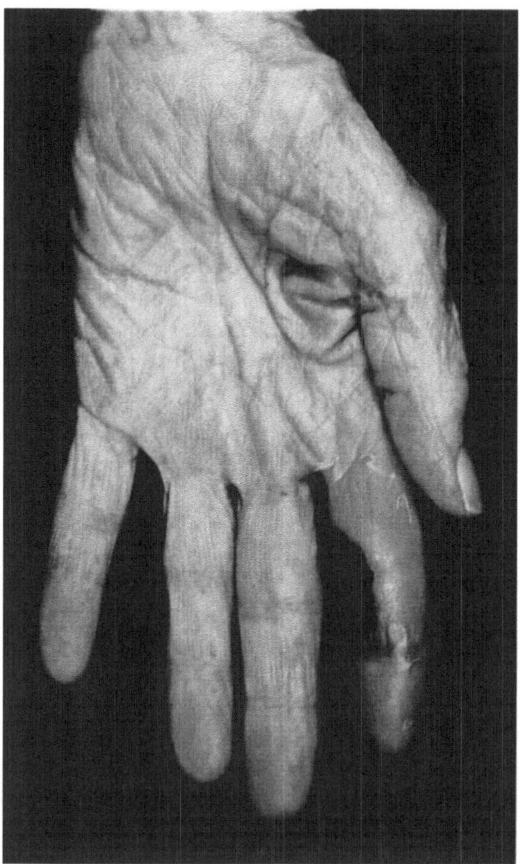

Abb. 1. Pränekrose der Endphalanx und ischämische Ulceration an der Zwischenphalanx des Zeigefingers wegen okklusiver Veränderungen bei 83jährigem Mann mit peripherer Arteriosklerose. Mit oraler Antikoagulation keine merkbare Verbesserung. Durch zusätzliche intravenöse Venoruton®-Behandlung schnell beginnende klinische Heilung. Fluoreszeinangiographisch starke Verbesserung der Blutperfusion (Abb. 2 und 3)

Die Entwicklung des F. A.-Musters bei diesen drei Untersuchungen entsprach genau dem klinischen Verlauf, der eine markante Verbesserung mit Temperatursteigerung und Verschwinden der cyanotischen Verfärbung der Endphalanx zeigte, sowie schnell fortgeschrittene Heilungsneigung der Ulceration an der Zwischenphalanx. Die Wirkungsweise der Venoruton®-Behandlung ist viel besprochen worden: Es ist wohl berechtigt, der Wiederherstellung der Erythrocytendeformabilität eine große Rolle zuzuschreiben.

Die Abb. 3a und b veranschaulichen in diagrammatischer Darstellung die Veränderungen der mit manueller Densitometrie festgestellten Fluoreszenzintensität an der vor der Venoruton®-Behandlung gangränbedrohten Endphalanx des linken Zeigefingers. In Abb. 3a ist der große Unterschied zwischen den Kurvenverläufen vor (Abb. 2a) und nach 5wöchiger Venoruton®-Behandlung (Abb. 2c) offensichtlich. Die Abb. 3b zeigt, daß die hohe Fluoreszenzintensität, die im infektiös-inflammatorischen Stadium beobachtet wurde (Abb. 2b), nach der zusätzlichen, 3wöchigen Behandlung mit Antibiotika geringer ist (Abb. 2c).

Der Fall illustriert also, wie bei einem 83jährigen Mann mit fortgeschrittener obliterierender Arteriosklerose der Handarterien eine seit einigen Wochen durchgeführte Behandlung mit oralen Antikoagulantien möglicherweise eine progressionshemmende, aber klinisch keine merkbare Wirkung gehabt hatte. Durch zusätzliche intravenöse Venoruton®-Behandlung konnte eine schnelle und augenfällige Verbesserung sowohl fluoreszeinangiographisch wie klinisch hervorgerufen werden, wodurch die Amputation des Fingers vermieden wurde.

Im nächsten Falle handelte es sich um eine 5 Jahre lang kontrollierte Frau, zur Zeit der ersten Untersuchung 84jährig, mit einer chronischen obliterierenden Arteriosklerose der Beine, besonders des linken. Fluoreszeinangiographisch (Abb. 4) zeigte sie jedoch wenigstens im 90-s-Bilde nach der Fluoreszeininjektion auch im linken Fuß ein akzeptables Perfusionsmuster, was an sich auf eine unmittelbar gangrändrohende Kreislaufstörung nicht hinweist. Während des nächsten halben Jahres trat allmählich mit oralen Antikoagulantien (Waran- = Warfarinnatrium und Anginin-Tabletten = Pyridinolkarbamat) [19] eine klinische Verbesserung ein, die auch mit F.A. objektiv bestätigt werden konnte.

Während der 5jährigen Beobachtungszeit hat die Patientin drei akute Beinarterienverschlüsse mit einem ganz typischen klinischen und fluoreszeinangiographischen Bild erlitten, und zwar rechtsseitig im Juni 1980 (Abb. 5) bzw. im Januar 1981 (Abb. 6) und bilateral im Mai 1981 (Abb. 7 und 8). Sämtliche akuten Episoden wurden sehr erfolgreich mit einer Serie intravenöser Venoruton®-Injektionen (2mal pro Tag 15 ml einer 10%igen Lösung) zuzüglich einer Fortsetzung der obenerwähnten Langzeittherapie mit oralen Antikoagulantien behandelt (initial auch Heparin).

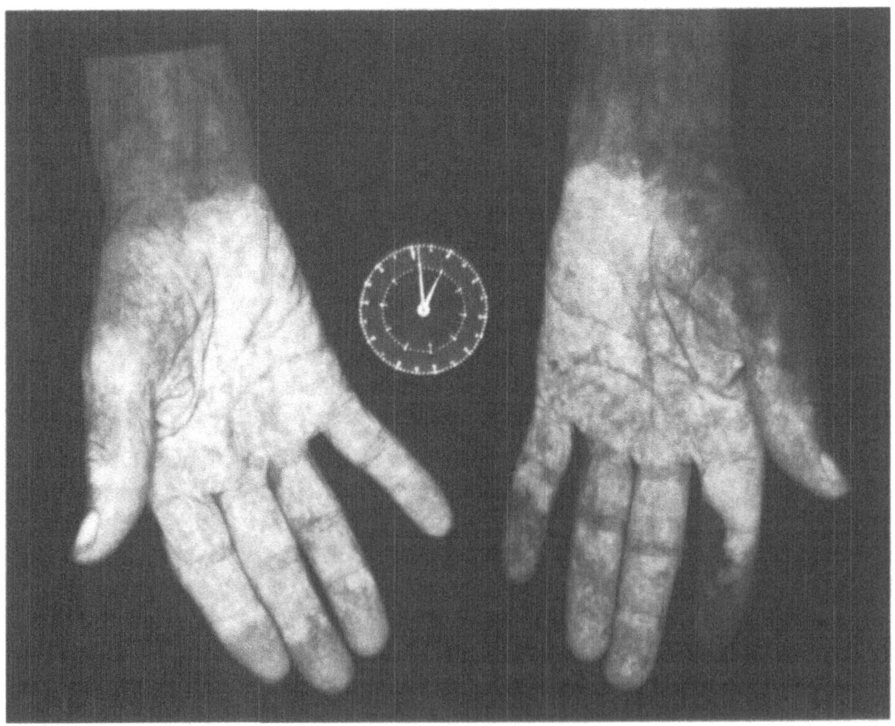

Abb. 2a

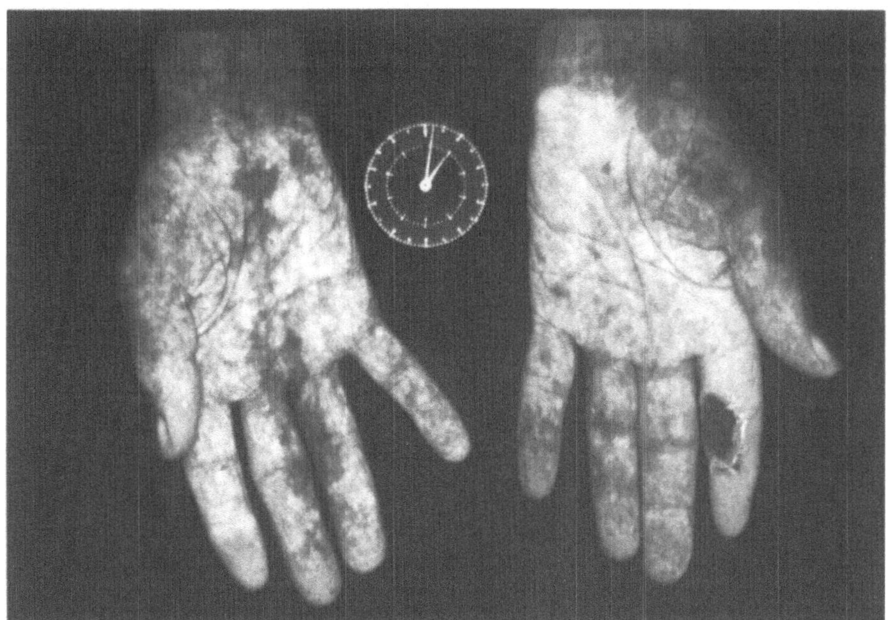

b

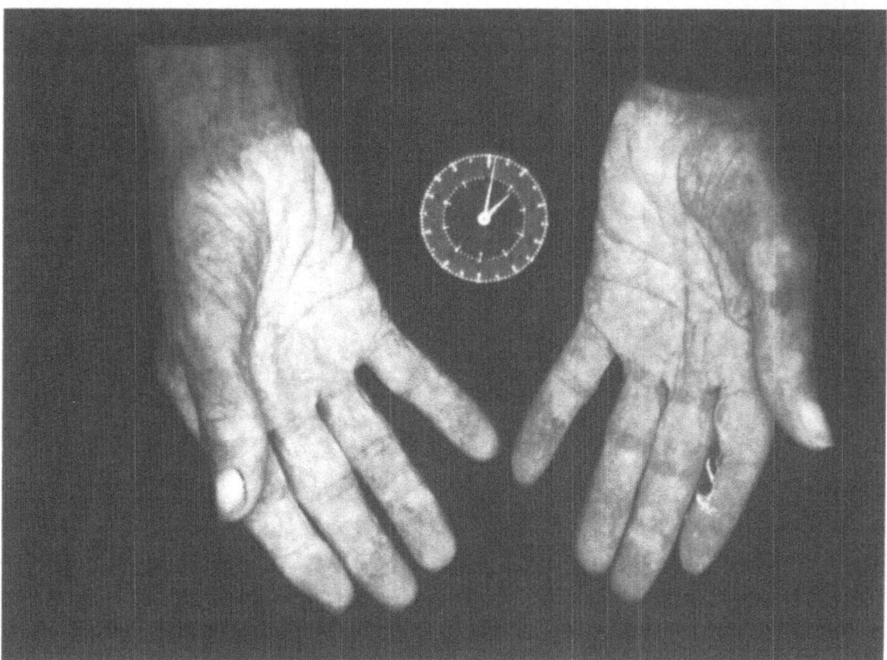

c

Abb. 2a–c. Fluoreszeinangiographische (F. A.-)Entwicklung vor (**a**), während (**b**) und nach (**c**) einer i. v. Venoruton®-Behandlung im selben Falle wie in der Abb. 1 mit Pränekrose der Endphalanx des linken Zeigefingers. Aus den drei F. A.-Serien sind zum Vergleich die 60-s-Bilder ausgewählt. **a** Vor Venoruton®. Keine Blutperfusion der Endphalanx des linken Zeigefingers im 60-s-Bild. **b** Nach 2wöchigen i. v. Venoruton®-Injektionen Wiederherstellung der Blutperfusion des Zeigefingers, und zwar eine ganz intensive, entzündungsbedingte Fluoreszenzintensität, nach der ischämischen Periode von der infizierten Ulceration an der Zwischenphalanx ausgehend. **c** Nach weiteren 3 Wochen mit zusätzlicher Antibiotikabehandlung Rückkehr der hohen Fluoreszenzintensität. Immer noch gute Blutperfusion der vorher ischämischen Endphalanx. Klinisch offenbare Verbesserung, z. B. ist die Ulceration nun kleiner

202

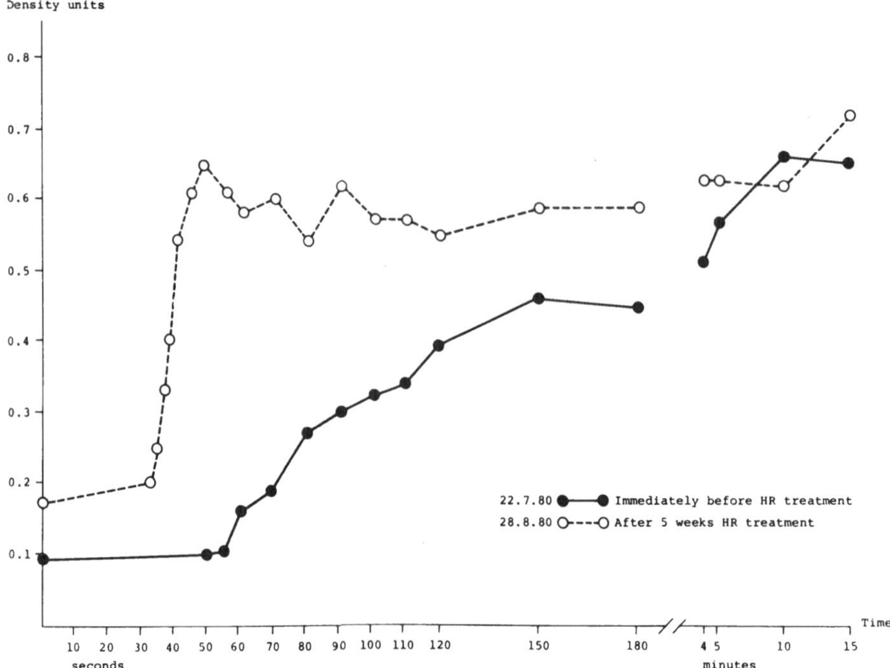

Abb. 3a

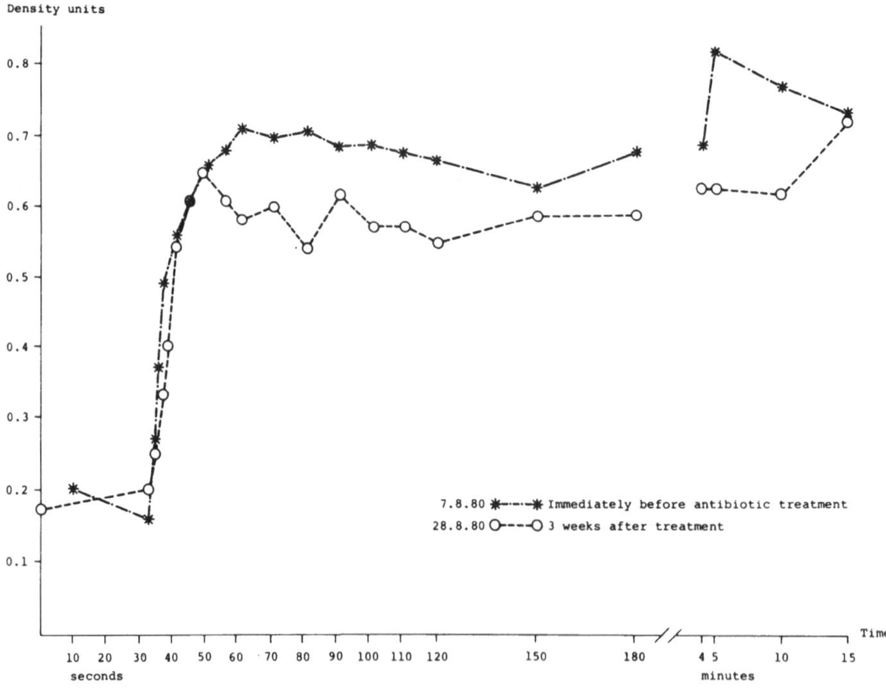

Abb. 3b

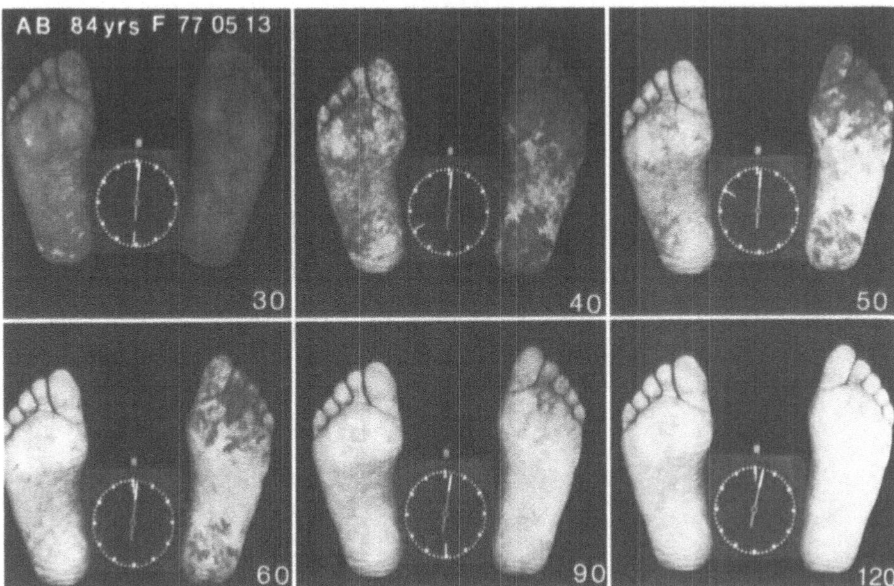

Abb. 4. F. A.-Serie (30 bis 120 s) im Jahre 1977 bei 84jähriger Frau mit bilateraler Arteriosclerosis obliterans; schwierigere Kreislaufstörung des linken Beines. *Rechter Fuß:* 30 s nach der i. v. Fluoreszeininjektion erste Zeichen beginnender Fluoreszenz = Erscheinungszeit (in Normalfällen 17–20 s). Nach 40 s diffuse, fleckenförmige Fluoreszenz der ganzen Fußsohle mit Ausnahme der dritten Zehe und angrenzenden Teilen des vorderen Fußballens, sowie einem Hautbezirk lateral an der Ferse. Nach 50 s, und noch deutlicher nach 60 s, homogene Fluoreszenz der ganzen Fußsohle einschließlich der Zehen = Füllungszeit (in Normalfällen ca. 27–35 s). *Linker Fuß:* Nach 40 s keine Fluoreszenz des vorderen Teiles des Fußes und beinahe keine an der Ferse. Nach 60 s noch bleibende Fluoreszenzdefekte an der 2., 3. und 4. Zehe wie auch an einem angrenzenden dreieckigen Hauptbezirk des vorderen Fußballens. Erst nach 90 s, und deutlicher nach 120 s, diffuse, homogene Fluoreszenz der ganzen Fußsohle einschließlich der Zehen, also eine sehr verspätete Füllung, die ganz schwere Hypoperfusion angibt, jedoch nicht unmittelbare Gangränbedrohung

Seit März 1980 ist in diesem Falle Vorhofflimmern konstatiert worden. Es ist naheliegend, die akuten Arterienverschlüsse als embolische zu betrachten, jedenfalls die letzte bilaterale Okklusion. Erwähnenswert ist indessen, daß die zu Hause wohnende Patientin wegen ihres Alters gewisse Schwierigkeiten hatte, mit zwei- oder dreiwöchentlichen Kontrollen die Antikoagulantientherapie vorschriftsmäßig genau durchzuführen, und daß sie zur Zeit der akuten Episoden – aber sonst gewöhnlich nicht – jedesmal gesteigerte Prothrombinwerte oberhalb der sogenannten therapeutischen Zone zeigte. Übrigens hat sie auch eine Hyperfibrinogenämie und eine mäßige Steigerung des Hämatokritwertes, auch Faktoren, die eine herabgesetzte Fluidität des Blutes und dadurch die Thromboseneigung fördern.

Abb. 3a, b. Manuelle F. A.-Densitometrie von der Endphalanx des linken Zeigefingers im selben Falle wie in der Abb. 1 und 2a–c. **a** Günstige Wirkung auf die Blutperfusion von i. v. Venoruton®-Behandlung während 5 Wochen, durch die sequentiellen Veränderungen der Fluoreszenzintensität vor und nach der Behandlung erwiesen. **b** Hemmende Wirkung von Antibiotikabehandlung während 3 Wochen auf die entzündungsbedingte Steigerung der mikrovaskulären Permeabilität und der Fluoreszenzintensität, die von der infizierten Ulceration an der Zwischenphalanx verursacht war

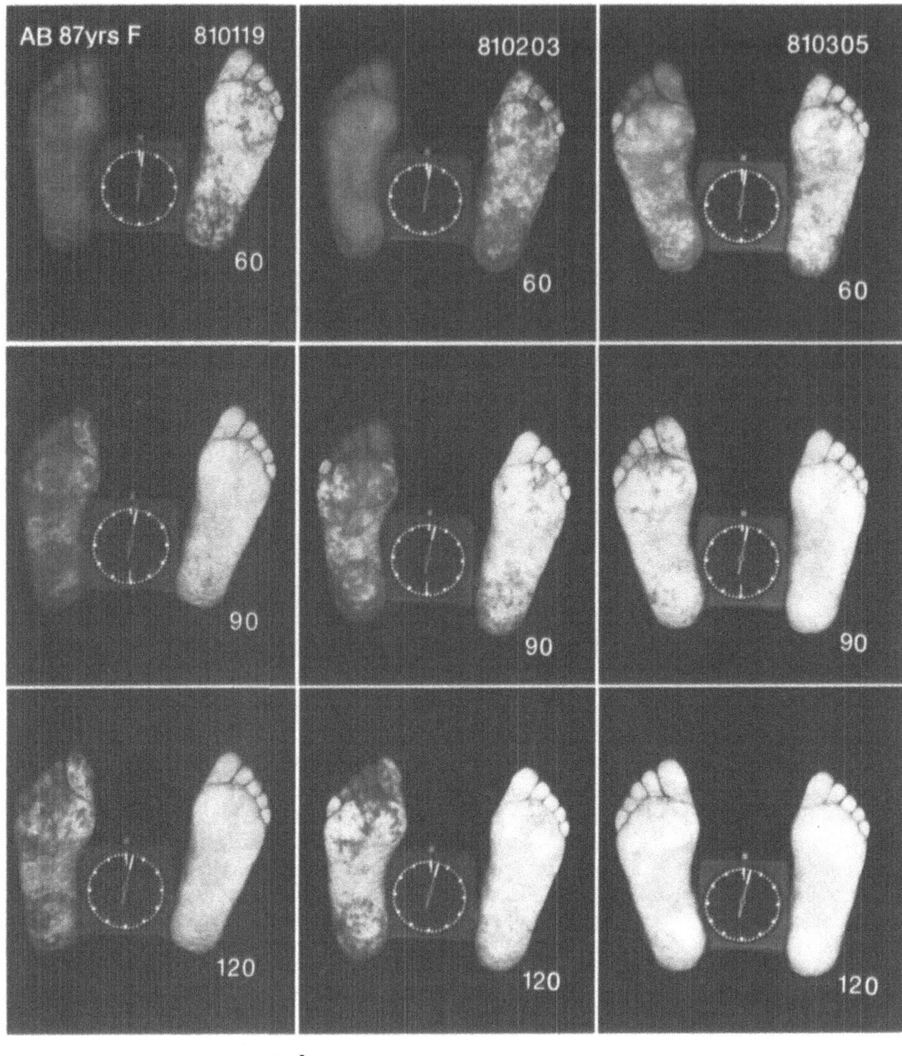

Abb. 6a–c. Zweiter akuter Arterienverschluß im rechten Bein ein halbes Jahr später (Jan. 1981); zeitmäßig auch diesmal mit gesteigerten Prothrombinwerten eingetroffen (Embolie? Thrombose in loco?). Klinisch auch nun Rückgang der ischämischen Symptome während einer neuen Serie von Venoruton®-Injektionen mit intensivierter (anfänglich Heparin) und genauer kontrollierter oraler Antikoagulation vereinigt. Eine die Behandlung begleitende Perfusionssteigerung wurde gleichfalls objektiv mit F. A. bestätigt. Prinzipielle Übereinstimmung der F. A.-Entwicklung mit jener des vorigen rechtsseitigen Arterienverschlusses (Abb. 5a–c). **a** Vor der Behandlung mit Venoruton®. Fluoreszenzmuster des rechten Fußes ungefähr wie in der Abb. 5a vor der damaligen Behandlung des ersten akuten Arterienverschlusses (Juni 1980). Gar keine Fluoreszenz im 60-s-Bild; in den 90-s- und 120-s-Bildern ein bißchen mehr ausgebreitet als in der Abb. 5a, aber auch diesmal F. A.-Zeichen schwerer Ischämie. **b** Nach 2 Wochen mit i. v. Venoruton®-Behandlung mäßige Verbesserung des Perfusionsmusters, nicht so offenbar wie nach dem ersten akuten Verschluß (Abb. 5b). Es war nun schwieriger, die für die Beurteilung wünschenswerte vorbereitende Vasodilatation hervorzubringen, was mit vorhandenen Kopfschmerzen der Patientin in Zusammenhang gestellt wurde. Die unvollständige Vasodilatation geht auch von der niedrigeren Fluoreszenzintensität des linken Fußes im Vergleich mit 6a hervor. **c** Nach guten 6 Wochen mit Venoruton®-Injektionen Wiederholung der Blutperfusion etwa wie bei dem vorigen Verschluß ein halbes Jahr früher (Abb. 5c). Indessen findet man nun im 90-s-Bild ein gewisses Nachhinken der Fluoreszenz an der 3. und 4. Zehe. Voriges Mal wies statt dessen die 2. Zehe eine niedrigere Fluoreszenzintensität als Zeichen einer Hypoperfusion auf

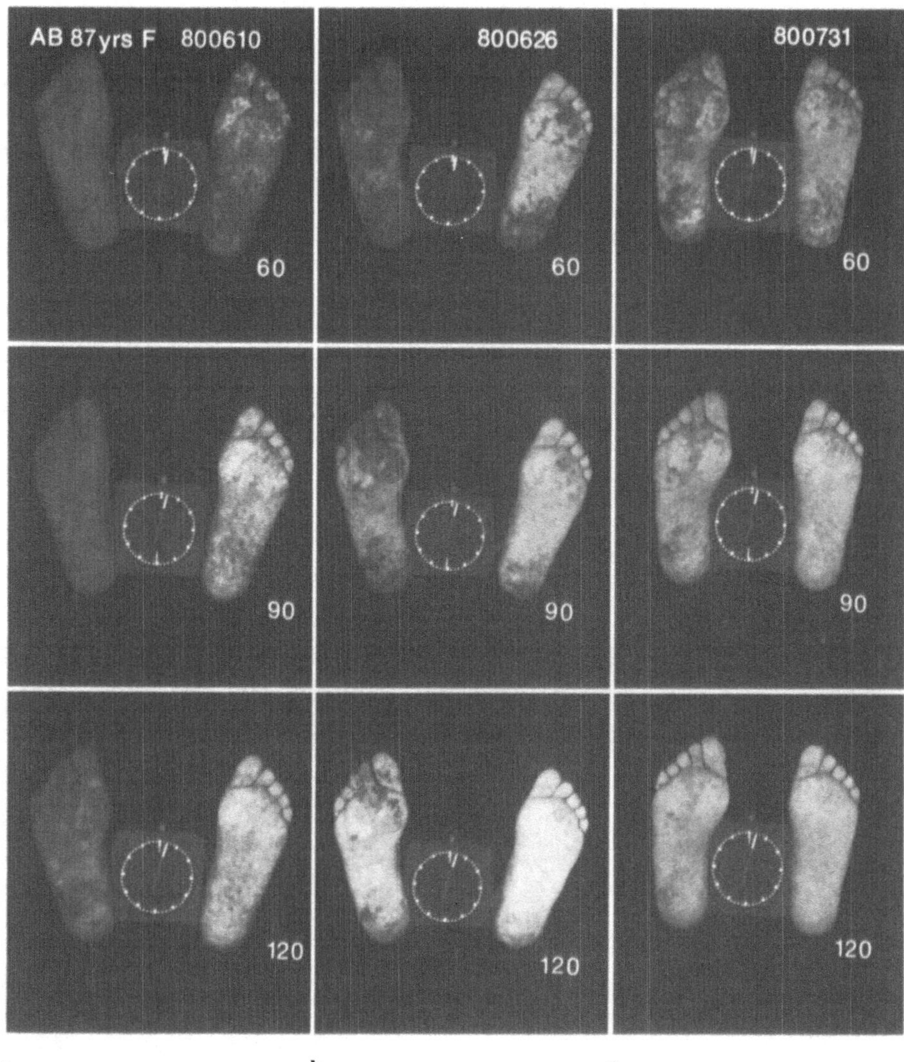

Abb. 5a–c. Derselbe Fall wie in der Abb. 4. Rechtsseitiger akuter Arterienverschluß (Juni 1980) als Zusatz zu den vorher mäßigen okkludierenden Veränderungen. Vorhofflimmer seit einigen Monaten. Die akute Episode traf mit erhöhten Prothrombinzeiten der oralen Antikoagulationsbehandlung ein (Embolie? Thrombose in loco?). **a** Vor der Behandlung mit Venoruton®. Nach 60 s keine und nach 90 s fast keine Fluoreszenz am rechten Fuß. Nach 120 s schwach fluoreszierende Bezirke an der Ferse und an der Fußwölbung; ausgebreitete Fluoreszenzdefekte im vorderen Teil des rechten Fußes. Linker Fuß im Vergleich mit dem Status vom Jahre 1977 etwa unverändert. Seit 1977 Behandlung mit oralen Antikoagulantien und Pyridinolkarbamat (Anginin, Banyu, Tokyo). **b** Nach 2 Wochen mit intravenöser Venoruton®-Behandlung und verbesserter Einstellung der oralen Antikoagulation (anfänglich auch Heparin) offenbare Verbesserung des dynamischen F. A.-Musters. Schon nach 60 s Fluoreszenzerscheinung. Nach 90 s und 120 s schnell fortschreitende Ausbreitung der Fluoreszenz mit Ausnahme von einigen kleineren Bezirken mit schwacher Fluoreszenz, z. B. an der 2. Zehe und der Ferse. Klinisch rasche Erholung schon kurz nach dem Beginn der aktivierten Therapie. **c** 7 Wochen nach Anfang der monatelangen Venoruton®-Behandlung; während der letzten 3 Wochen keine Venoruton®-Injektionen, nur orale Antikoagulantien und Anginin. Im Vergleich mit **b** ist noch mehr beschleunigte Fluoreszenzentwicklung zu allen drei ausgewählten Zeiten gut wahrnehmbar. Nach 120 s fast homogene Fluoreszenz der ganzen Fußsohle einschließlich der Zehen

Es kann deshalb nicht ausgeschlossen werden, daß wenigstens die beiden ersten akuten Verschlüsse durch appositionelle Thrombosen in loco verursacht waren. Ein Versuch näherer Klarlegung durch Röntgenarteriographie kam nicht in Frage, weniger wegen des Alters der Patientin, als vorwiegend im Hinblick auf die früheren verbreiteten chronischen Okklusionen in den Beinarterien, wodurch die Patientin rekonstruktiver Arterienchirurgie technisch nicht zugänglich war.

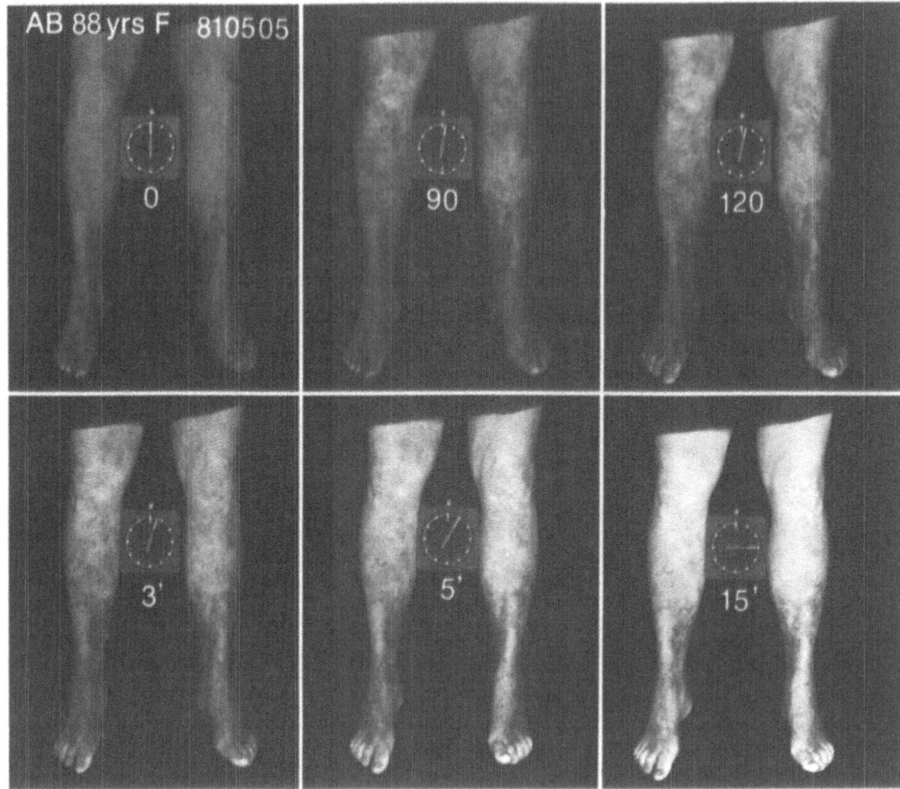

Abb. 7a–c. F. A.-Entwicklung an den Unterschenkeln beim dritten, diesmal bilateralen, akuten Arterienverschluß (Mai 1981), ganz wahrscheinlich von einem an der Aortabifurkation zerbrochenen Embolus hervorgerufen. Noch einmal gesteigerte Prothrombinwerte wegen der Schwierigkeiten der zu Hause wohnenden Patientin, den gegebenen Vorschriften richtig zu folgen. Während der ersten 3 Tage nach dem Verschluß nur Heparin mit korrigierter Einstellung der oralen Antikoagulation, danach Venoruton® als Zusatz zu einer wirksamen Antikoagulantientherapie. Klinische Erholung, die mit genauerer therapeutischer Qualitätskontrolle der Antikoagulation jetzt seit einem Jahr fortdauernd bestehengeblieben ist. **a** Vor der Behandlung. Sehr verzögerte Ausbreitung der Fluoreszenz in den distalen Teilen beider Unterschenkel und an den Fußrücken. Im 90-s-Bild auf diesem Niveau gar keine Fluoreszenz an der rechten Seite und nicht mehr als eine Andeutung an der linken. Nach 2 min und 3 min nur unerhebliches distales Fortschreiten der Fluoreszenz. Nach 5 min und 15 min immer noch F. A.-Zeichen einer Hypoperfusion, was alles für sehr schwere bilaterale Kreislaufstörung spricht. **b** Nach 2 Tagen mit Heparinisierung. Die 90-s- und 120-s-Bilder ganz unverändert. Nach 3 min, 5 min und 15 min eine gewisse, aber nur ganz mäßige Verbesserung. Auch wegen der noch vorhandenen schweren klinischen Symptome wurde es als unratsam beurteilt, mit Antikoagulantien allein länger als 3 Tage fortzusetzen. **c** Nach 10 Tagen mit Zusatz von i. v. Venoruton®-Injektionen zu der Antikoagulantienbehandlung. Augenfällige Verbesserung schon in den 90-s- und 120-s-Bildern. Klinische Erholung

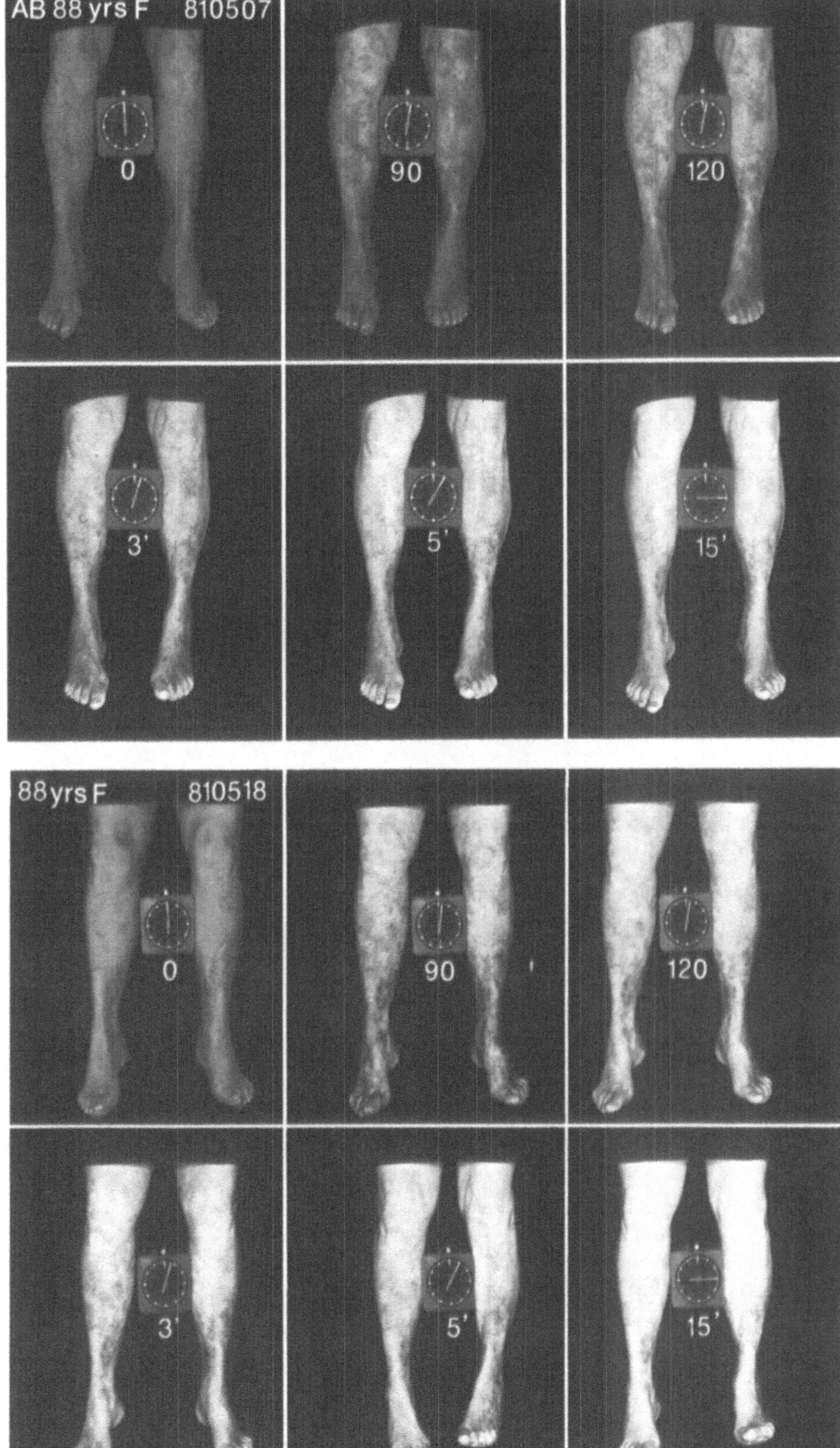

AB 88 yrs F   810507
0
90
120
3'
5'
15'
b
88 yrs F   810518
0
90
120
3'
5'
15'
c

Bei hohem Alter über 80 Jahren ist die Prognose einer akuten Arterienokklusion der Beine sehr schlecht, wenn der Kreislauf durch Rekonstruktionsoperation nicht wiederhergestellt werden kann. Eine spontane Rekanalisation oder adäquate Kollateralkompensation ist hier auch bei den Embolien sehr selten. Kompensatorische Kollateralmöglichkeiten sind im hohen Alter verglichen mit denen jüngerer Patienten nicht im selben Maß vorhanden, weshalb eine auf Antikoagulantien beschränkte Therapie gewöhnlich versagt. Die Mortalität nach einer Amputation ist bei den sehr alten Patienten hoch. Sicherlich kann jedoch auch solchen Fällen nicht selten durch eine thrombolytische Behandlung wirksam geholfen werden, was wir selbst mit Streptokinase bzw. Brinase (aus Aspergillus oryzae) haben bestätigen können [20, 21].

Die Einführung von mikrohaemorheologisch wirksamen, fluiditätsbefördernden Pharmaka oder anderen Maßnahmen wie z.B. der isovolämischen Hämodilution, bedeutet auch bei den peripheren arteriellen Kreislaufstörungen ein neues therapeutisches Prinzip. Eine augenfällige Verbesserung der Mikrozirkulation der

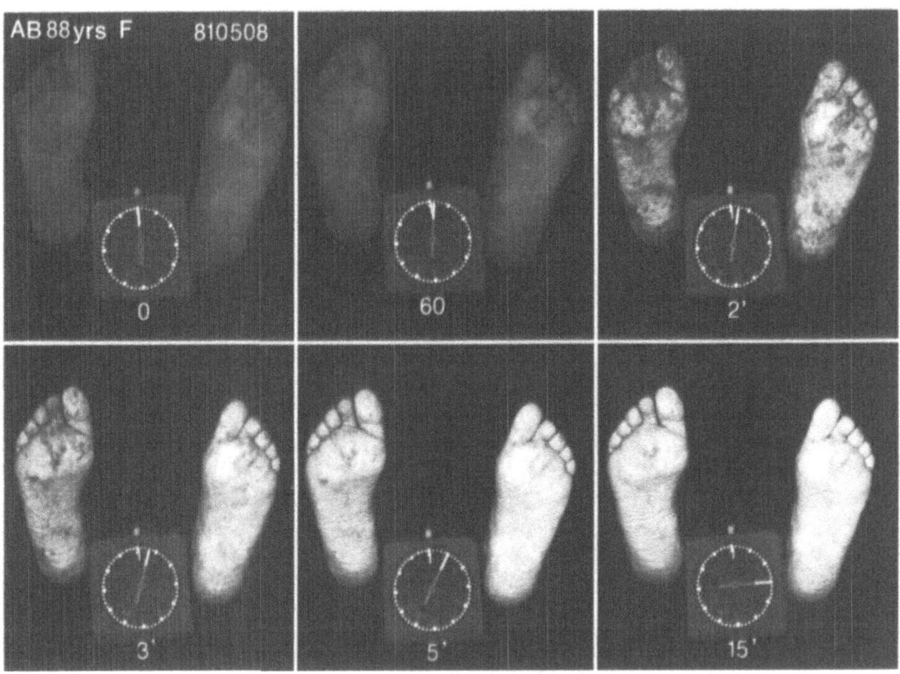

Abb. 8a–c. F.A.-Entwicklung an den Fußsohlen beim selben bilateralen Arterienverschluß (Mai 1981). Keine F.A.-Aufnahme unmittelbar nach dem Verschluß vor der Heparinbehandlung. **a** Vor der Venoruton®-Behandlung, nach Heparin während 3 Tage. Fluoreszenz im 60-s-Bild ganz fehlend, im 120-s-Bild ausgebreitet aber besonders am rechten Fuß gesprenkelt. Nach 3 min und sogar nach 5 min F.A.-Zeichen einer Hypoperfusion der rechten 2. Zehe (densitometrisch auch nach 15 min feststellbar). **b** Nach 13 Tagen mit i.v. Venoruton®-Behandlung und Antikoagulantien. Im 120-s-Bild mäßige Verbesserung des Fluoreszenzmusters, wenigstens am rechten Fuß. Im 3-min-Bild bilateral fast homogene Fluoreszenz. **c** Nach Venoruton®-Behandlung während 3 Wochen. Schon im 60-s-Bild sind nun Fluoreszenzflecken bilateral wahrnehmbar, besonders am linken Fuß. Im 120-s-Bild ist die Fluoreszenz über beide Füße ausgebreitet und ganz homogen

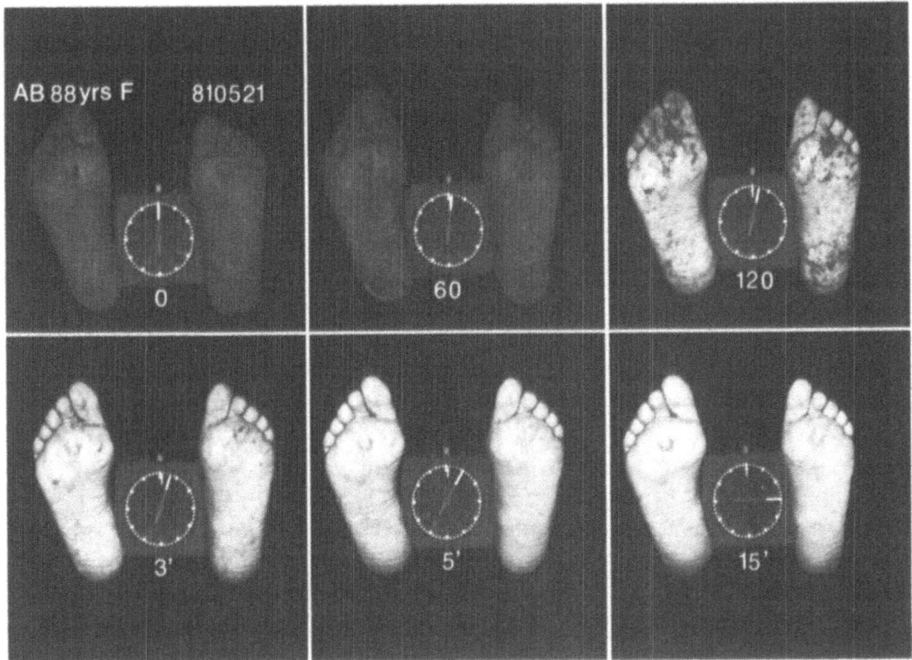

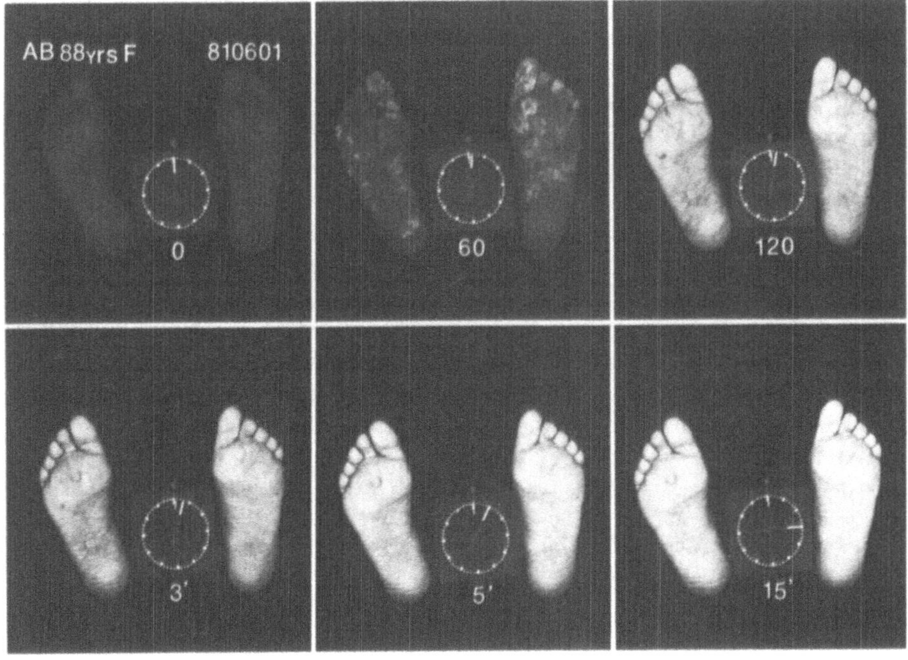

Extremitäten durch Venesectio bei Polycytämie kann mit F. A. objektiv festgestellt werden [22].

Unsere klinischen Erfahrungen mit Venoruton®, hauptsächlich in chronischen Fällen von Gliedmaßenarterienverschlüssen [23, 18], entsprechen den Befunden von u. a. Schmid-Schönbein et al. [24, 25], daß Venoruton® eine fluiditätsverbessernde Wirkung hat und zwar vorwiegend durch Wiederherstellung der Verformbarkeit der Erythrocyten, die wegen der ischämischen Lactacidose versteift worden sind. Prinzipiell sollten die Lactacidose und die Erythrocytenrigidität bei akuten Arterienverschlüssen in noch höherem Grade vorhanden sein. Eine dreimalige Erholung bei akuten Arterienokklusionen im selben Falle, mit einer so einfachen und auch wenig kostspieligen Behandlung wie mit intravenösem Venoruton®, ist sehr bemerkenswert. Es ist schwierig, diesen dreimal günstigen Verlauf nicht mit der Behandlung in Kausalzusammenhang zu stellen. Nach unseren früheren Erfahrungen sollte diese sehr alte Patientin ohne wirksame Behandlung wahrscheinlich doppelamputiert und vermutlich nicht mehr länger am Leben sein; dank der Therapie ist sie jedoch noch wohlauf.

Abschließend eine Zusammenfassung unserer Untersuchungen über die Wirkung von Venoruton® in Kombination mit oralen Antikoagulantien bei der Behandlung von 29 Fällen mit Arteriosklerosis obliterans der unteren Extremitäten [18]. Diese Studie ist mit der Gefäßchirurgischen Abteilung des Huddinge Universitätskrankenhauses in Stockholm durchgeführt worden. Sämtliche 29 Patienten hatten vorangeschrittene periphere Ischämie an den unteren Extremitäten und zwar waren sie auch durch eine Amputation bedroht, da wegen der Ausbreitung der Arterienveränderungen oder anderer Ursachen rekonstruktive Gefäßchirurgie nicht möglich war. Die Patienten wurden mit Venoruton® in täglichen intravenösen Gaben von 2–3 g während 7–120 Tagen (Median 14 Tage) behandelt. Gleichzeitig wurde eine Behandlung mit oralen Antikoagulantien durchgeführt und als Langzeitbehandlung fortgesetzt.

Mit Hilfe der Fluoreszeinangiographie konnte in der Mehrzahl der Fälle ein Anstieg der nutritiven Gefäßperfusion in den Füßen während der Behandlung mit den Venoruton®-Injektionen gesichert werden (16/25). Klinisch kam es zu einer Abnahme der Ruheschmerzen (21/29) und zu beginnender Heilung ischämischer, gangränöser Geschwüre während der Venoruton®-Periode (9/23). – Bei 15 von 29 Patienten (52%) konnte die Amputation während einer durchschnittlichen Beobachtungszeit von bisher 28 Monaten verhindert werden.

Die Antikoagulantientherapie – betrieben als Langzeitbehandlung – scheint einen verstärkenden und verlängernden Einfluß auf die guten Behandlungserfolge mit Venoruton® zu haben. Diese Kombinationsbehandlung hat wahrscheinlich eine beträchtliche Anzahl von Extremitäten gerettet und zwar hat sie auch durch die gleichzeitige klinische Verbesserung der Patienten ihre Lebensqualität günstig beeinflußt.

Danksagung. Die Methodenentwicklung und die Apparatur, die für dieses Forschungsprojekt eine Voraussetzung waren, sind von den folgenden Forschungsinstitutionen und Stiftungen finanziell unterstützt worden: Schwedischer Medizinischer Forschungsrat (Projekt 14P-5134-03), Schwedischer Nationalverein gegen Herz- und Lungenkrankheiten, Albert und Gerda Svensson Stiftung, Åhlén Stiftung, Loo und Hans Osterman Stiftung, Greta und Johan Kock Stiftung, Clas Groschinsky Stiftung, Schwedische Verwaltung für Technische Entwicklung und Schwedischer Nationalverein gegen Rheumatismus.

Literatur

1. Lund F, Lund S (1972) In: Shimamoto T et al. (Hrsg) Atherogenesis II. Proceedings II. Internat. Symp. Atherogenesis, Thrombogenesis and Pyridinolcarbamate Treatment, Tokyo 1972, pp 333–346
2. Lund F, Lund S (1973) In: 7th Europ. Conf. Microcirculation, Aberdeen 1972, Bibl Anat 11 (I): 13–18
3. Lund F, Lund S (1975) In: 8th Europ. Conf. Microcirculation, Le Touquet 1974. Karger, Basel pp 210–213
4. Lund F (1977) 9th Europ. Conf. Microcirculation, Antwerp 1976. Bibl Anat 16:257–262
5. Ekeström S, Lund F (1977) In: 9th Europ. Conf. Microcirculation, Antwerp 1976. Bibl Anat 16:274–278
6. Lund F (1978) In: Carlson LA et al. (Hrsg) Int. Conference on Atherosclerosis, Milan 1977. Raven Press, New York pp 429–439
7. Lund F, Fahlgren H, Mannerfelt T (1978) Lancet II:744
8. Lund F (1979a) In: 10th Europ. Conf. Microcirculation, Cagliari 1978. Bibl Anat 18:322–327
9. Lund F (1979b) In: Heidrich H (Hrsg) Raynaud's Phenomenon. TM-Verlag, Bad Oeynhausen, pp 135–141
10. Lund F, Fahlgren H (1981) In: Diethrich EB (Hrsg) Noninvasive Cardiovascular Diagnosis II. Proceedings of Internat. Cardiovascular Congress II, Scottsdale, Arizona 1979. PSG Publishing Comp., Littleton, Mass. pp 119–134
11. Lund F, Perbeck L (1979) Second World Congress for Microcirculation, La Jolla (Cal.) 1979. Abstracts, Part II, p 68
12. Lund F (1981) In: 11th Europ. Conf. Microcirculation, Garmisch-Partenkirchen 1980. Bibl Anat 20:656–666
13. Perbeck L, Lund F (1981) In: 11th Europ. Conf. Microcirculation, Garmisch-Partenkirchen 1980. Bibl Anat 20:296–300
14. Lund F (1981) In: Jageneau A (Hrsg) Noninvasive methods on cardiovascular haemodynamics. Elsevier, Amsterdam, pp 357–392
15. Bollinger S, Jäger K, Roten A, Thimeus C, Mahler F (1979) Pfluegers Arch 382:137–143
16. Bollinger A, Jäger K, Sgier F, Geser A (1979) Microvasc Res 17:164–167
17. Åslund N, Carlsson K, Olsson L, Lund F (1979) In: 10th Europ. Conf. Microcirculation, Cagliari 1978. Bibl Anat 18:328–332
18. Lund F, Cronestrand R, Sonnenfeld T, Strandberg Å. Zu VASA eingesandtes Manuskript
19. Lund F (1978) In: Carlson LA et al. (Hrsg) Int. Conf. on Atherosclerosis, Milan 1977. Raven Press, New York, pp 679–687
20. Lund F, Tillgren C (1966) In: Koller et al. (Hrsg) Pathogenesis and Treatment of Thromboembolic Diseases, Including Coronary, Cerebral and Peripheral Thrombosis. Int. Symp. Basel 1965. Schattauer, Stuttgart, pp 485–503
21. Lund F, Ekeström S, Frisch EP, Magaard F (1975) Angiology 26:534–556
22. Lund F (1982) In: Witte S (Hrsg) Proceedings of Int. Symp. on Microcirculation, Interstitium, Lymph; Pathophysiology and Disease, Lucca (Ital.) 1981. Suppl. in Clinical Hemorheology, Pergamon Press, New York, pp 629–652
23. Lund F, Cronestrand R, Sonnenfeld T (1980) Brit Med J 280:334–335
24. Schmid-Schönbein H, Vogler E, Weiss J, Brandhuber M (1975) VASA 3:263
25. Schmid-Schönbein H (1978) In: Voelter W, Jung G (Hrsg) O-(β-Hydroxyethyl)-rutoside – experimentelle und klinische Ergebnisse. Springer Berlin Heidelberg New York, S 129–139

Einfluß von O-(β-Hydroxyethyl)-rutosid und seinen Komponenten auf den Sauerstoffverbrauch röntgenbestrahlter Zellen von Saccharomyces cerevisiae

The Influence of O-(β-Hydroxyethyl)-Rutosides and Its Components
on the Oxygen Consumption of Irradiated Cells of Saccharomyces cerevisiae

Georg Geissler und Vera Bojara

Summary

The water-soluble rutoside tetra-O-(β-hydroxyethyl)-rutoside [1] (Tetra) causes a regular increase of oxygen consumption of irradiated compared to non-irradiated yeast cells. This pronounced increase covers completely the irradiation-dependent change in oxygen consumption of the yeast cells. This statement is valid for the acetate- and also for the endogenous metabolism.

Venoruton® 300, strongly activates the endogenous metabolism of yeast cells; this activation is even stronger than the influence of HR and Tetra. The extent of this activation is dependent on the batch nr. of the preparation. There may be a relation between Venoruton® and its crude product rutin.

Column chromatography of HR and its components in methylalcohol/water mixtures of various compositions and of Venoruton® 300 give up to 15 fractions. The influence of the thus obtained Venoruton®-fractions on the acetate metabolism is quite different: strong increase of oxygen consumption, negligible or obvious inhibition of metabolism. These results support the assumption that the influence of rutosides on the metabolism of yeast cells is bound to certain defined substances.

Zusammenfassung

Das wasserlösliche Rutosid Tetra-O-(β-Hydroxyethyl)-rutosid (Tetra) beeinflußt den O_2-Verbrauch sowohl von unbestrahlten als auch von bestrahlten Hefezellen deutlich im Sinne einer Steigerung. Diese ist so ausgeprägt, daß dadurch die strahlenbedingte Änderung des O_2-Verbrauchs weitgehend überlagert wird. Das gilt sowohl für die Atmung bei Acetatangebot als auch für die endogene Atmung.

Venoruton® 300 aktiviert die endogene Atmung von Hefezellen noch stärker als O-(β-Hydroxyethyl)-rutoside (HR) und Tetra. Die Höhe der Aktivierung ist von der Charge des Präparates abhängig. Ein Zusammenhang mit dem für die Herstellung von Venoruton® benötigten Rohrutin ist denkbar.

---

1 Komponente des Venoruton®-Wirkstoffes O-(β-Hydroxyethyl)-rutoside, Zyma ($=$ HR)

Säulenchromatographische Trennungen von HR in seine Komponenten sowie von Venoruton® 300 ergeben bis zu 15 Fraktionen, wenn als Elutionsflüssigkeit Wasser/Methanol-Gemische verschiedener Zusammensetzung Verwendung finden.

Der Einfluß verschiedener Venoruton®-Fraktionen auf die Acetatveratmung von Hefezellen ist unterschiedlich; er reicht von starker Erhöhung des O_2-Verbrauchs über Wirkungslosigkeit bis zur deutlichen Hemmung der Atmung.

Diese Ergebnisse erhärten die immer wieder geäußerte Vermutung, daß die Wirkung von Rutosiden auf die Atmung der Hefe nur an bestimmte Substanzen gebunden ist.

1. Einleitung

Aus früheren Untersuchungen ist bekannt, daß HR und die beiden Komponenten Tri [Tri-O-(β-Hydroxyethyl)-rutosid] und Tetra die Veratmung von Acetat durch Zellen der Bäckerhefe im Sinne einer deutlichen Aktivierung beeinflussen [1]. Die Höhe der Aktivierung ist vor allem vom eingesetzten Rutosid abhängig. Unter gleichen Versuchsbedingungen aktiviert das Tetra den O_2-Verbrauch der Hefezellen besonders stark, am wenigsten das Tri; HR nahm, wie zu erwarten, eine Mittelstellung ein.

Zu den Präparaten, die O-(β-Hydroxyethyl)-rutoside enthalten, gehört das Venoruton® der Firma Zyma GmbH, München. Bei der Angabe der Indikationen stehen Venenerkrankungen im Vordergrund. Es wird aber auch auf den Schutz gegen lokale Schleimhautreaktionen und Durchblutungsstörungen im Rahmen einer Strahlentherapie verwiesen. Aus der Vielzahl der Veröffentlichungen seien nur einige Übersichtsarbeiten aufgeführt [2, 3].

Es lag unter diesen Gesichtspunkten nahe, die Reaktion der Gesamtsubstanz HR sowie der Einzelkomponenten Tri und Tetra auf den Atmungsstoffwechsel bestrahlter Hefezellen zu untersuchen.

Bei solchen Versuchen muß man der Tatsache Rechnung tragen, daß die Gesamtsubstanz HR aus mehreren Einzelsubstanzen besteht. Diese Zusammenhänge sind von H. Schmidt umfassend dargelegt worden [4].

Eigene dünnschichtchromatographische Studien, die sich mit diesem Problem Ende der 70er Jahre befaßten, kommen zu dem Ergebnis, daß die Gesamtsubstanz HR nach DC-Trennung 8 Substanzen mit 8 verschiedenen R_f-Werten liefert; aber auch die Komponenten Tri und Tetra erweisen sich nach dieser Arbeit als nicht einheitlich, sondern trennen sich im Dünnschichtchromatogramm in mehrere Substanzen (Tri: 4 Substanzen; Tetra: 11 Substanzen) [5, 6].

Bei der Einwirkung der Rutoside auf biologische Objekte bleibt also vorerst offen, ob die beobachteten Effekte von einer oder mehreren der Einzelsubstanzen hervorgerufen werden, oder ob es sich um das Zusammenspiel aller anwesenden Substanzen handelt.

Um dieser Frage näherzukommen, wurde mit Hilfe der Säulenchromatograhie versucht, die Auftrennung von HR, von Venoruton® und Tetra zu verbessern, um dann die einzelnen Fraktionen in ihrem Einfluß auf den O_2-Verbrauch zu testen.

Säulenchromatographische Trennungen waren bereits von W. Kuhnz und H. Rembold angestellt worden; diese Autoren hatten als Elutionsmittel reines Methanol verwendet [7].

2. Material und Methoden

2.1 Messungen des O_2-Verbrauchs durch Hefezellen

2.1.1 Hefe

Die Versuche wurden mit Zellen von Saccharomyces cerevisiae durchgeführt (Lagerung bei 4 °C). Zur Verarmung wurde 1 g Hefe in 500 ml aqua dest. suspendiert und 17 h vor Versuchsbeginn mit Luft durchperlt; über einen Sartoriusfilter (Porengröße 0,6 μm) trennt man die Zellen vom Waschwasser. Unverarmte Hefe wurde bis auf das Einleiten von Luft in gleicher Weise behandelt.

2.1.2 Suspensionsmedien

Während der Messung der endogenen Atmung befanden sich die Hefezellen in 1/15 molarem Soerensen-Puffer, der auf 3 verschiedene pH-Bereiche eingestellt war: pH 5,4; pH 6,5; pH 7,4. – Wurde die Acetatveratmung gemessen, erfolgte ein Zusatz von Essigsäure (1,5%). Die Essigsäurekonzentration im Warburg-Gefäß betrug $1,3 \cdot 10^{-2}$ mol; der pH-Wert betrug 3,4.

2.1.3 Röntgenbestrahlung

Die Röntgenbestrahlung der Hefesuspensionen erfolgte in Glasschälchen, die mit Parafilm abgedeckt auf einem Magnetrührer standen (100 kV; 8 mA; 0,4 mm Al-Filter; Fokusabstand 65 mm; 2 kGy). Als Bestrahlungsgerät wurde eine „RT 100" der Firma C. H. F. Müller eingesetzt.

2.1.4 Rutoside

Die Untersuchungen wurden durchgeführt mit:
- O-(β-Hydroxyethyl)-rutosiden, abgekürzt HR (Gesamtsubstanz)
- Tetra-O-(β-Hydroxyethyl)-rutosid, abgekürzt Tetra
- Tri-O-(β-Hydroxyethyl)-rutosid, abgekürzt Tri
- Venoruton® 300

2.1.5 Messung des O_2-Verbrauchs

Die manometrischen Messungen erfolgten mit der Warburg-Apparatur, Typ V 85 der Fa. Braun, Melsungen, bei einer Schüttelfrequenz von 96 Schwingungen/min und einer Bad-Temperatur von 26 °C. Die Rutosid-Konzentration im Warburg-Gefäß betrug 42 mg/ml; die Zugabe der Rutoside zur Hefe erfolgte entweder vor der Bestrahlung oder nach Strahleneinwirkung. Die Angabe des O_2-Verbrauchs wurde über den QO_2-Wert ausgedrückt.

QO_2: $\mu l\ O_2 \cdot mg^{-1}$ Hefe (Trockengew.) $\cdot h^{-1}$

2.1.6 Statistische Auswertung

Die Signifikanz der Unterschiede im O_2-Verbrauch verschiedener Versuchsreihen wurde mit dem t-Test geprüft.

2.2 Trennversuche an Rutosiden

2.2.1 Säulenchromatographie

Für säulenchromatographische Trennungen wurde eine Säule mit den Maßen 2,5 cm · 40 cm eingesetzt. Die Gelbetthöhe lag zu Beginn der Trennung bei 33 cm. Getrennt wurde an Sephadex LH-20 (Pharmacia). Als Fraktionensammler diente ein ULTRO-RAC 7000 (Fa. LKB). Die Transmissionsmessungen erfolgten mit einer UV-Lampe (254 nm) und einem Interferenzfilter (279 nm). Bei einer Durchflußgeschwindigkeit von etwa 7,0 ml/h lag die Eluat-Menge pro Glas bei 100 Tropfen.

2.2.2 Gewinnung einzelner Fraktionen

Der Inhalt aller zu einer Fraktion zusammengefaßten Gläser wurde vereinigt und bei 50 °C im Büchi-Rotationsverdampfer unter Vakuum bis auf ein Flüssigkeitsvolumen von 8–10 ml eingeengt. Dieses wurde quantitativ in Kristallisierschälchen überführt, im Tiefkühlschrank bei −24 °C über Nacht tiefgefroren und anschließend gefriergetrocknet. Nach der Auswaage verblieben die Substanzen bis zur Weiterverwendung im dunklen Exsikkator.

3. Ergebnisse

3.1 Atmungsmessungen an Hefezellen

Zuerst wurde der O_2-Verbrauch der Hefe bei Acetatangebot als Atmungssubstrat gemessen. In einer weiteren Meßreihe wurde der O_2-Verbrauch von Hefezellen untersucht, die kein Substrat erhalten hatten (endogene Atmung). Schließlich wurde der O_2-Verbrauch von Hefezellen gemessen, die zuvor an endogenen Nährstoffen verarmt worden waren.

Die nachstehend behandelten Ergebnisse beziehen sich nur auf die Wirkung von Tetra (das wirksamste der drei untersuchten Rutoside), auf die Rutosidzugabe vor Bestrahlung (bei Zugabe nach Bestrahlung ergeben sich keine gravierenden Unterschiede) und bei der endogenen Atmung auf das Suspensionsmedium von pH 5,4, bei dem der Einfluß von Tetra am ausgeprägtesten ist.

3.1.1 Unbestrahlte Hefe

In der Abb. 1 sind zunächst die QO_2-Werte unbestrahlter Hefe unter den 3 Stoffwechselbedingungen mit und ohne Tetra gegenübergestellt. Wie zu erwarten, liegen die QO_2-Werte ohne Tetra bei Substratangebot am höchsten; sie nehmen im Ver-

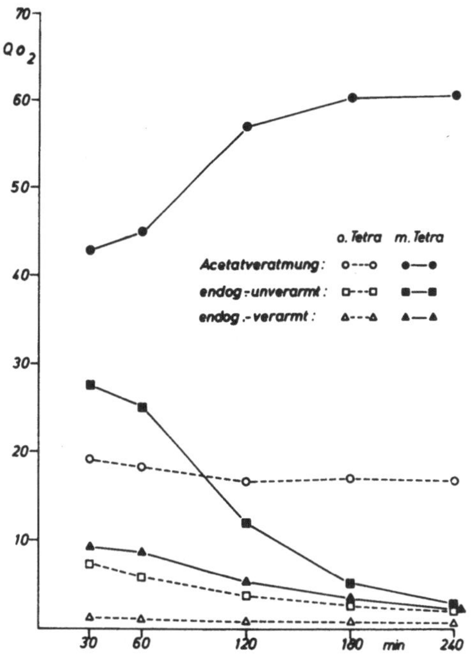

Abb. 1. Einfluß von Tetra auf den O_2-Verbrauch unbestrahlter Hefe unter 3 verschiedenen Stoffwechselbedingungen

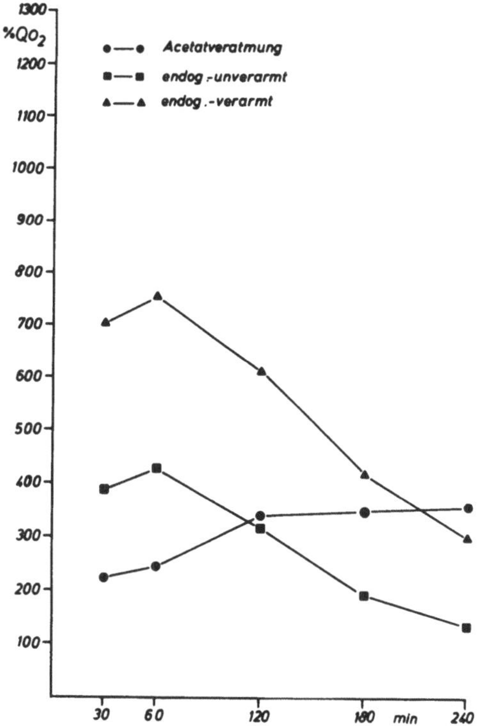

Abb. 2. QO_2 unbestrahlter Hefe mit Tetra in Prozent des QO_2 ohne Tetra bei 3 verschiedenen Stoffwechselbedingungen

lauf der Meßdauer nur um etwa 10% ab. Die entsprechenden Werte für die endogene Atmung liegen erheblich niedriger; sie sinken bei unverarmter Hefe während der Versuchsdauer um mehr als 70% ab. Die QO_2-Werte der verarmten Hefe liegen von vornherein an der Grenze der Meßbarkeit.

Tetra steigert den O_2-Verbrauch in jedem Fall signifikant. Bei Acetatangebot kommt es zu einer Steigerung bis auf das 3,5fache nach 4 h. – Bei unverarmter Hefe steigert Tetra zu Anfang der Messung den O_2-Verbrauch erheblich, der QO_2 sinkt dann aber steil ab, nach 4 h in den Bereich der Ansätze ohne Tetra. – Bei verarmter Hefe wird der QO_2 durch Tetra während der ganzen Versuchszeit gesteigert. Bei prozentualer Auftragung ergibt sich die Abb. 2. Die hohen prozentualen Werte bei der endogenen Atmung müssen natürlich im Zusammenhang mit der z. Tl. sehr niedrigen Grundatmung gesehen werden.

3.1.2 Bestrahlte Hefe

Die Verhältnisse bei bestrahlter Hefe sind in Abb. 3 dargestellt. Der Vergleich mit Abb. 1 zeigt, daß Bestrahlung den O_2-Verbrauch acetatveratmender Hefe senkt, die endogene Atmung aber leicht steigert; die Unterschiede sind signifikant. – Tetra erhöht, wie bei unbestrahlter Hefe, den QO_2 in jedem Fall signifikant.

Die prozentuale Auftragung zeigt die Abb. 4. Bei Acetatangebot wirkt sich die Tetra-bedingte Steigerung des QO_2 wegen des niedrigeren Ausgangswertes der bestrahlten Zellen prozentual erheblich stärker aus als bei unbestrahlten Proben. – Bei der endogenen Atmung ergeben sich demgegenüber nur geringe Unterschiede zwischen bestrahlten und unbestrahlten Proben.

3.1.3 Vergleich der Wirkung von Venoruton® 300, HR und Tetra auf den O_2-Verbrauch von Hefe

Zum Vergleich wurden Versuche mit dem im Handel befindlichen HR-Präparat Venoruton® 300 durchgeführt; dazu wurde der Einfluß auf den O_2-Verbrauch gemessen. Venoruton® beeinflußt deutlicher die Atmung von Hefesuspensionen als HR und Tetra. Diese Aussage gilt sowohl für die Acetatveratmung, als auch für die endogene Atmung, die besonders deutlich das unterschiedliche Verhalten beim Einfluß auf den O_2-Verbrauch zeigt. In Abb. 5 ist das Meßergebnis solch einer Messung dargestellt.

Auch zwischen einzelnen Venoruton®-Chargen zeigten sich meßbare Unterschiede; besonders aktiv verhielt sich die Charge 1960, im Vergleich mit den Chargen 3770 und 935940; die beiden letzt genannten erwiesen sich praktisch als identisch in ihrer Wirkung auf die endogene Atmung, wie aus Abb. 6 hervorgeht.

3.2 Säulenchromatographische Studien an Rutosiden

Trennt man die Gesamtsubstanz HR oder die Komponenten Tetra und Tri und schließlich das Venoruton® 300 über eine Sephadex LH-20 Säule mit reinem Methanol, erhält man typische Kurvenbilder. Wie aus den Abb. 7–9 (I) hervorgeht, bestehen diese Rutoside aus 5 bis 6 Substanzen, die sich im Kurvenbild durch mehr oder weniger gut ausgebildete Maxima darstellen.

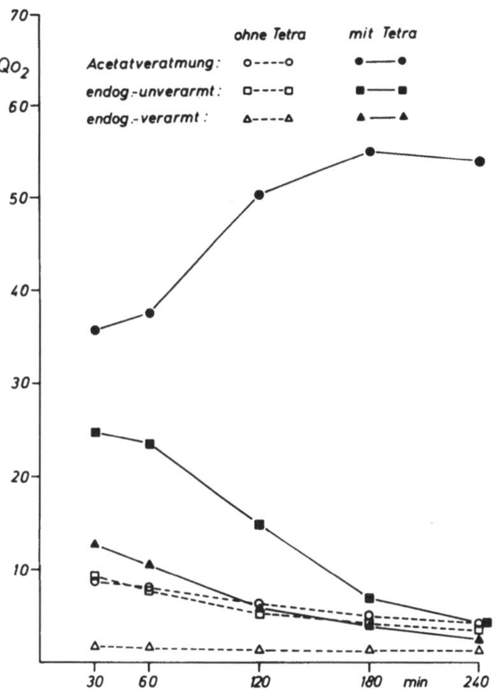

Abb. 3. Einfluß von Tetra auf den O₂-Verbrauch bestrahlter Hefezellen unter 3 verschiedenen Stoffwechselbedingungen

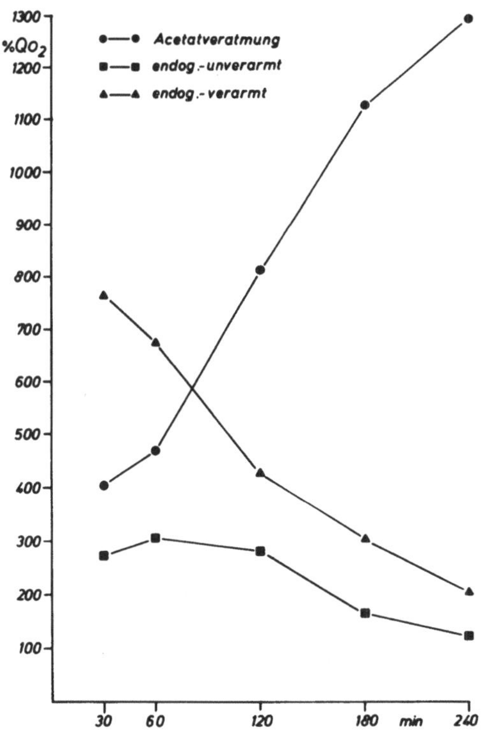

Abb. 4. QO₂ bestrahlter Hefe mit Tetra in Prozent des QO₂ ohne Tetra bei 3 verschiedenen Stoffwechselbedingungen

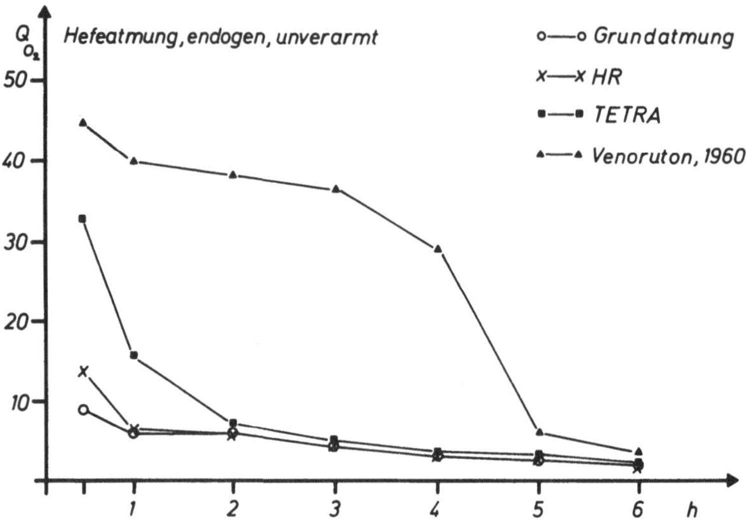

Abb. 5. Vergleich der Beeinflussung der endogenen Hefeatmung unverarmter Hefezellen durch Venoruton® 300 mit den Rutosiden HR und Tetra

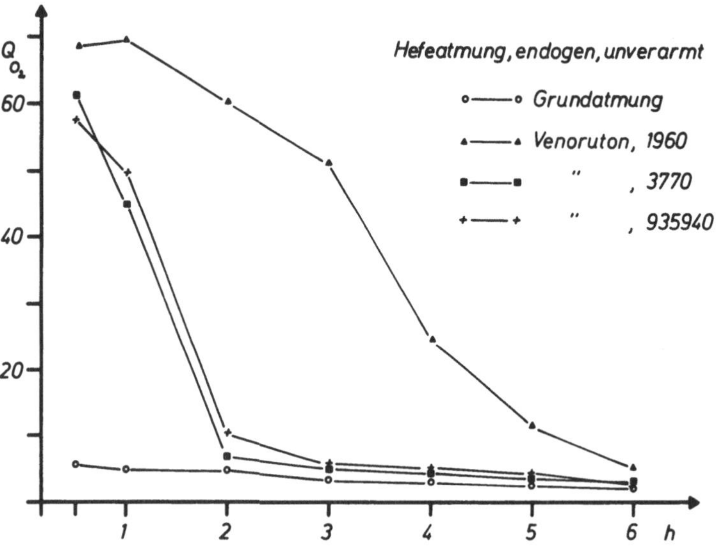

Abb. 6. Wirkung verschiedener Chargen von Venoruton® 300 auf die endogene Atmung unverarmter Hefezellen

Das Trennergebnis wird wesentlich verbessert, wenn man statt des Methanols Gemische von Methanol mit Wasser als Elutionsflüssigkeit einsetzt. – In der Säule befand sich als stationäre Phase ein Wasser/Methanol-Gemisch von 65 Teilen Wasser mit 35 Teilen Methanol. In dieser Lösung wurden auch die Rutoside aufgelöst und auf die Säule gebracht. Die Trennung beginnt mit einer Mischung von 50 Teilen Wasser (aqua bidest.) mit 50 Teilen Methanol. Nach Füllung von etwa

50 Gläsern wird der Anteil des Methanols erhöht durch den Einsatz einer Mischung Wasser/Methanol im Verhältnis 25/75. – Die Abb. 7–9 (II) zeigen nun ein anderes Trennergebnis. Tetra stellt sich mit 9 Substanzen dar, während man bei HR und bei Venoruton® bis zu 15 Fraktionen erhält. – Eine kontinuierliche Zugabe von Methanol zu einer wäßrigen Lösung brachte keine charakteristischen Trenneffekte.

Das Ergebnis eines Trennversuchs mit Venoruton® (8 Säulen mit je 100 mg) ist in Abb. 10 wiedergegeben. Die einzelnen Fraktionen unterscheiden sich bereits makroskopisch durch Aussehen und Färbung.

Die prozentuale Verteilung der einzelnen Substanzen ist in Abb. 11 angegeben. Vor allem die Fraktion 5 enthält einen hohen Anteil an der Gesamtmenge; er beträgt etwa 47% der getrennten Venoruton®menge. Fraktion 7 besteht aus etwa 20%, während alle anderen Fraktionen den Rest ausmachen.

Prüft man die einzelnen Fraktionen hinsichtlich ihres Einflusses auf Hefe, welche Acetat veratmet, zeigen sich die in Tabelle 1 aufgeführten Werte. Diese Tabelle

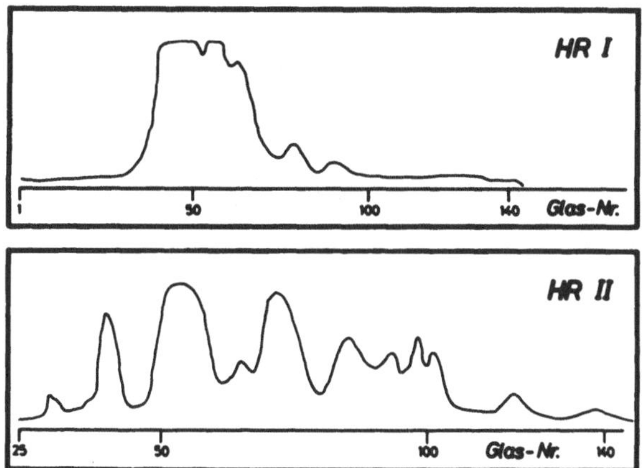

Abb. 7. Vergleich der Trennung von 20 mg HR auf Sephadex-LH-20-Säulen durch verschiedene Elutionsflüssigkeiten. – I: Trennung mit reinem Methanol; II: Trennung mit Wasser/Methanol-Gemischen

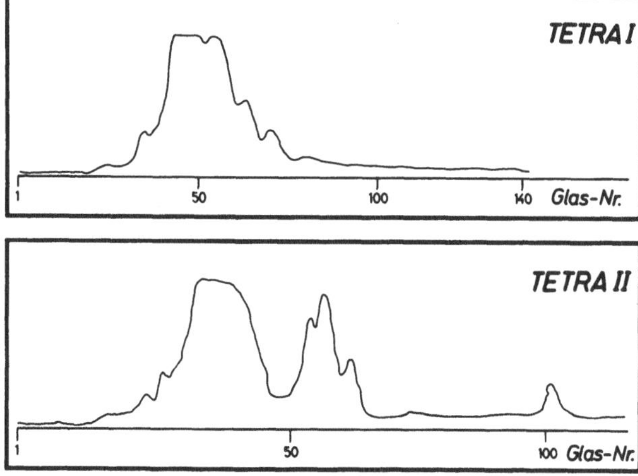

Abb. 8. Vergleich der Trennung von 20 mg Tetra auf Sephadex-LH-20-Säulen durch verschiedene Elutionsflüssigkeiten. – I: Trennung mit reinem Methanol; II: Trennung mit Wasser/Methanol-Gemischen

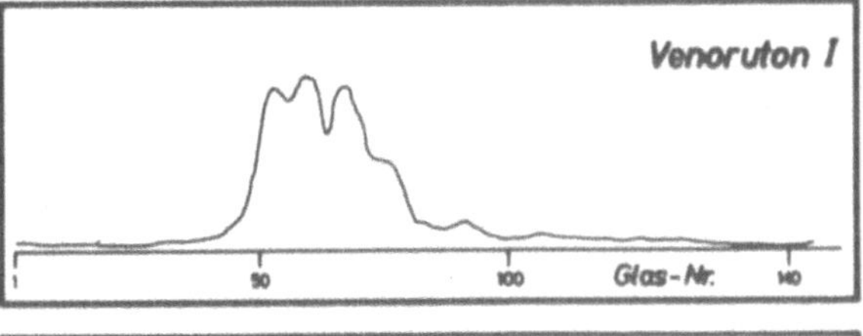

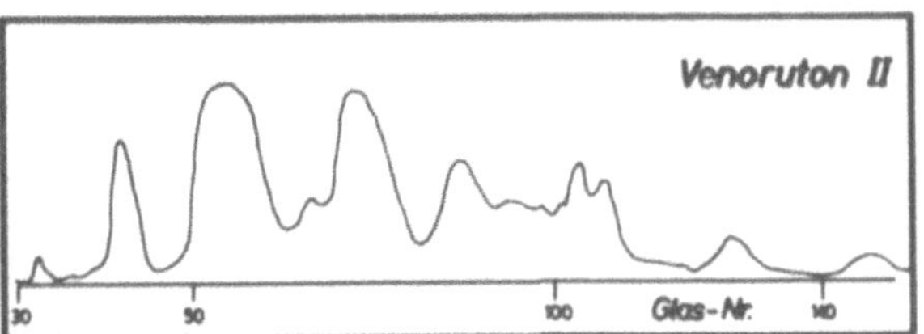

Abb. 9. Vergleich der Trennung von 20 mg Venoruton® 300 (Charge 935940) auf Sephadex-LH-20-Säulen durch verschiedene Elutionsflüssigkeiten. – I: Trennung mit reinem Methanol; II: Trennung mit Wasser/Methanol-Gemischen

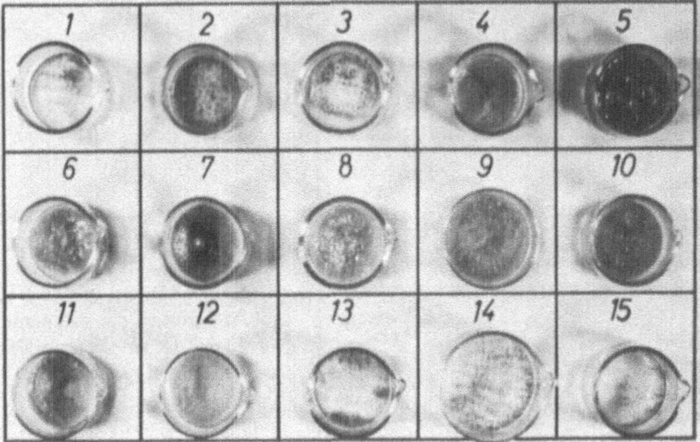

Abb. 10. Fraktionen nach Trennung von 8 × 100 mg Venoruton® 300 an LH-20-Säulen, eluiert mit Wasser/Methanol-Gemischen

enthält die Auswertung zweier Aufarbeitungen. Bei einer Wirkstoffkonzentration von nur 2,5 mg/ml im Warburg-Gefäß (Konzentration bei den bisher besprochenen Messungen: 42 mg/ml) aktivieren die Fraktionen II und XIII stark. Andere Fraktionen aktivieren schwächer oder sie hemmen sogar den O_2-Verbrauch. – Diese Versuche haben zur Zeit noch orientierenden Charakter, sie müssen durch weitere Trennversuche untermauert werden.

4. Diskussion

Bei der Frage nach möglichen Wirkungsmechanismen der Rutoside im Zusammenhang mit ihrer Wirkung auf unbestrahlte und bestrahlte Hefezellen sei auf die

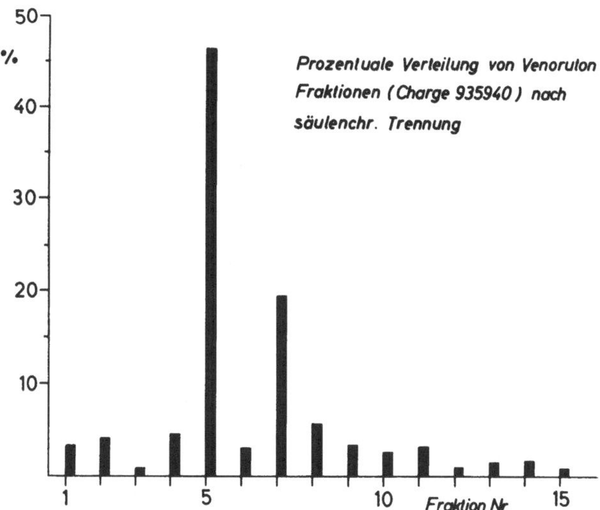

Abb. 11. Prozentuale Verteilung einzelner Fraktionen von Venoruton® 300 (Charge 935940) nach Trennung auf einer LH-20-Säule; Elutionsflüssigkeit: Wasser/Methanol-Gemische

Tabelle 1. Einfluß einzelner Venoruton®-Fraktionen (Charge 935940) aus säulenchromatographischer Trennung auf die Acetatveratmung durch Hefe, nach 7stündiger Versuchsdauer. – Wirkstoffkonzentration im Gefäß: 2,5 mg/ml

Aufarbeitung	%	1	2	3	4	5	6	7	8	9	10	11	12	13	Venoruton
GS-2	+		202		86	13	3	15	27		4				42
	–											10			
GS-3	+		216		33	23		19						234	51
	–						19		6	4	71	62	75		

von vielen Autoren für eine Anzahl anderer biologischer Objekte diskutierte Beeinflussung der Membranpermeabilität durch Rutoside hingewiesen [3, 8, 9].

Die Fraktionierung von Venoruton® und die Testung der einzelnen Fraktionen im Atmungsversuch zeigen, daß die Steigerung des O_2-Verbrauchs an nur wenige Fraktionen gebunden ist. Das sind aber Fraktionen, deren prozentualer Anteil in Venoruton® ausgesprochen gering ist. Hinsichtlich des O_2-Verbrauchs von Hefezellen würden sich aber schon geringe Schwankungen im Gehalt solcher Stoffe bemerkbar machen. Da die Herstellung von HR oder Venoruton® vom pflanzlichen Rohrutin ausgeht, ist nicht auszuschließen, daß die Zusammensetzung des Ausgangsproduktes als Folge vieler ökologischer und klimatischer Faktoren in geringem Ausmaß Schwankungen unterworfen ist. Es bleibe dahingestellt, ob damit Schwankungen in der Wirksamkeit (Beeinflussung der Hefeatmung) verschiedener Chargen von Venoruton® erklärt werden können. Ob sich eine unterschiedliche Konzentration solcher Stoffe im klinischen Bereich bemerkbar macht, kann durch die bisher vorliegenden Versuche nicht entschieden werden.

Literatur

1. Geißler G, Thieme D, Wenning J (1973) Über die Wirkung von O-(β-Hydroxyethyl)-rutosid und seinen Komponenten auf die Acetatveratmung von Saccharomyces cerevisiae. Arzneimittelforsch 23:479–483
2. Kärcher K-H (1970) Aktuelle Probleme der klinischen Strahlenbiologie. Springer, Berlin Heidelberg New York
3. Voelter W, Jung G (1978) O-(β-Hydroxyethyl)-rutoside – experimentelle und klinische Ergebnisse. Springer, Berlin Heidelberg New York
4. Schmidt H (1978) Kurze Einführung in die Chemie der Flavonoide unter besonderer Berücksichtigung der O-(β-Hydroxyethyl)-rutoside. In: Voelter W, Jung G (Hrsg) O-(β-Hydroxyethyl)-rutoside — experimentelle und klinische Ergebnisse. Springer, Berlin Heidelberg New York, S 1–9
5. Geißler G (1975) Chromatographische Untersuchungen an vier wasserlöslichen Rutosiden. Arzneimittelforsch 25:511–516
6. Geißler G (1978) Ergebnisse chromatographischer Untersuchungen an wasserlöslichen Rutosiden. In: Voelter W, Jung G (Hrsg) O-(β-Hydroxyethyl)-rutoside — experimentelle und klinische Ergebnisse. Springer, Berlin Heidelberg New York, S 11–19
7. Kuhnz W, Rembold H (1978) Massenspektrometrische Identifizierung der Hauptkomponenten des Wirkstoffkomplexes O-(β-Hydroxyethyl)-rutoside. In: Voelter W, Jung G (Hrsg) O-(β-Hydroxyethyl)-rutoside – experimentelle und klinische Ergebnisse. Springer, Berlin Heidelberg New York, S 21–30
8. Gabor M (1975) Abriß der Pharmakologie von Flavonoiden. Academiai Kiado, Budapest
9. Ring K, Langheinrich W, Ehle H, Rohde E (1973) Effect of catechins on membrane permeability in streptomyces hydrogenans and Ehrlich ascites tumor cells. Pharmacol Res Commun 5:367–373

Experimentelle Daten zur Wirkung von HR in der Radioprotektion

Experiments in Connection with the Radioprotective Effects of HR

HEDI FRITZ-NIGGLI

Summary

Experiments with Flavonoids (particularly HR) showed an effective protection against radiation damage. Besides preventing early and late damage of the skin (mouse foot), a selective protection of the normal cells could be observed. Investigations on irradiated transplantable mice-tumours showed no significant inhibition of tumour-regression by irradiation. Remarkably, HR reduces radiation-induced alterations in the permeability of brain capillaries in neo-natal rats. The effectiveness of HR might be attributed to its property to increase the stability of the membranes thus enhancing the "protection" of the energy-pool of the cell which guarantees the repair. Several experimental observations confirm this interpretation.

Zusammenfassung

Flavonoide (besonders HR) erwiesen sich experimentell als wirksame Schutzstoffe gegenüber Strahlenschädigungen. Nicht nur ließen sich Früh- und Spätschäden der bestrahlten Haut (Mauspfote) verhindern, sondern es zeigte sich eine selektive Schutzwirkung normaler Zellen. Experimente an bestrahlten transplantablen Mäusetumoren zeigten keine signifikante Beeinträchtigung der strahlenbedingten Tumorregression. Interessanterweise setzt HR auch strahleninduzierte Permeabilitätsänderungen der Hirnkapillaren bei der neonatalen Ratte herab. Die Wirkung von HR kann in einer Stabilisierung von Membranen und damit in einen „Schutz" des Energiepools der Zelle beruhen, der die Erholung von Strahlenschaden garantiert. Verschiedene Experimente bestätigen diese Auffassung.

1. Bedeutung von Strahlenschutz-Substanzen für die Klinik

Strahlenschutz-Substanzen sind in letzter Zeit in den Vordergrund klinischen Interesses gerückt:

- Auf dem Gebiet des Strahlenschutzes wird eine Prophylaxe, wenn nicht Therapie von Schäden gefordert, die durch kleine Strahlenmengen (berufliches Risiko, Patienten-Risiko) und größere Strahlendosen (Atomwaffen) induziert werden.
- In der Bekämpfung des Krebses steht immer noch, neben der Chirurgie und Chemotherapie, die Strahlentherapie im Vordergrund. Die wirksame Bekämpfung des Krebses wird aber durch die mögliche Schädigung des gesunden Gewebes limitiert. Neben Frühschäden bestimmen vor allem die Spätschäden den Nutzen der Krebstherapie. Dies zeigten eindrucksvoll die Erfahrungen der jüngsten Zeit in der Neutronentherapie. Mit Neutronen können zwar wohl die malignen Zellen effektiv in der Frühphase der Therapie bekämpft werden. Der Tumor schmilzt ein. Spätschäden des gesunden Gewebes aber können die zunächst positiven Wirkungen der Neutronen komplizieren und nachträglich zum Tode des Patienten führen.

Gesucht wird deshalb für die Bedürfnisse der Strahlentherapie eine Strahlenschutz-Substanz, die ohne Nebenwirkungen ist, das gesunde Gewebe schützt, aber die strahlenbedingte Regression des Tumors nicht beeinträchtigt. Ionisierende Strahlen, die in der Klinik zur Bekämpfung des Krebses eingesetzt werden, bestrahlen nicht nur den Tumor, sondern sie treffen auch das gesunde Gewebe der Umgebung (Abb. 1). Durch eine Bestrahlung des Tumors von verschiedenen Seiten kann das gesunde Gewebe weitgehend geschont werden. Zudem wird durch die Verwendung von bestimmten Strahlenarten, wie ultraharte Elektronen oder Photonen eine gewisse Schonung des gesunden Gewebes erreicht. Der Tumor selber präsentiert sich aber zumeist nicht als isoliertes Konglomerat von malignen Zellen, das als Gesamtes wirksam getroffen und vernichtet werden kann. Eine Matrix von gesunden Zellen umgibt den Tumor, durchdringt den Tumor und bestimmt durch ihr Überleben weitgehend die Wirksamkeit der Krebstherapie. Strahlenschutzsubstanzen, welche gleichermaßen gesunde und normale Zellen schädigen, sind deshalb nicht interessant. Erfahrungen der letzten Jahre auf experimentellem und klinischem Gebiet zeigen, daß Rutoside den Erfordernissen einer selektiven Schutzsubstanz für normale Zellen ohne schädliche Nebenwirkung genügen könnten.

2. Wirkung von Flavonoiden auf Strahlenschäden

Sowohl experimentell als auch klinisch setzen Flavonoide und speziell Hydroxyethyl-rutoside (HR) durch ionisierende Strahlen verursachte Schäden herab. In der Tabelle 1 sind einige Daten zusammengestellt.

Eigene Experimente führten zu folgenden Feststellungen, die einerseits eine Hypothese über die Wirksamkeit der Rutoside erlauben und andererseits selbst bei der Anwendung dicht-ionisierender Strahlung eine Verbesserung der therapeutischen Effektivität gestatten können.

2.1 Wirkung der Rutoside auf die Schädigung des Energiestoffwechsels

Versuche an isolierten Lebermitochondrien der Ratte zeigen, daß Rutoside vor altersbedingter Entkopplung (Herabsetzung des P/O-Quotienten), vor bilirubinbe-

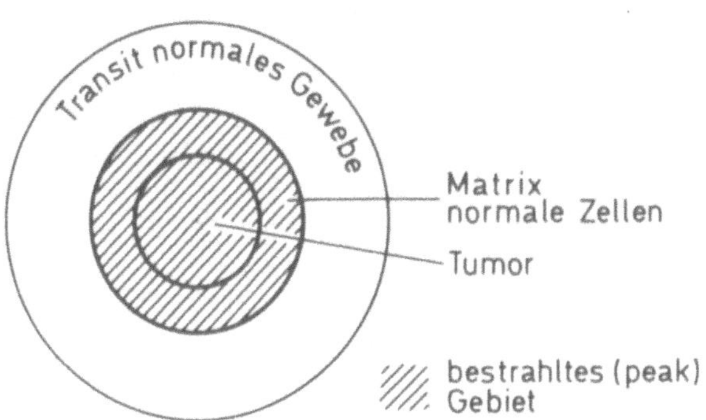

Abb. 1. Bei der Strahlentherapie „getroffene" normale und maligne Zellen

Tabelle 1. Herabsetzung von Strahlenschäden durch Bioflavonoide

Mitochondrien (Energiestoffwechsel)	Fritz-Niggli (1957, 1968)
Schleimhautreaktionen	Kärcher (1963)
Schleimhautreaktionen (klinisch)	Klemm (1964, 1978)
Kaninchenohr (Ödem, Gefäßschäden, etc.)	Klemm (1967, 1978)
Zystitis	Zürcher (1967)
Darmkapillaren (Maus)	Braun (1970)
Ödeme (klinisch)	Braun et al. (1971)
Lunge (Ödem), Meerschweinchen	Otte et al. (1971)
Strahlentod (Maus)	Brückner (1973)
Ödem	Gábor und Selye (1975)
Hydroxyprolin in Bindegewebe	Wurst et al. (1978)
Mauspfote Spätschäden	Fritz-Niggli u. Fröhlich (1979)
Mauspfote Frühschäden	Fritz-Niggli u. Fröhlich (1980)

dingter Entkopplung und vor strahlenbedingter Entkopplung schützen (Fritz-Niggli 1957, 1968).

2.2 Selektive Schutzwirkung für normale Zellen

Experimente an transplantablen Mäusetumoren (Ehrlich-Karzinom, Uterus-Epitheliom, Crocker-Sarkom) zeigen, daß Rutoside die Tumorregression durch Strahlen nicht signifikant beeinträchtigen (Fritz-Niggli und Rao 1977).

2.3 Schutz vor Früh- und Spätschäden der bestrahlten Haut (Mauspfote)

Die Reaktionen der Mauspfote auf ionisierende Strahlen können als Maßstab für die Strahlenschädigung der menschlichen Haut genommen werden. Die Reaktion scheint artunspezifisch zu sein (Field 1976). Sie läßt sich in Früh- und Spätschäden gliedern, die den Verlauf der Krebstherapie komplizieren können, da zumeist die Haut als normales Gewebe mitbestrahlt wird.

2.3.1 Frühschäden

Nach der lokalen Bestrahlung der Mauspfote mit 25–65 Gy (Fritz-Niggli und Fröhlich 1980) konnte der sogenannte Früheffekt (0–30 Tage nach Bestrahlung) durch eine intraperitoneale Applikation 20–30 min vor einer einmaligen Bestrahlung und durch eine Nachbehandlung (täglich während 30 Tagen) mit 150 mg/kg KG, 300 mg/kg KG, 450 mg/kg KG HR herabgesetzt werden. Der lokalen Bestrahlung der Hinterpfote folgt eine etwa 8 tägige Latenzperiode ohne makroskopisch manifeste Zeichen einer Schädigung. Mit einer Rötung und Schwellung des Fußes beginnt am 9. Tag die Strahlenreaktion, die sich mit Ulcera verstärkt. Das Ausmaß der Reaktion ist streng von der Dosis abhängig. Eine Heilung setzt etwa

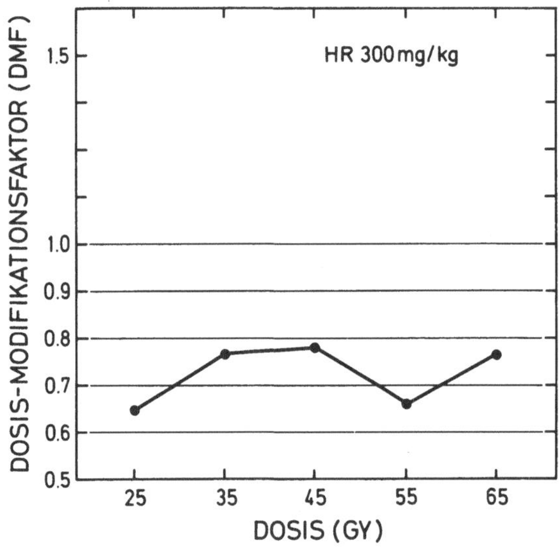

Abb. 2. Dosis-Modifikationsfaktoren (DMF) für den Frühschaden der bestrahlten Maushaut durch die intraperitoneale Applikation von 300 mg HR/kg KG. DMF = 1 bedeutet, daß HR ohne Wirkung ist

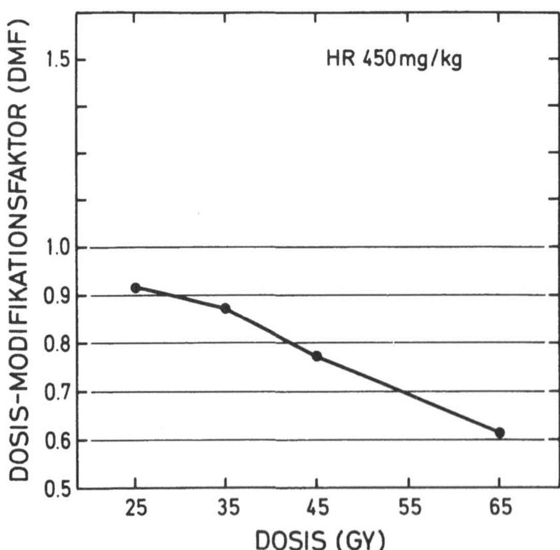

Abb. 3. Dosis-Modifikationsfaktoren für den Frühschaden der Maushaut durch die intraperitoneale Applikation von 450 mg HR/kg KG

nach dem 22. Tag ein und ist zwischen dem 30. und 50. Tag abgeschlossen. In Abb. 2 und 3 sind die sogenannten Dosis-Modifikationsfaktoren nach einer Behandlung mit HR 300 und 450 mg/kg KG dargestellt. Die Früheffekte wurden nach einer willkürlichen Notenskala nach Field (1969) vorgenommen. Als Modifikationsfaktor wird der Quotient aus der Strahlendosis unter Referenzbedingung zur Strahlendosis unter Testbedingung für den gleichen Effekt verstanden. Die Wirkung aller Dosen (Referenz) wird dabei mit der Wirkung aller Dosen (Test) verglichen. Der Dosis-Modifikationsfaktor 1 bedeutet: die Testsubstanz, in diesem Falle Rutoside, hat keine Wirkung. Die Werte der Dosis-Modifikationsfaktoren lagen stets signifikant (p = 0,05) unter 1.

Mit 450 mg HR/kg KG wird die größte Schutzwirkung erreicht, wobei sich eine Abhängigkeit von der Strahlendosis zeigt, indem der Schutzeffekt bei 65 Gy am größten ist. HR wurde in verschiedenen Dosierungen (200, 400 und 2000 mg/kg KG) zu verschiedenen Zeiten, nämlich 0,25 h, 1 h und 6 h vor einer einmaligen Bestrahlung mit 40 Gy appliziert. Bis 6 h vor Bestrahlung zeigt sich noch ein signifikanter Schutzeffekt, nicht aber 24 und 48 Stunden vor Bestrahlung.

2.3.2 Spätschäden

Auch das Auftreten irreversibler Spätschäden der Haut während 1–6 Monaten nach einmaliger und fraktionierter Bestrahlung der Mauspfote mit 20–55 Gy konnte durch einmalige Vorbehandlungen mit HR und einer 30 tägigen Nachbehandlung beeinflußt werden (Fritz-Niggli und Fröhlich 1979). HR erwies sich als ein hochwirksamer Strahlenschutzstoff, der das Auftreten selbst schwerwiegender Spätschäden, wie „Strahlenamputation" aller Zehen verhindert (Abb. 4). Bewertet

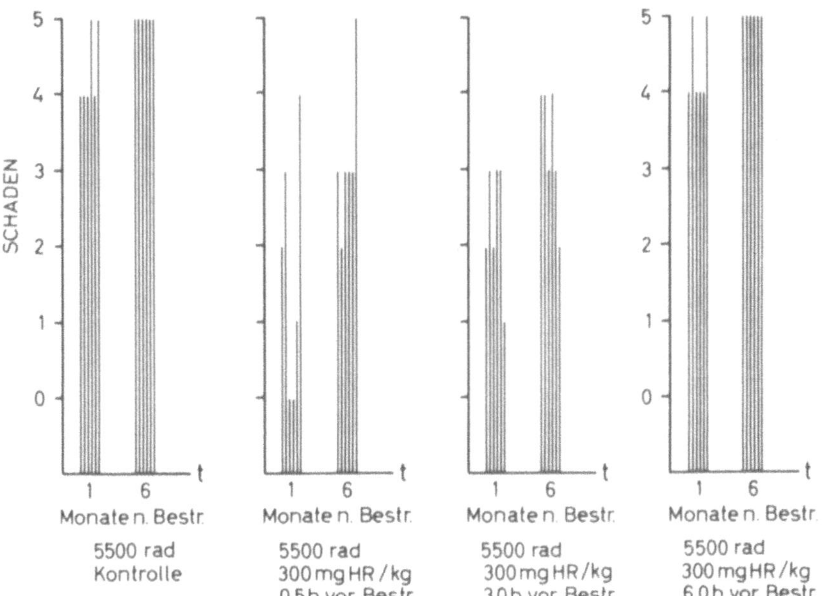

Abb. 4. Verhinderung der Spätschäden der mit 55 Gy bestrahlten Maushaut durch intraperitoneale Applikation von 300 mg HR/kg KG zu verschiedenen Zeiten vor Bestrahlung

wurden die Spätschäden über die ganze Zeit, nämlich 1–7 Monate nach Bestrahlung. Es zeigte sich, daß der strahleninduzierte Späteffekt stark dosisabhängig ist. Erstaunlich ist das Ausmaß des Späteffektes nach einer längeren symptomfreien Zwischenzeit und einer scheinbar vollkommenen Heilung der Frühschäden. Irreversible vaskuläre Schäden, sowie in zweiter Linie Bindegewebsveränderungen, dürften im Vordergrund der Späteffekte stehen, die zunächst kaum bemerkt werden, später aber zum Verlust von Extremitäten führen. Bei der Abgrenzung der Wirkung von HR als Strahlenschutzsubstanz oder als Therapeutikum, zeigte es sich, daß eine einmalige HR-Applikation 0,5 h vor Bestrahlung praktisch zu den gleichen Resultaten wie eine Vorbehandlung plus 30 tägige Nachbehandlung führt. Die Erweiterung des Intervalls zwischen Applikation und Bestrahlung auf 6 h setzte die Schutzwirkung drastisch herab und verzögerte lediglich etwas die durch hohe Strahlendosen (55 Gy) induzierten Spätschäden.

2.4 Wirkung von HR auf strahleninduzierte Permeabilitätsveränderungen der Hirnkapillaren bei der neonatalen Ratte

Mit einem neuen Testsystem wurde in jüngsten Experimenten eine eindrückliche Schutzwirkung von HR beobachtet (Landolt et al. 1982). Landolt und Arn (1979) zeigten, daß nach einer Bestrahlung mit relativ kleinen Dosen im neonatalen Rattenhirn punktförmige Blutungen (Petechien) entstehen können, die quantitativ erfaßbar sind. Die Petechien werden mit Hilfe eines Punktsystems, das von 0–6 reicht, bewertet. Eine subkutane Applikation von HR in Mengen von 300–450 mg/kg KG 30–75 min vor Bestrahlung, vermochte die strahleninduzierte Schädigung signifikant zu senken (Abb. 5).

Von großem, klinischem Interesse ist die Tatsache, daß auch die Wirksamkeit von negativen Pionen in der „Peak"-Region durch eine Rutosid-Applikation herabgesetzt wird. Wie bereits erwähnt, komplizieren die Spätschäden nach der Bestrahlung mit Neutronen, einer dicht ionisierenden Strahlung, die Therapie. Pionen erzeugen in der sogenannten „Peak"-Region ebenfalls eine dicht ionisierende Strahlung. Im Gegensatz zur Neutronentherapie wird bei der Pionentherapie das Transit-Normalgewebe, besonders bei der Anwendung des 60-Strahl-Applikators, nur geringen Strahlenmengen ausgesetzt. Normale Zellen aber in der Matrix des Tumors werden mit den dicht ionisierenden Strahlen der Peak-Pionen mitbestrahlt, so daß die mögliche selektive HR-Schutzwirkung bedeutungsvoll wird.

3. Mögliches Eingreifen der Rutoside in der Strahlenwirkungskette

Im Gegensatz zu früheren und auch heute noch gängigen Vorstellungen, daß ausschließlich Strahlentreffer (Hits) ein unwiderrufliches sofortiges Ereignis bestimmen, erlaubt das Modell eines komplexen Reaktionsgeschehens Eingriffe und Modifikationen verschiedenster Art und Weise. Das Geschehen kann selbst nach der Bestrahlung mit physikalischen, chemischen und biologischen Mitteln unterbrochen oder verstärkt werden. Die Frage, wie es überhaupt möglich ist, die Strahlen-

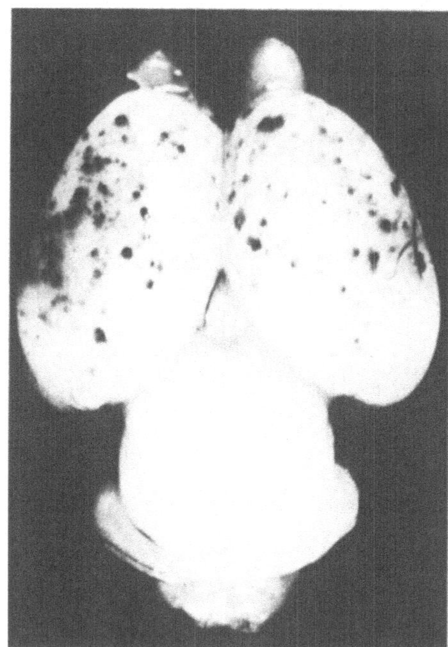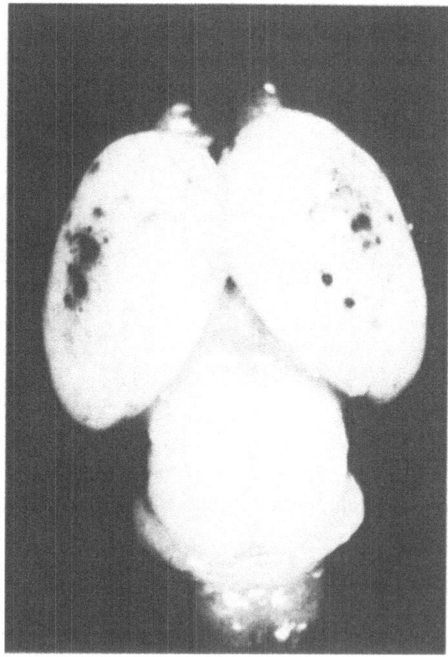

Abb. 5. Herabsetzung von strahleninduzierten Petechien im Hirn der neonatalen Ratte durch eine subkutane Applikation von 450 mg HR/kg KG. *Links:* Bestrahlung mit 4 Gy, *Rechts:* 4 Gy + HR-Applikation (Foto Landolt)

wirkung zu beeinflussen, beantwortet die Einsicht in ihre Mechanismen. Zunächst dringt die energiereiche Strahlung, die sich physikalisch exakt beschreiben läßt, mit der organischen Materie in physikalische Wechselwirkung, die zum chemischen Effekt, z. B. zu einem Zerfall von Wassermolekülen, führen kann, dann zur biochemischen Reaktion und zuletzt zur biologischen oder medizinischen Äußerung (Abb. 6). Interventionen während des ganzen Ablaufs der Reaktionen sind möglich, dies um so mehr, als sich ein weiteres seit langem bekanntes aber nicht erkanntes Phänomen hinzugesellt, nämlich die Möglichkeit der Erholung (Repair). Die Erholungsfähigkeit der Zelle ist der Schlüssel zum Verständnis verschiedenster Erscheinungen.

3.1 Mögliche Schutzmechanismen der Rutoside

3.1.1 Biochemische Wirkungen am Anfang der Wirkungskette

Es ist möglich, daß Flavonoide biologisch wirksame Radikale (z. B. des bestrahlten Wassers) abfangen können (Abb. 7). Schutzsubstanzen (D) können als Elektronenspender (Donatoren) zur Erholung beitragen (Abb. 8) im Gegensatz zu den Sensibilisatoren (A), den elektronenaffinen Substanzen. Ionisierende Strahlen entfernen aus Biomolekülen Elektronen. Elektronenspender können den Schaden ausgleichen.

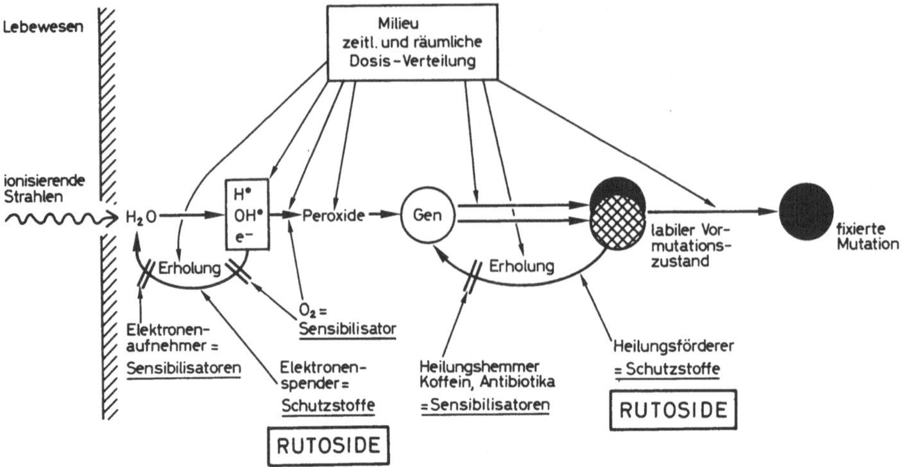

Abb. 6. Strahlenwirkungskette. Einige Möglichkeiten des Eingreifens von Sensibilisatoren und Schutzstoffen

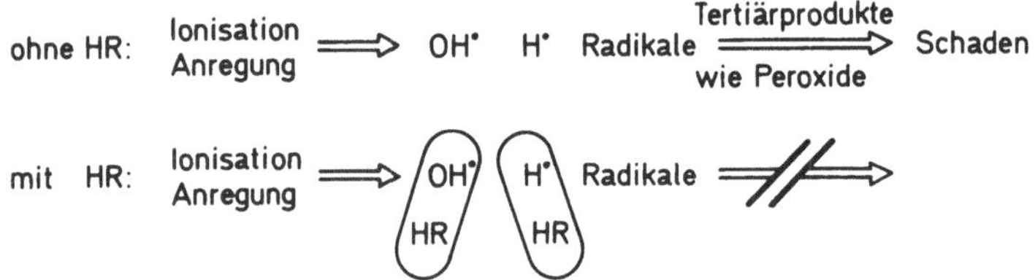

Abb. 7. HR als Radikalfänger

Die anscheinend selektive Wirkung von HR auf gesunde, euoxische Zellen könnte allerdings durch diesen Wirkungsmechanismus nicht gedeutet werden.

3.1.2 Stabilisierung und Verhinderung von Membranschäden

Pharmakologische Effekte von HR lassen eine stabilisierende Wirkung auf die Membran von Erythrozyten und Thrombozyten (Golden 1978), des Endothels von terminalen Strombahnen (Hammersen 1978, Felix 1978) vermuten. Experimente mit Flavonoiden an bestrahlten Ratten-Mitochondrien (Fritz-Niggli 1957) sprechen ebenfalls für eine membranstabilisierende Wirkung der Flavonoide und die in vitro-Versuche von Ring et al. (s. S. 55–64) bestätigen eine direkte Wechselwirkung zwischen Flavonoiden und Membranlipiden. Nach diesen Vorstellungen würden durch Flavonoiden strahleninduzierte lebensnotwendig zelluläre Membransysteme geschützt (Abb. 9).

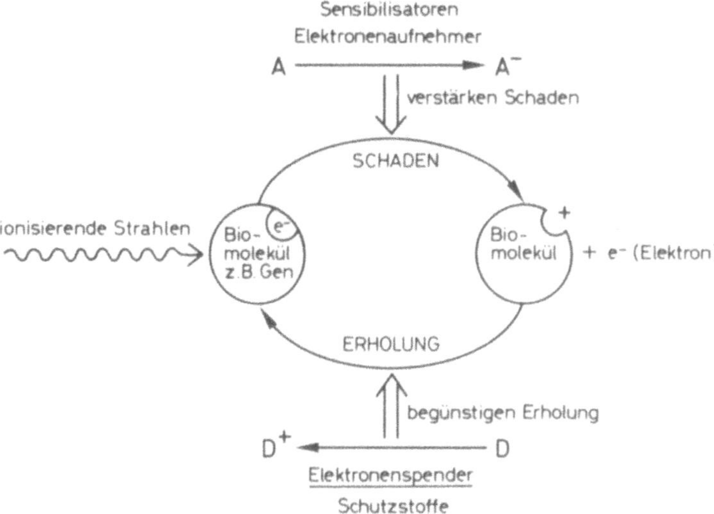

Abb. 8. Elektronenaffine und elektronenspendende Substanzen als Modifikatoren der Strahlenwirkung

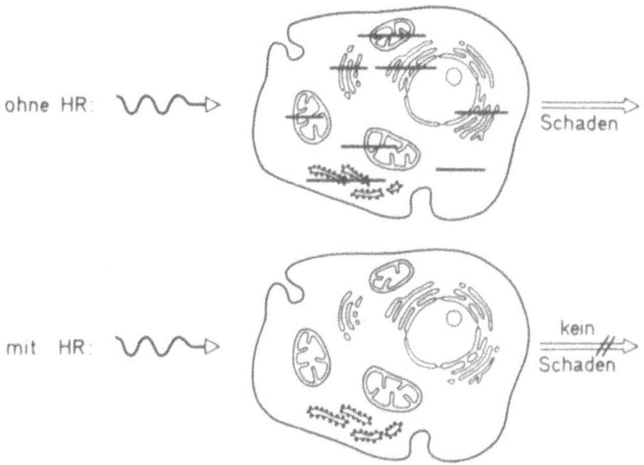

Abb. 9. Membranstabilisierende Wirkung von HR

3.1.3 Selektive Schutzwirkung normaler Zellen durch Schutz des membranabhängigen Energiepools (Abb. 10)

Betrifft die membranstabilisierende Wirkung der Flavonoide Mitochondrien, dann wäre eine selektive Schutzwirkung normaler Zellen denkbar. Tumorzellen und normale Zellen unterscheiden sich zum Teil in ihrem Energiestoffwechsel. So ist z. B. die ATP-Produktion, die den Energiepool der Zelle beliefert, in der normalen Zelle in den Mitochondrien beheimatet (oxidative Phosphorylierung), während

Schutz des membranabhängigen Energie-Pools: Erholung möglich

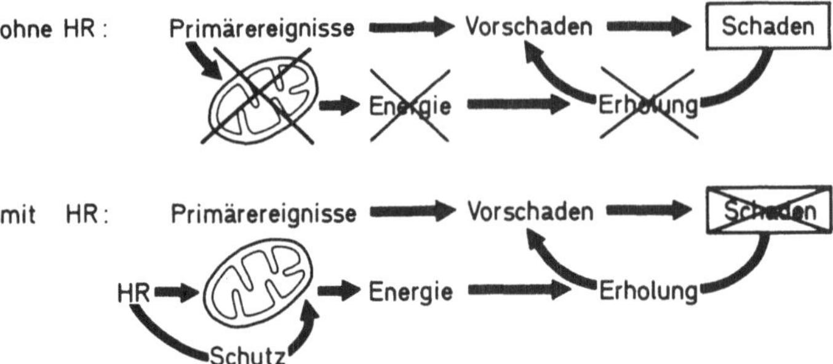

Abb. 10. HR als Schutzstoff der membranabhängigen ATP-Produktion

Tabelle 2. Verschiedene Wirkung einer Veränderung des Gehaltes an ATP und ATPasen in malignen und normalen Zellen

Für Tumorzellen:	ATP hemmt Glykolyse
	ATPase fördert Glykolyse
Für normale Zellen:	ATPase hemmt oxid. Phosph.
Quercetin:	Hemmt ATPase, senkt Glykolyse, hemmt oxid. Phosph. *nicht*
Deshalb vielleicht:	HR = Schutz der normalen Zellen, kein Schutz der Tumorzellen

die Tumorzellen teilweise ihre Energie auf dem Wege der Glykolyse durch nicht membranabhängige Enzyme gewinnen. Es wäre nun möglich, daß die Aktivität membranabhängiger Enzyme durch HR geschützt wird, die aber vornehmlich der normalen Zelle dienen. Von ganz besonderem Interesse sind die Überlegungen und Experimente von Racker (1976). Sie sind in der Tabelle 2 dargestellt und zeigen entgegengesetzte Reaktionen von Tumorzellen und normalen Zellen auf eine Vermehrung von ATP und ATPasen.

Im engsten Zusammenhang mit biologisch lebenswichtigen Funktionen steht der Kalziumstoffwechsel der Zelle, der wiederum unabdingbar mit Membranstabilität und Energiestoffwechsel verknüpft ist. Ihm und seiner Beeinflussung werden wir in der nächsten Zukunft unsere Aufmerksamkeit schenken.

Literatur

1. Braun H (1970) Zur Wirkung an Darmkapillaren und ihre Beeinflussung durch O-(β-Hydroxyethyl)-rutosid (HR). Strahlentherapie 140:533–539
2. Braun HD, Becker T, Meyer U (1971) Behandlung von Stauungserscheinungen nach Ablatio mammae und Bestrahlung. MMW 113:1630–1633
3. Brückner V (1973) Therapie des Strahlenschadens bei Mäusen mit O-(β-Hydroxyethyl)-rutoside. Strahlentherapie 145:731–734

4. Felix W (1978) Zur Wirkung von O-(β-Hydroxyethyl)-rutosiden auf die Ödembildung durch Ethoxysklerol und Thiopental am Hinterlauf der Katze. In: Voelter W, Jung G (Hrsg) O-(β-Hydroxyethyl)-rutoside – experimentelle und klinische Ergebnisse. Springer, Berlin Heidelberg New York, S 93
5. Field SB (1969) Early and late reactions in skin of rats following irradiation with X-rays or fast neutrons. Radiology 92:381–384
6. Field SB (1976) An historical survey of radiobiology and radiotherapy with fast neutrons. Current topics Radiat Res Quarterly 11:1–86
7. Fritz-Niggli H (1975) Schutzwirkung gegen die Enzymschädigung bestrahlter Mitochondrien durch chemische Substanzen. Fortschr Röntgenstr 86:477–486
8. Fritz-Niggli H (1968) Schutzwirkung von O-(β-Hydroxyethyl)-rutosid gegen die strahleninduzierte Hemmung des Energiestoffwechsels. Praxis 57:180–183
9. Fritz-Niggli H (1968) Inhibited oxidative phosphorylation in rat liver mitochondria of congenitally jaundiced gunn rats and the protective action of hydroxyethylrutosides. Med Exp 18:239–246
10. Fritz-Niggli H, Fröhlich E (1979) Verhinderung von strahleninduzierten Spätschäden des Gefäß-Bindegewebs-Systems der Haut (Mauspfote) durch O-(β-Hydroxyethyl)-rutoside. Fortschr Röntgenstr 130(5):601–608
11. Fritz-Niggli H, Fröhlich E (1980) Reduktion der strahleninduzierten Frühschäden der Haut (Mauspfote) durch O-(β-Hydroxyethyl)-rutoside. Fortschr Röntgenstr 133:316–321
12. Fritz-Niggli H, Rao KR (1977) Rutosides and radiation induced regression of experimental tumours. Arzneimittelforsch 27:1057–1064
13. Gábor M, Selye H (1974) The effect of flavonoids on radiation injury. In: Gábor M (ed) Pathophysiology and Pharmacology of Capillary Resistance. Akadémiai Kiadó, Budapest, p 113–119
14. Golden G (1978) Eine Übersicht über neue pharmakologische Effekte und klinische Resultate von O-(β-Hydroxyethyl)-rutosiden. In: Voelter W, Jung G (Hrsg) O-(β-Hydroxyethyl)-rutoside – experimentelle und klinische Ergebnisse. Springer, Berlin Heidelberg, New York, S 141–153
15. Hammersen F (1978) Zur Ultrastruktur experimenteller Oedeme und deren Beeinflussung durch O-(β-Hydroxyethyl)-rutoside. In: Voelter W, Jung G (Hrsg) O-(β-Hydroxyethyl)-rutoside – experimentelle und klinische Ergebnisse. Springer, Berlin Heidelberg New York, S 103–120
16. Kärcher KH (1963) Prüfung der Strahlenschutzwirkung verschiedener Substanzen mit Hilfe enzymatischer und histochemischer Untersuchungen. Strahlentherapie 121:83–96
17. Klemm J (1967) Die Veränderungen der Kapillarendothelzelle unter dem Einfluß ionisierender Strahlen und mögliche Schutzwirkungen von Trihydroxyäthylrutosidum. Strahlentherapie 134:31–44
18. Landolt R, Arn D (1979) Increased radiosensitivity of cerebral capillaries in neonatal Gunn rats as compared to Sprague-Dawley rats. Int J Radiat Biol 35:529–537
19. Landolt R, Arn D, Cordt I, Schäppi K, Fritz-Niggli H (1982) Piotron pion irradiation of cerebral capillaries in neonatal rats. Relative biological effectiveness and radioprotection by O-(beta-hydroxyethyl)-rutosides. Radiat Environ Biophys 21:75–80
20. Otte W, Kröpelin K, Afkham J (1971) Histologische Veränderungen an der Meerschweinchenlunge nach Reizgasinhalation und Schädigung durch Strahlen und ihre Beeinflussung durch O-(β-Hydroxyaethyl)-rutosid. Arzneimittelforsch 21:905–914
21. Racker E (1976) A new look at mechanisms in bioenergetics. Academic Press, New York San Francisco London
22. Wurst F, Reinartz G, Kärcher KH (1978) Die strahlenschützende Wirkung von Venoruton®, gemessen an Hydroxyprolin als biochemischem Parameter des radiogenen Effektes an der Bindegewebssubstanz, erste Mitteilung. In: Voelter W, Jung G (Hrsg) O-(β-Hydroxyethyl)-rutoside – experimentelle und klinische Ergebnisse. Springer, Berlin Heidelberg New York, S 181–189
23. Zürcher WO (1967) Prophylaktische Maßnahmen zur Verhütung der Zystitis und anderer Nebenwirkungen bei der Röntgen- und Radiumtherapie der weiblichen Genitalkarzinome. Geburtshilfe Frauenheilkd 27:170–175

Einsatz von HR zur Prophylaxe strahleninduzierter Hautreaktionen mit Mammatumoren

Prophylaxis Against Skin-Reactions Caused by Irradiation-Therapy
of Tumors of the Mamma

MANIJEH PISCHNAMAZZADEH

Summary

In a controlled study O-(β-hydroxyethyl)-rutoside (HR)[1] were administered to 31
patients suffering from breast tumor to evaluate the radioprotective effect of the
drug. HR was given intraveniously daily before each radiation. An other group of
31 patients served as a control group.

Besides subjective symptoms, skin irritations were controlled during the whole
treatment period. The results are discussed.

Zusammenfassung

In einer kontrollierten Studie wurden an 31 Patientinnen mit Mammatumoren, die
postoperativ bestrahlt wurden, vor jeder Bestrahlung O-(β-Hydroxyethyl)-rutoside
(HR)[1] intravenös verabreicht. Eine Gruppe weiterer 31 Patientinnen diente als
Kontrollgruppe. Neben subjektiven Symptomen wurde während des gesamten Be-
handlungszeitraums die Haut auf Strahlenreaktionen untersucht. Die Ergebnisse
werden diskutiert.

1. Einleitung

Seit dem historischen Anfang der Strahlentherapie maligner Tumoren im Jahre
1898 steht die Problematik der strahleninduzierten Begleitreaktionen im mitbe-
strahlten Umgebungsgewebe im Raum. Die zwingend notwendige Strahlendosis
zur Tumorvernichtung trifft aber stets auch das gesunde Gewebe, und die Belastung ist um so größer, je näher die applizierte Dosis an der Grenze der Gewebsto-
leranz liegt. Allen unerwünschten Strahlenwirkungen voran stehen die jedem Ra-
diologen bekannten Wirkungen auf die Haut und Schleimhaut (Erythem und exsudative Reaktionen). Diese führen nicht nur zu subjektiven Beschwerden des Pa-

---

[1] = Venoruton® Zyma München

tienten, sondern gefährden auch den Effekt der Behandlung, indem sie zur Unterbrechung der Bestrahlungsserie oder Herabsetzung der Einzeldosis zwingen. Es ist daher verständlich, daß man die unerwünschte Strahlenbelastung des gesunden Gewebes mindern will. Neben die bekannten physikalischen und technischen Verfahren, wie Reduktion der Strahlenintensität, Protrahierung oder Fraktionierung, sind auch pharmakologische Verbindungen getreten, die die negative Strahlenwirkung herabzusetzen vermögen.

O-(β-Hydroxyethyl)-rutoside (HR) Flavonoidderivate werden schon seit langem als Schutzstoff bei Bestrahlungen angewandt. Fritz-Niggli konnte durch systematische tierexperimentelle Untersuchungen am Mauspfotenödem eine dosisabhängige Protektion durch HR sowohl für den Frühschaden als auch den Spätschaden belegen. Ebenfalls wurde tierexperimentell nachgewiesen, daß verschiedene Tumoren durch HR weder in ihrem Wachstum gefördert noch in ihrer Strahlensensibilität beeinflußt werden (Fritz-Niggli 1978).

2. Patientengut und Methodik

Insgesamt wurden 62 Patientinnen in die Studie aufgenommen.

Die Art der mit Chemotherapie kombinierten Nachbestrahlung richtete sich nach dem Ausgangsbefund. Patientinnen mit Mammakarzinom (nicht operiert, enukleiert oder mastektomiert) wurden unter klassischen Tiefentherapiebedingungen (300 kV, Zange, später am Gammatron) in 2 Serien über folgende Felder bestrahlt:

a) Supraclaviculargegend
b) Axilla
c) Mediastinum von vorne
d) Mamma von innen tangential ⎫ Zange
e) Mamma von außen tangential ⎭

und zwar erhielten Feld a) und b) in jeder Serie 2600 R, Feld c) 3000 R, Feld d) und e) erhielten pro Serie 2000 R (Oberflächendosis). Anschließend wurde bis zu einer MD von 3000 R am Gammatron unter Telekobalt-60-Therapie weiterbestrahlt. Dabei betrug der Abstand vom Beginn der ersten zum Beginn der zweiten Bestrahlungsserie im Schnitt 12 Wochen.

Patientinnen mit Mammakarzinom postoperativ wurden unter klassischen Tiefentherapiebedingungen (300 kV) in zwei Serien über 3 Felder bestrahlt:

a) Supraclaviculargegend
b) Axilla
c) Mediastinum von vorne

dabei erhalten Feld a) und b) wieder 2600 R je Serie und Feld c) 3000 R je Serie. Auch hier betrug normalerweise der Abstand vom Beginn der ersten bis zum Beginn der zweiten Bestrahlungsserie ca. 12 Wochen. Die Patientinnen wurden an 5 Tagen der Woche bestrahlt in einer Fraktionierung von 200 R pro Feld und Tag.

Als Chemotherapeutikum verwenden wir üblicherweise als Mittel der Wahl Trofosfamid. Dabei wird der erste Stoß während der ersten Bestrahlungsserie

(2 mal 25 mg/kg KG an zwei aufeinanderfolgenden oder 3 mal 15 mg/kg KG an drei aufeinanderfolgenden Tagen), der zweite Stoß während der Bestrahlungspause, und der dritte Stoß während der zweiten Bestrahlungsserie verabreicht. Bei einem Teil der Patienten wurde in der zweiten Bestrahlungsserie Adriblastin® zusätzlich 60 mg/m² Körperoberfläche gegeben.

Von den 62 in die Studie einbezogenen Patientinnen erhielten nach einem Randomisierungsschema bestimmte 31 Patientinnen prophylaktisch vor jeder Bestrahlung 15 ml HR intravenös injiziert, sowie als orale Zusatzbehandlung 3 mal täglich 1 Dragee HR à 500 mg über den beobachteten Bestrahlungszeitraum. Die Gruppe der anderen 31 Patientinnen diente als Kontrolle und erhielt keine die Strahlennebenwirkung herabsetzende Medikation.

Aufgrund der verschieden langen Beobachtungszeiträume konnten auch statistisch später berücksichtigbare Untergruppen gebildet werden: Tabelle 1

I. HR-Gruppe:

Untergruppe 1:
Patientinnen, die während einer Bestrahlungsserie beobachtet wurden (n = 18)

Untergruppe 2:
Patientinnen, die während zweier Bestrahlungsserien beobachtet wurden und auch in beiden mit HR behandelt wurden (n = 7)

Untergruppe 3:
Patientinnen, die während zweier Bestrahlungsserien beobachtet wurden, aber nur während der ersten Serie HR bekamen (n = 6)

II. Kontrollgruppe:

Untergruppe 1:
Patientinnen, die während einer Bestrahlungsserie beobachtet wurden (n = 13)

Untergruppe 2:
Patientinnen, die während zweier Bestrahlungsserien beobachtet wurden (n = 18)

Neben allgemeinen registrierten Parametern wie Wohlbefinden, Appetit, Übelkeit, Erbrechen wurde speziell auf evtl. auftretende Hautreaktionen während der Studie geachtet. Diese wurden nach einer Notenskala, die sechs Werte aufweist, beurteilt, und zwar bedeutet:

0 – keine Reaktion
1 – leichte Hautrötung
2 – deutliche bis starke Hautrötung
3 – Hautbräunung mit z. T. trockener Epitheliolyse
4 – starke Hautbräunung
5 – Hyperpigmentation bzw. exsudative Reaktion mit Bläschenbildung

Die Patientinnen wurden während des Bestrahlungszeitraumes täglich auf diesen Parameter hin kontrolliert und der erhobene Befund auf dem Dokumentationsbogen festgehalten. Im übrigen wurde darauf geachtet, ob die geplante Herddosis erreicht werden konnte, bzw. ob Bestrahlungsunterbrechungen notwendig waren.

Tabelle 1a. Zusammensetzung des Krankengutes in der Veneruton®-Gruppe

Zahl der Fälle	Alter/ MW	Stadium					Radikale Mamma- amputation	Mastek- tomie	Enuklea- tion	Nicht operiert
		I	II	IIIa	IIIb	IV				
Untergruppe 1 n = 18	59	2	5	5	1	5	13	0	4	1
Untergruppe 2 n = 7	54	0	7	0	0	0	5	0	0	2
Untergruppe 3 n = 6	57	3	2	0	0	1	5	1	0	0

Tabelle 1b. Zusammensetzung des Krankengutes in der Kontrollgruppe

Zahl der Fälle	Alter/ MW	Stadium					Radikale Mamma- amputation	Mastek- tomie	Enuklea- tion	Nicht operiert
		I	II	IIIa	IIIb	IV				
Untergruppe 1 n = 13	61	0	5	5	0	3	6	0	3	4
Untergruppe 2 n = 18	56	2	6	5	1	4	13	2	0	3

3. Ergebnisse und Diskussion

Tabelle 2 vergleicht beide Patientinnengruppen, die eine mit Venoruton®, die andere ohne Venoruton®, die nur während einer Serie beobachtet wurden.

In Tabelle 3 werden die Patientinnen, die während zweier Serien beobachtet wurden, einander gegenübergestellt.

Dabei wurden solche Patientinnen, die nur in der ersten Serie Venoruton® bekamen, mit solchen Patientinnen, die sowohl in der ersten als auch in der zweiten Serie unter Venoruton®-Schutz standen, verglichen.

Bei kritischer Beurteilung der von uns erzielten Therapieerfolge kann gesagt werden, daß durch eine rechtzeitig bei Bestrahlungsbeginn einsetzende Zusatzmedikation von Venoruton® parenteral und oral die Intensität der Strahlenreaktionen der Haut wesentlich gemildert werden kann.

Dieser Eindruck konnte statistisch gesichert werden (x^2-Test). Für die Gruppen, die nur eine Serie beobachtet wurde, konnte für die Venoruton®-Gruppe eine statistische Sicherheit von 86,6% errechnet werden. Vergleicht man die zweite Bestrahlungsserie, also die Patientinnen, die in der zweiten Serie nochmals Venoruton® bekamen, mit den Patientinnen, bei denen Venoruton® in der zweiten Serie weggelassen wurde, so errechnet sich für die Venoruton®-Gruppe in der zweiten Serie eine statistische Sicherheit von 99%. Daraus ist zu folgen, daß die die Zusatztherapie mit Venoruton® bei einer zweiten Bestrahlungsserie noch sehr viel deutlicher zur Wirkung kommt. Die geplante Herddosis konnte häufiger in der Venoruton®-Gruppe erreicht werden, als in der Kontrollgruppe (Tabelle 4).

Venoruton® wurde sehr gut vertragen; nur in einem Fall kam es zu allergischen Hautrötungen, die nach Absetzen des Präparates sofort verschwanden.

Unter der prophylaktischen Gabe von Venoruton®, parenteral 1,5 g und oral 1,5 g, kam es in dieser kontrollierten Studie zu signifikant weniger Hautreaktionen.

Tabelle 2. Zahl der Patienten mit verschieden starken Hautreaktionen (Definition der Skala vgl. Text). Beobachtungen während der 1. Bestrahlungsserie über 3–6 Wochen; Zahl vor der Klammer: Patienten der HR-Gruppe – Zahl in der Klammer: Patienten der Kontrollgruppe

Nach Woche	Skalierung					
	0	1	2	3	4	5
1	31 (31)	0 (0)	0 (0)	0 (0)	0 (0)	0 (0)
2	28 (24)	1 (3)	2 (4)	0 (0)	0 (0)	0 (0)
3	15 (4)	10 (6)	3 (17)	2 (2)	1 (2)	0 (0)
4	4 (2)	5 (0)	0 (6)	0 (3)	1 (1)	0 (0)
5	0 (0)	3 (0)	1 (2)	0 (1)	0 (2)	1 (1)
6	0 (0)	0 (0)	0 (0)	0 (0)	0 (1)	0 (0)

Tabelle 3. Hautreaktion der Stärke nach Skala. Vergleich der Hautreaktionen von Patienten, die während zwei Bestrahlungsserien Venoruton erhielten (= Zahl vor der Klammer) mit der Hautreaktion von Patienten, die nur während der ersten Bestrahlungsserie Venoruton erhielten (Zahl in der Klammer). Skala für die Hautreaktionen vgl. Text

Nach Woche	Skalierung					
	0	1	2	3	4	5
1. Serie: 1	7 (6)	0 (0)	0 (0)	0 (0)	0 (0)	0 (0)
2	7 (5)	0 (0)	0 (1)	0 (0)	0 (0)	0 (0)
3	3 (1)	4 (1)	0 (2)	0 (1)	0 (1)	0 (0)
4	1 (0)	0 (1)	0 (2)	0 (0)	0 (0)	0 (0)
Bestrahlungspause						
2. Serie: 1	4 (1)	2 (4)	1 (0)	0 (2)	0 (0)	0 (0)
2	4 (1)	2 (2)	1 (2)	0 (1)	0 (0)	0 (0)
3	3 (0)	3 (3)	1 (1)	0 (2)	0 (0)	0 (0)
4	3 (0)	3 (0)	1 (3)	0 (2)	0 (1)	0 (0)
5	0 (0)	0 (0)	1 (0)	0 (0)	0 (0)	0 (0)

Tabelle 4. Zahl der Patienten, bei denen die geplante Herddosis erreicht werden bzw. nicht erreicht werden konnte

Beobachtungszeitraum		HD erreicht	HD nicht
1. Serie	2. Serie		erreicht
+	Nicht beobachtet	17	1
−	Nicht beobachtet	10	3
+	+	7	0
−	−	16	2
+	−	5	1

+ bedeutet Venoruton®-Schutz,
− bedeutet keine Schutzmedikation

Hiermit können wir bereits früher berichtete, gute Ergebnisse aus unkontrolliert durchgeführten Studien (Klemm 1964; Kärcher u. Schenk 1967; Eckardt 1976; Braun et al. 1971) voll bestätigen.

Das bedeutet gegenüber unseren bisherigen Erfahrungen einen wesentlichen Fortschritt in der Vermeidung strahleninduzierter Hautreaktionen.

Literatur

1. Braun HD, Becker T, Meyer U (1971) Behandlung von Stauungserscheinungen nach Ablatio mammae und Bestrahlung. MMW 113:1630–1633
2. Eckardt (1976) Zur Therapie und Prophylaxe strahleninduzierter Nebenwirkungen nach Mammaamputation. Therapiewoche 26:4151–4154
3. Fritz-Niggli H (1978) Rutoside und strahleninduzierte Tumorregression: Differenzierte Reaktionen maligner und gesunder Zellen. In: Voelter W, Jung G (Hrsg) O-(β-Hydroxyethyl)-rutoside – experimentelle und klinische Ergebnisse. Springer, Berlin Heidelberg New York, S 169–180
4. Kärcher KH, Schenk P (1967) Die Wirkung von Venoruton®-Injektionen auf die Schleimhautreaktion während der Strahlentherapie. Therapiewoche 17(43):1747
5. Klemm J (1964) Ein Beitrag zur Behandlung der Haut- und Schleimhautreaktionen bei therapeutischer Teilkörperbestrahlung in der Megavolttherapie. Strahlentherapie 125(4):536–547

Tierexperimentelle Untersuchungen mit O-(β-Hydroxyethyl)-rutosiden bei verringerter Kapillarresistenz – Folgerungen für die Klinik

Investigations Using O-(β-Hydroxyethyl)-rutosides at Reduced
Capillary Resistance in Laboratory Animals – Consequences for the Clinic

Miklós Gábor

Summary

The effect of three different oral doses of O-(β-hydroxyethyl)-rutosides (HR =
Venoruton®) on the skin capillary resistance (C. R.) of Sprague-Dawley rats, aged
8–10 weeks, 6 months or 1 year (and selected because of their low C. R.) was investigated. The C. R. was measured over a period of 24 hours after a single administration of each dose. The results were compared with a further group aged
6 months who received HR intraperitoneally.

The optimal dose was defined in all four groups receiving the drug systemically.
In most cases a significant effect could be shown already after 2–4 hours, persisting
until at least 8 hours and in some cases 24 hours.

Comparative data were also obtained with three different pure hydroxyethyl
components (5,7,3′,4′-tetra-HR, 5,7,4′-tri-HR, and 7,4′-di-HR) under identical experimental conditions.

Finally, the effect of a single topical application of a gel containing 2% HR was
investigated. This produced a significant increase of C. R. after 1 hour which lasted
around 4–5 hours.

The clinical implications of these results are discussed with special reference to
senile, hypertensive and diabetic vascular disease.

Zusammenfassung

Die Wirkung von drei verschiedenen Dosen O-(β-Hydroxyethyl)-rutosiden (HR =
Venoruton®) auf die Kapillarresistenz der Haut (KR) wurde bei Sprague-Dawley-
Ratten (Alter 8–10 Wochen, 6 und 12 Monate) geprüft, die wegen ihrer verringerten Kapillarresistenz ausgewählt worden waren. Nach einmaliger Zufuhr der verschiedenen Dosen wurde die Kapillarresistenz über einen Zeitraum von 24 h ermittelt. Die Ergebnisse wurden mit denen einer weiteren Gruppe von Ratten (Alter
6 Monate) verglichen, die HR i. p. erhielten.

In allen 4 Versuchsgruppen wurde nach systemischer Verabfolgung der Substanz die optimale Dosis bestimmt. In den meisten Fällen setzte die Wirkung bereits 2–4 h nach der Applikation ein und hielt mindestens 8 h, in einigen Fällen
auch 24 h an.

Unter den gleichen Versuchsbedingungen wurden außerdem Vergleichsdaten von tetra-HR, tri-HR, di-HR und mono-7-HR ermittelt.

Darüber hinaus wurde die Wirkung einer einmaligen lokalen Applikation eines Gels (2% HR) geprüft. Das bewirkte eine signifikante Erhöhung der Kapillarresistenz; die Wirkung setzte nach 1 h ein und hielt etwa 4–5 h an. Die Folgerungen dieser Ergebnisse für die Klinik unter besonderer Berücksichtigung der altersbedingten sowie durch Hypertonie oder Diabetes verursachten Gefäßschäden werden diskutiert.

1. Einleitung

Die Ergebnisse der Kapillarresistenz (KR)-Forschungen sind in Zitat [9] zusammengestellt. Im Zusammenhang mit den über O-(β-Hydroxyethyl)-rutoside durchgeführten systematischen Studien [10] wurde auch deren KR-beeinflussende Wirkung untersucht.

2. Material und Methode

Die Versuche mit Venoruton® erfolgten an der enthaarten Rückenhaut von 8–10 Wochen (120–150 g KG), 6 Monate (300–350 g KG), sowie 1 Jahr alten (600–620 g KG), mit verschiedenen Hydroxyethyl-rutosidderivaten sowie mit Venoruton®-Gel an 160–190 g schweren, unter Standarddiät gehaltenen männlichen Ratten des Sprague-Dawley CFY-Stammes.

Zur Messung der KR fand der von uns modifizierte Lavollay-Neumann'sche [23] Apparat Verwendung. Die mittels Elektromotor betriebene Luftpumpe ist an ein Vakuumrohr angeschlossen. Die in der Einrichtung benutzte druckausgleichende 2 l-Glasflasche dient der Sicherung des konstanten Saugdruckes. Bei den Untersuchungen wurde die Saugkraft allmählich – gewöhnlich um je 5 cm Hg – bis zum Erscheinen der ersten zentralen Petechie erhöht. Gemessen wurde die KR in cm Hg.

Die Versuche wurden zu gleichen Jahres- und Tageszeiten in Räumen mit gleichbleibender Temperatur durchgeführt. Die Ratten wurden unter Standarddiät gehalten; Trinkwasser stand ad libitum zur Verfügung.

Die Bestimmung der KR geschah 24 h nach der Enthaarung an der Haut der lumbalen Region der Ratten. Der Rücken der depilierten Tiere und der Rand der Saugglocke wurden mit Lanolin-Vaselinsalbe eingeschmiert.

Das zu den Untersuchungen benutzte Venoruton® enthält in bestimmtem Verhältnis Mono-, Di-, Tri- und Tetrahydroxyethylrutoside (Courbat et al. [4]). Von Venoruton®, den Tetra- und 5,7,4'-Trihydroxyethyl-rutosiden wurden wäßrige Lösungen hergestellt, Dihydroxyethyl-rutosid wurde in 1%igem Methylzelluloseschleim gelöst.

Das verwendete Venoruton®-Gel ist ein 2% HR enthaltendes, die Haut nicht irritierendes, alkoholfreies Gel.

Die Ergebnisse wurden nach dem Verfahren von Student ausgewertet.

3. Ergebnisse

Folgende Versuche wurden durchgeführt:

1. Untersuchungen an auf normaler Diät gehaltenen 6–8 Wochen und 6 Monate alten Ratten mit ausgewählt niedrigem KR-Wert
2. Untersuchungen an senilen (1 Jahr alten) Ratten
3. Prüfung der KR-beeinflussenden Wirkung der Hydroxyethyl-rutosid-Derivate
4. Untersuchung der KR-beeinflussenden Wirkung des Venoruton®-Gels.

3.1 Untersuchungen an 8–10 Wochen bzw. 6 Monate alten Ratten

Die 8–10 Wochen alten Ratten der ersten Gruppe erhielten das Venoruton® in Dosen von 100, 200 und 300 mg/kg KG per os. Wie aus den Tabellen ersichtlich, bewirkte die Venoruton®-Behandlung mit 100 bzw. 200 mg einen erheblichen Anstieg der KR. Dieser Anstieg ist im Falle der Dosis von 100 mg nach 6 h und bei Verabreichung von 200 mg schon nach 2 h statistisch signifikant (Tabelle 1, Abb. 1).

Im nächsten Versuch erhielten 6 Monate alte Ratten das Venoruton® in Gaben von 100, 300 und 500 mg/kg KG per os. Im Falle der 300 und 500 mg-Dosen war die Erhöhung der KR ab der 2. h nach HR-Verabreichung statistisch signifikant (Tabelle 1, Abb. 2).

Die Ratten der dritten Versuchsgruppe erhielten das Venoruton® in Dosen von 50, 100 und 150 mg/kg KG intraperitoneal injiziert. 50 mg zeigten in der 2. und 4. h und 100 mg in der 2., 4., 6. und 8. h eine statistisch signifikante Erhöhung der KR. Injektion größerer Dosen bewirkte einen kleineren, aber immer noch signifikanten Effekt (Tabelle 1, Abb. 3).

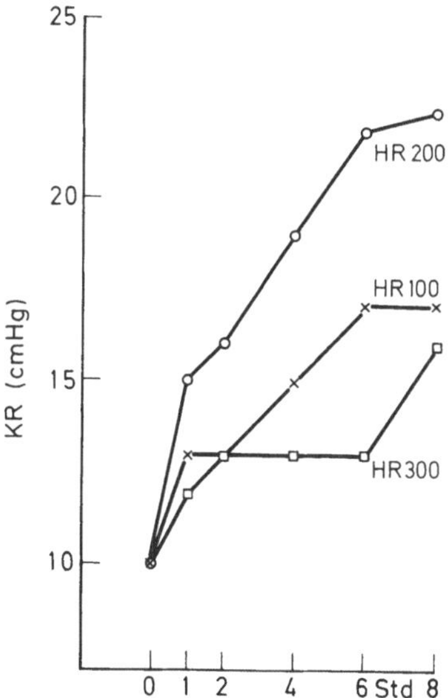

Abb. 1. Die Kapillarresistenz-erhöhende Wirkung von Venoruton® (HR) bei 8–10 Wochen alten Ratten. Dosen: 100, 200 bzw. 300 mg/kg KG per os

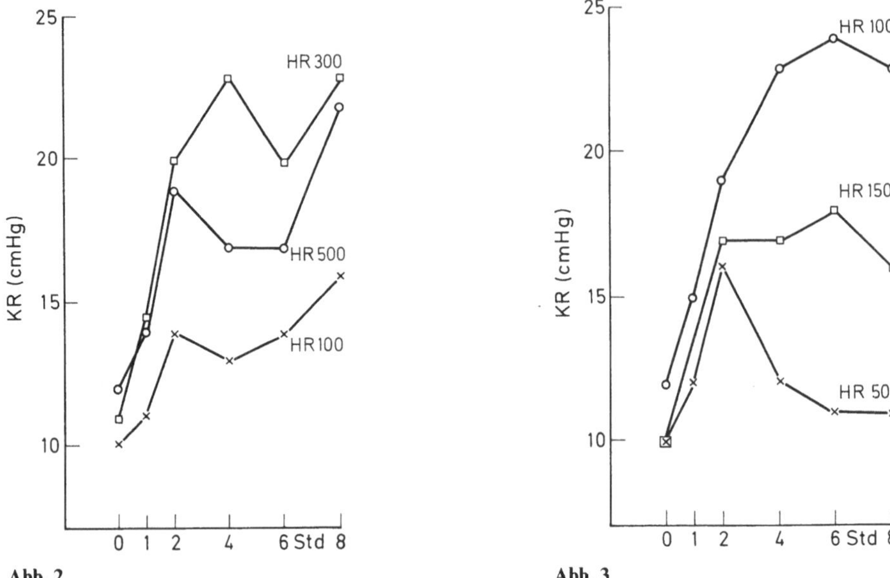

Abb. 2. Die Kapillarresistenz-erhöhende Wirkung von Venoruton® (HR) bei 6 Monate alten Ratten. Dosen: 100, 300 bzw. 500 mg/kg KG p. o.

Abb. 3. Die Kapillarresistenz-erhöhende Wirkung von Venoruton® (HR) bei 6 Monate alten Ratten. Dosen: 50, 100 bzw. 150 mg/kg KG i. p.

3.2 Untersuchungen an senilen Ratten

Der zweite Teil der Untersuchungen erfolgte an 1 Jahr alten männlichen Ratten im Gewicht von 600–620 g. Das Venoruton® wurde in Dosen von 50, 100 bzw. 300 mg/kg KG per os angewandt. Die Behandlung bewirkte nach 2 bzw. 4 h einen signifikanten Anstieg der KR (Tabelle 1, Abb. 4).

3.3 Die KR-beeinflussende Wirkung von Hydroxyethylrutosidderivaten

Die KR-beeinflussende Wirkung verschiedener oral verabreichter Hydroxyethylrutosidderivate wurde an männlichen Ratten von 160–190 g KG studiert.

a) Die Wirkung von 5,7,3',4'-Tetrahydroxyethylrutosid. 50 bzw. 100 mg/kg KG zeitigten eine signifikante Erhöhung der KR nach 2 sowie 4 h und 200 mg/kg KG nach 4 und 6 h (Tabelle 2, Abb. 5).

b) Die Wirkung von 5,7,4'-Trihydroxyethylrutosid. Nach Gabe von 50, 100 bzw. 200 mg/kg KG war ein signifikanter Anstieg der KR innerhalb von 2, 4 und auch von 6 h zu registrieren (Tabelle 2, Abb. 6).

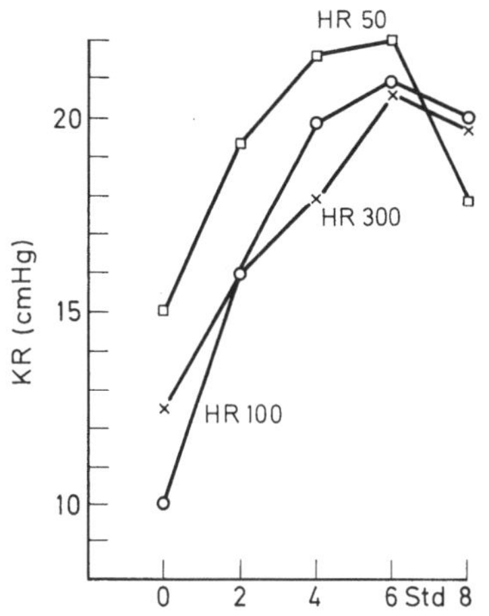

Abb. 4. Die Kapillarresistenz-erhöhende Wirkung von Venoruton® (HR) bei ca. 1 Jahr alten Ratten. Dosen: 50, 100 bzw. 300 mg/kg KG p. o.

c) Die Wirkung von 7,4′-Dihydroxyethylrutosid. Nach Anwendung von 50 bzw. 200 mg/kg KG war eine signifikante Erhöhung der KR nach 4, 6 und 8 h, nach der Gabe von 100 mg/kg KG nach 8 h und nach der Verabreichung von 100 mg/kg nach 6 h zu beobachten: $p \leq 0,051$ (Tabelle 2, Abb. 7).

3.4 Die KR-beeinflussende Wirkung des Venoruton®-Gel

Das Venoruton®-Gel wurde auf eine Fläche von 16–20 cm² der enthaarten Rükkenhaut von männlichen Ratten (Gewicht: 160–190 g) mit ausgewählt niedrigen KR-Werten in annähernd gleichen Mengen (0,8 g) durch feines Reiben aufgetragen und dann die KR stündlich bestimmt, bis sie wieder auf ihren Ausgangswert zurückgekehrt war (Tabelle 3, Abb. 8).

Wie aus Tabelle 3 ersichtlich, nimmt die KR von der 1. h nach der Behandlung an signifikant zu; nach 3 h erreicht sie ihren Höchstwert, um in der 6. h auf ihren Ausgangswert zurückzukehren.

4. Diskussion

Über die KR-steigernde Wirkung von Venoruton® hatten als erste Charlier et al. [3], dann Parrot und Canu [28] sowie Harper [15] berichtet. Eine Bestätigung der Wirkung und die Durchführung systematischer Versuche waren einerseits wegen der früher benutzten extrem hohen Dosen (700 bzw. 1 000 mg/kg KG i. p., Charlier et al. [3]; sowie 800 bzw. 1 000 mg/300 g KG, Parrot und Canu [28]) und andererseits durch den Umstand indiziert, daß Harper [15] in seinen Versuchen nur eine einzige Dosis (100 mg/kg i. m.) angewandt hatte.

Erwähnenswert ist, daß nach Lecomte und van Cauwenberge [24] i. p. verabreichtes Venoruton® in hohen Dosen – bei Ratten – biogene Amine freisetzen. Aus Untersuchungen von Kramár [21] und anderen ist bekannt, daß das Histamin die Resistenz der Hautkapillaren herabsetzt (Gábor [9]). Die KR-mindernde Wirkung

Tabelle 1. Untersuchung der Kapillarresistenz (KR)-erhöhenden Wirkung des Venoruton bei Ratten verschiedenen Alters. N.S. = nicht signifikant

Versuchstiere		Dosis mg/kg/KG	Anzahl der Ratten	KR/cm Hg/Mittelwert vor der Behandlung	KR/cm Hg/Mittelwert, Stunden nach der Behandlung				
Alter	Gewicht				2	4	6	8	24
8–10 Wochen	120–150 g	100 mg/kg p.o.	8	10,62 ± 1,77	13,12 ± 2,58 N.S.	15,00 ± 5,34 N.S.	16,87 ± 4,58 $p<0,02$	17,50 ± 5,34 $p=0,02$	13,75 ± 3,53 $p<0,05$
		200 mg/kg p.o.	8	10,00 ± 0	15,62 ± 4,95 $p<0,02$	18,75 ± 7,90 $p<0,02$	21,87 ± 8,42 $p<0,01$	22,50 ± 8,45 $p<0,01$	15,37 ± 6,18 $p<0,05$
		300 mg/kg p.o.	8	10,62 ± 1,77	14,37 ± 7,28 N.S.	13,12 ± 7,03 $p<0,05$	14,37 ± 6,78 N.S.	15,62 ± 7,28 $p<0,05$	13,12 ± 3,72 N.S.
6 Monate	300–350 g	100 mg/kg p.o.	8	10,62 ± 1,77	14,37 ± 4,17 $p=0,02$	13,12 ± 3,72 $p<0,05$	13,75 ± 2,31 $p<0,02$	15,00 ± 2,67 $p<0,001$	12,50 ± 2,67 N.S.
		300 mg/kg p.o.	8	11,50 ± 3,46	20,00 ± 5,83 $p<0,02$	23,00 ± 3,46 $p<0,001$	21,87 ± 5,93 $p<0,01$	22,00 ± 5,29 $p=0,001$	19,37 ± 4,17 $p=0,001$
		500 mg/kg p.o.	8	11,25 ± 2,31	18,75 ± 5,17 $p<0,01$	17,50 ± 3,77 $p<0,02$	16,87 ± 3,72 $p<0,02$	21,87 ± 6,51 $p<0,01$	20,00 ± 3,77 $p<0,001$
1 Jahr	600–620 g	50 mg/kg p.o.	9	15,00 ± 0	19,44 ± 3,04 $p<0,01$	21,67 ± 6,12 $p<0,02$	22,22 ± 7,95 $p<0,05$	17,78 ± 5,07 N.S.	16,11 ± 3,33 N.S.
		100 mg/kg p.o.	8	10,00 ± 0	16,25 ± 7,90 N.S.	20,00 ± 7,07 $p<0,01$	21,25 ± 5,82 $p<0,00$	20,00 ± 5,34 $p<0,001$	10,00 ± 0 N.S.
		300 mg/kg p.o.	8	12,50 ± 2,67	16,25 ± 4,43 N.S.	18,12 ± 3,72 $p<0,01$	21,25 ± 4,43 $p=0,00$	20,00 ± 5,34 $p<0,01$	15,62 ± 3,20 $p<0,05$

6 Monate	300–350 g	50 mg/kg i.p.	8	10,00 ± 0	15,62 ± 5,62 p<0,05	12,50 ± 2,67 p<0,05	11,25 ± 2,31 N.S.	11,25 ± 2,31 N.S.	10,62 ± 1,76 N.S.
		100 mg/kg i.p.	7	12,14 ± 2,67	19,71 ± 5,96 p<0,01	22,14 ± 6,98 p<0,02	23,57 ± 6,26 p<0,01	22,14 ± 6,36 p<0,01	15,71 ± 6,07 N.S.
		150 mg/kg i.p.	7	10,00 ± 0	17,14 ± 8,59 N.S.	17,14 ± 4,87 p<0,01	17,85 ± 5,66 p<0,02	16,42 ± 4,75 p<0,02	– – –

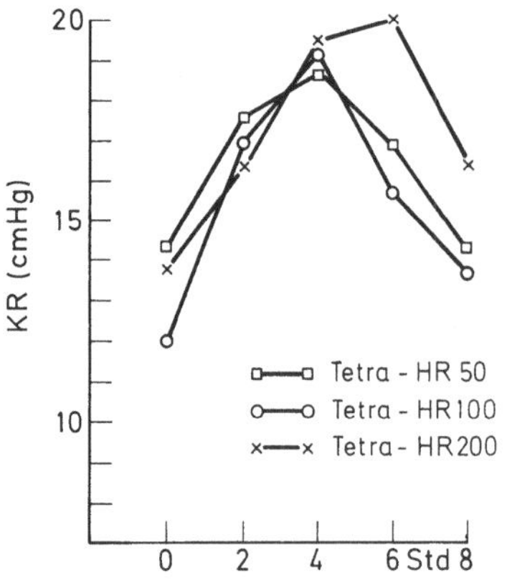

Abb. 5. Die Kapillarresistenz-erhöhende Wirkung von 5,7,3′,4′-Tetrahydroxyethyl-rutosid bei 160–190 g schweren Ratten. Dosen: Tetra-HR: 50, 100 bzw. 200 mg/kg KG p. o.

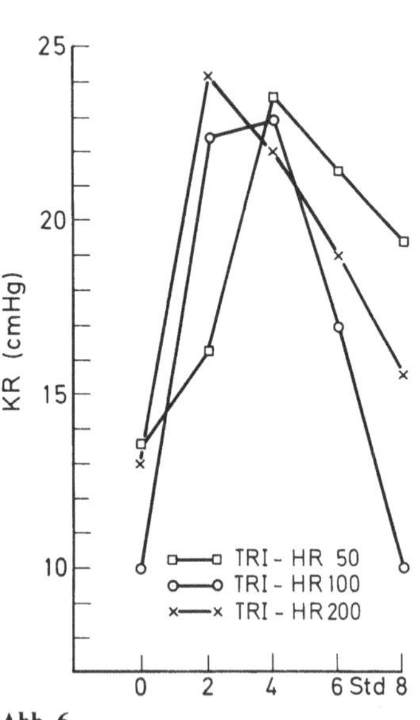

Abb. 6

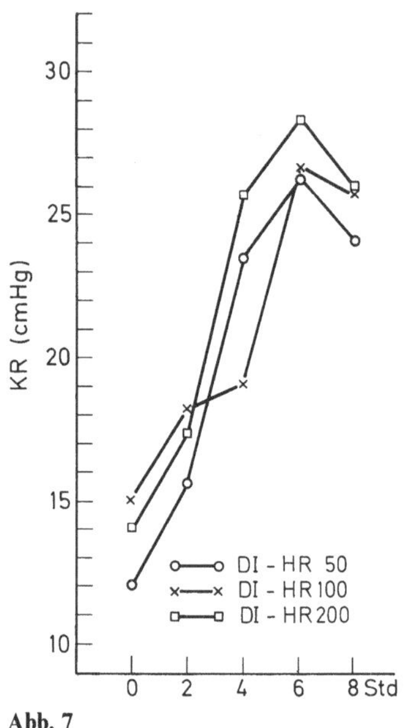

Abb. 7

Abb. 6. Die Kapillarresistenz-erhöhende Wirkung von 5,7,4′-Trihydroxyethyl-rutosid bei 160–190 g schweren Ratten. Dosen: Tri-HR: 50, 100 bzw. 200 mg/kg KG p. o.

Abb. 7. Die Kapillarresistenz-erhöhende Wirkung des 7,4′-Dihydroxyethyl-rutosids bei 160–190 g schweren Ratten. Dosen: Di-HR: 50, 100 bzw. 200 mg/kg KG p. o.

großer i. p. und per os verabreichten Venoruton®-Dosen dürfte auf die Wirkung freigesetzten Histamins zurückzuführen sein.

Unsere Versuche haben wir an Ratten mit ausgewählt niedriger KR vorgenommen. Nach der von Kramár und Simay-Kramár [20] angegebenen Gruppierung gehörten die bei den hier beschriebenen Untersuchungen verwendeten Ratten in die pathologisch niedrige Gruppe (10–15 cm Hg). Kramár und Simay-Kramár geben als normalen KR-Wert bei Ratten 46–70 cm Hg an.

In Verbindung mit den an alten Ratten vorgenommenen Versuchen sei erwähnt, daß die Literaturangaben bez. des Zusammenhangs zwischen KR und Le-

Tabelle 2. Die Wirkung der oral angewandten Hydroxyethylderivate auf die Kapillarresistenz (KR) von 10–12 Wochen alten Ratten im Gewicht von 150–220 g. N.S. = nicht signifikant

HR-Komponente/n	Dosis mg/kg/KG p.o.	Anzahl der Ratten	KR/cm Hg/ Mittelwert vor der Behandlung	KR/cm Hg/Mittelwert, Stunden nach der Behandlung				
				2	4	6	8	24
Tetra-HR	50 mg/kg	8	14,37 ± 1,76	17,50 ± 2,67 $p<0,02$	18,75 ± 2,31 $p<0,01$	16,87 ± 3,72 N.S.	14,37 ± 1,76 N.S.	14,37 ± 1,76 N.S.
	100 mg/kg	7	12,14 ± 2,67	17,14 ± 2,67 $p<0,02$	19,28 ± 3,45 $p<0,01$	15,00 ± 2,88 N.S.	13,57 ± 2,43 N.S.	12,14 ± 2,67 N.S.
	200 mg/kg	8	13,75 ± 2,31 N.S.	16,25 ± 5,17	19,37 ± 5,62 $p<0,02$	20,00 ± 6,54 $p<0,05$	16,25 ± 4,43 N.S.	13,75 ± 2,31 N.S.
Tri-HR	50 mg/kg	8	13,37 ± 2,32	16,25 ± 4,43 $p<0,05$	23,75 ± 10,60 $p<0,02$	22,50 ± 9,25 $p<0,02$	19,37 ± 7,28 $p<0,05$	13,37 ± 2,32 N.S.
	100 mg/kg	8	10,62 ± 1,76	22,50 ± 5,97 $p<0,001$	23,12 ± 5,93 $p<0,001$	16,87 ± 5,30 $p<0,01$	10,62 ± 1,76 N.S.	10,62 ± 1,76 N.S.
	200 mg/kg	8	13,12 ± 2,58	24,37 ± 9,03 $p<0,01$	21,87 ± 5,30 $p<0,001$	19,37 ± 6,78 $p<0,02$	15,62 ± 5,62 N.S.	13,12 ± 2,58 N.S.
Di-HR	50 mg/kg	7	12,14 ± 2,67 N.S.	15,71 ± 5,34	23,57 ± 8,01 $p<0,01$	26,42 ± 10,29 $p<0,02$	24,28 ± 10,57 $p<0,05$	13,57 ± 3,78 N.S.
	100 mg/kg	6	15,00 ± 0 N.S.	18,33 ± 4,08 N.S.	19,16 ± 5,84 N.S.	26,66 ± 11,25 N.S.	25,83 ± 9,70 $p<0,05$	15,83 ± 2,04 N.S.
	200 mg/kg	6	14,16 ± 2,04 N.S.	17,50 ± 6,12	25,83 ± 10,68 $p<0,05$	28,33 ± 10,80 $p<0,02$	25,83 ± 9,17 $p<0,02$	14,16 ± 2,04 N.S.

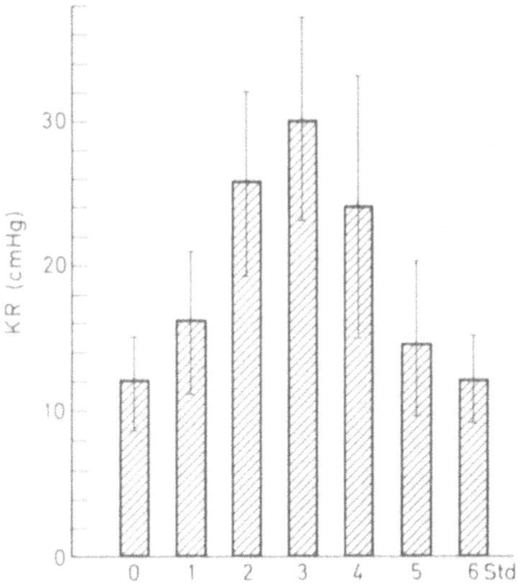

Abb. 8. Die Kapillarresistenz-beeinflussende Wirkung von Venoruton®-Gel

Tabelle 3. Die Wirkung des Venoruton-Gels auf die Kapillarresistenz (KR) der Rattenhaut (Mittelwerte ± S.D.). N.S. = nicht signifikant

KR/cm Hg/ Mittelwerte vor der Behandlung	KR/cm Hg/Mittelwerte Stunden nach der Behandlung					
	1	2	3	4	5	6
12,08	16,25	25,83	30,41	24,16	14,58	12,08
± 3,34	± 4,82	± 6,68	± 6,55	± 9,25	± 5,82	± 3,34
p	< 0,05	< 0,001	< 0,001	< 0,002	N.S.	N.S.

bensalter einander widersprechen. Nach Hein [16], Küchmeister und Schärfe [22], Porstmann [30], Brüschke [2], Holmgren [17], Gough [12] sowie Hart und Cohen [14] läßt mit fortschreitendem Alter die KR nach. Odeh [27] fand bei den über 40jährigen im allgemeinen etwas niedrigere KR-Werte als bei jüngeren Personen; nach anderen Untersuchungen besteht dagegen kein Einfluß des Alters auf die KR (Borbély [1], Jersild und Elmby [19], Mayr [26]). Dieser scheinbare Widerspruch ist vor allem auf die von den Verfassern benutzten unterschiedlichen Methoden zurückzuführen.

Aus zahlreichen Mitteilungen ist bekannt, daß bei einem beträchtlichen Prozentsatz der hypertonischen und diabetischen Patienten die KR erniedrigt ist.

4.1 KR und Hypertonie

Griffith und Lindauer [13] beobachteten mit der Göthlinschen Methode bei 18% ihrer hypertonischen Kranken eine niedrige KR.

Besondere Beachtung verdient die Beobachtung, daß sich bei Hypertonie und niedriger KR die Häufigkeit der zerebralen Insulte (Apoplexie) bzw. Retinablutungen wesentlich zunimmt (Tey [33], Griffith und Lindauer [13]). Paterson [29] hatte bereits früher festgestellt, daß im Mechanismus der zerebralen arteriellen Thrombosen auch die mit Intimablutungen einhergehenden kapillaren Rupturen eine Rolle spielen. Seiner Vermutung nach ist für die Intimaruptur der arteriellen Kapillaren im Gehirn außer dem durch den hohen Blutdruck bedingten, intrakapillaren Druck auch die infolge verschiedener Ursachen erhöhte Kapillarfragilität verantwortlich.

Küchmeister und Schärfe [22], die 100 Hypertoniker mit der Saugmethode untersuchten, berichten über eine starke KR-Minderung für 41% der Fälle und über eine schwächere für weitere 34%. Duret [6] beobachtete bei Anwendung der Wright- und Lilienfeld-Methode bei 72,7% (323 Patienten) und Fabre und Falbriard [8] bei Untersuchungen mit der Saugmethode bei 37% (53 Patienten) eine niedrige KR. Bei der Untersuchung von 70 gesunden Personen fanden die letzteren Autoren nur für 5% eine verminderte KR.

Nach den bei hypertonischen Patienten mit der Saugmethode im interskapularen Gebiet angestellten Untersuchungen von Gough [12], geht die KR im Verhältnis zu gesunden Individuen besonders dann signifikant zurück, wenn die Hypertonie mit Retinopathie und Papillenödem gepaart ist.

Davis und Landau [7] fanden in der Halsgegend von 50 hypertonischen Patienten bei der Bestimmung mit der Saugmethode in 74% der Fälle eine niedrige KR.

4.2 KR und Diabetes

Nach Cuendet und Sévin [5] „ist die Therapie der diabetischen Retinopathien enttäuschend; ebenso ist ihre Pathogenese noch unklar. Unter den zahlreichen inkriminierten Faktoren spielt die Verminderung der KR eine nicht zu unterschätzende Rolle". „Große Mengen peroral verabreichten Venoruton® (1 200 mg pro Tag) erhöhen in beachtlichem Maße den Kapillarwiderstand von Haut und der Konjunktiva."

Unter den von Hart und Cohen [14] untersuchten 195 Diabetikern befanden sich 78 mit Komplikationen. Die KR war bei 32% der restlichen 117 „nicht komplizierten" Patienten, und im Falle der 78 „komplizierten" in 76% vermindert.

Davis und Landau [7] berichteten aufgrund ihrer mit der Saugmethode in der Halsgegend von 150 Diabetikern angestellten Bestimmungen, in 40% der Fällen über eine niedrige KR.

Hunter et al. [18] teilten mit, daß die Messung der KR bei 58 Diabetikern unter 51 Jahren beim Vergleich mit Normalpersonen signifikant niedrige Werte ergab; 22 von 35 Diabetikern mit einer Erkrankungsdauer von 15 Jahren wiesen eine herabgesetzte KR auf und gleichzeitig eine hohe Frequenz von Retinablutungen. Eine weitere Gruppe von 10 Diabetikern mit fortschreitender Retinopathie wiesen eine sehr stark herabgesetzte KR auf.

Nach Stobbe und Rürup [31] weist der pathologische Ausfall des Stauversuchs nach Rumpel-Leede durch die Feststellung einer verminderten KR bei Diabetikern auf das Vorliegen einer Mikroangiopathie hin. Je länger der Diabetes besteht, desto häufiger findet sich ein pathologischer Ausfall beim Stauversuch. Die Therapieform als Gradmesser für die Erkrankungsschwere steht ebenfalls in direkter Relation zur Häufung pathologischer KR-Befunde. Bei diabetischen Hochdruckkranken findet sich regelmäßig eine pathologisch verminderte KR.

Neuerdings hat Golden [11] über die Behandlung der Retinopathia diabetica und anderer vaskulärer Erkrankungen der Retina mit HR berichtet. Unterstützt wird die Therapie durch die pharmakologischen Wirkungen des HR: seine KR-steigernde, seine Kapillarpermeabilität-vermindernde Wirkung, seine Hemmung der Erythrozyten- bzw. Thrombozytenaggregation und seine schützende Wirkung auf das Endothel.

Bekanntlich gehört zu den bedeutsamsten Formen der diabetischen Mikroangiopathie die Retinopathie. Obwohl die Wichtigkeit der zuvor erörterten Frage nicht besonders betont zu werden braucht, möchte ich doch erwähnen, daß nach den Berechnungen von Lund [25] allein in München mit 7 000 bis 8 000 Diabetikern mit Fundusveränderungen aller Stadien, und in der gesamten Bundesrepublik Deutschland mit etwa 250 000 diabetischen Retinopathien zu rechnen ist.

Auch zur Beeinflussung der KR der Konjunktiva sind Versuche unternommen worden [35]. Vicari et al. [35] untersuchten die Wirkung von HR auf die konjunktivale KR bei Patienten mit diabetischer Retinopathie nach der Methode von Thomas und Gérard [34]. Bei 7 von 9 Patienten konnten sie eine Erhöhung der kon-

254

junktivalen KR, und bei allen eine Verminderung der Permeabilität der Blut-Kammerwasser-Schranke beobachten. Die Verabreichung von HR erscheint also angebracht, wobei diese lange genug und im Anfangsstadium der Krankheit erfolgen sollte.

Es sei an dieser Stelle erwähnt, daß bei Albinokaninchen nach HR-Verabreichung die KR der Konjunktiva statistisch signifikant erhöht war (Szalay und Gábor [32]).

Aufgrund dieser Studie scheint die Untersuchung des kapillären Systems (der KR) in der ärztlichen Praxis zweckmäßig, und bei gewissen Krankheiten (Diabetes, Hypertension usw.) ist zur Verhütung von Spätkomplikationen eine regelmäßige Kontrolle der KR sowie eine Präventivtherapie notwendig.

Literatur

 1. Borbély F (1930) MMW 77:886
 2. Brüschke G (1955) Z Gesamte Inn Med 10:292
 3. Charlier R, Hosslet A, Colot M (1963) Arch Int Physiol Biochim 71:1
 4. Courbat P, Favre J, Guerne R (1966) Helv Chim Acta 49:1203
 5. Cuendet JF, Sévin R (1964) Ophthalmologica 148:121
 6. Duret R-L (1952) Acta Clin Belg 7:356
 7. Davis E, Landau J (1970) Capillary resistance in diabetes mellitus. VI. Conference on Microcirculation. European Society for Microcirculation, Aalborg, Denmark, 1970, Abstracts p 6
 8. Fabre J, Falbriard A (1952) Rev Med Suisse Romande 72:512
 9. Gábor M (1974) Pathophysiology and Pharmacology of capillary resistance. Akadémiai Kiadó, Budapest
10. Gábor M (1981) Arzneimittelforsch 31:442
11. Golden GJ (1980) Klinische Erfahrungen mit Venoruton® bei ophthalmologischer Indikation. Ophthalmologische Fortbildungstage: 25.–26. Sept. 1980, Budapest
12. Gough KR (1962) Br Med J I:21
13. Griffith JQ jr, Lindauer MA (1944) Am Heart J 28:758
14. Hart A, Cohen H (1969) Br Med J 2:89
15. Harper KH (1966) Arzneimittelforsch 16:1556
16. Hein H (1948) Klin Wochenschr 26:466
17. Holmgren J (1957) Acta Med Scand 158:269
18. Hunter PR, Bloom A, Kelsey JH, Porter R (1971) Diabetologia 7:20
19. Jersild T, Elmby A (1938) Klin Wochenschr 17:1359
20. Kramár J, Simay-Kramár M (1953) Endocrinology 52:453
21. Kramár J, Meyers VW, McCarthy HH, Dietz N jr, Simay-Kramár M, Williams JW (1957) Am J Physiol 188:387
22. Küchmeister H, Schärfe W (1950) Dtsch Med Wochenschr 75:316
23. Lavollay J, Neumann J (1949) Expos Annu Biochim Med 10:59
24. Lecomte J, van Cauwenberge H (1972) Angiologia 9:311
25. Lund O-E (1971) Internist (Berlin) 12:475
26. Mayr A (1911) MMW 58:1359
27. Odeh F (1970) Zbl Phlebol 9:87
28. Parrot JL, Canu P (1964) Arch Int Pharmacodyn 152:234
29. Paterson JC (1940) Arch Pathol 29:345
30. Porstmann W (1954) Dtsch Z Verdau Stoffwechselkr 14:87
31. Stobbe H, Rürup C (1979) Schweiz Med Wochenschr 109:1808
32. Szalay L, Gábor M (im Druck)
33. Tey A (1944) Prensa Med Argent 31:1851
34. Thomas C, Gérard C (1951) Bull Soc Ophtalmol Fra 64:825
35. Vicari S, Babel J, Cardinet J (1967) Ophthalmologica 154:21

Die Wirkung von O-(β-Hydroxyethyl)-rutosiden auf die Kapillarresistenz der Konjunktiva

The Effects of O-(β-hydroxyethyl)-rutosides
on the Conjunctival Capillary Resistance

László Szalay und Miklós Gábor

Summary

The effects of three different doses of O-(β-hydroxyethyl)-rutosides (HR = Venoruton®) on the conjunctival capillary resistance (CCR) of albino rabbits were investigated. Our experiments indicated that the CCR was increased in all cases when HR was administered orally for 4 days and i. p. on the 5th day; however, a significant increase in CCR was observed only with the dose of 200 mg i. p./kg body weight.

Zusammenfassung

Die Wirkung von O-(β-Hydroxyethyl)-rutosiden (HR = Venoruton®) in drei verschiedenen Dosen auf die Kapillarresistenz der Konjunktiva (CCR) von Albinokaninchen wurde geprüft. Die Versuche ergaben, daß das 4 Tage hindurch per os und am 5. Tag i. p. verabreichte HR die Kapillarresistenz der Bindehaut in allen Fällen erhöhte. Signifikante Erhöhung der CCR wurde dagegen nach einmaliger Gabe von 200 mg/kg KG i. p. beobachtet.

1. Einleitung

Wir konnten bereits früher zeigen, daß O-(β-Hydroxyethyl)-rutoside (HR = Venoruton®) die Kapillarresistenz der Haut bei Ratten verschiedener Altersgruppen erhöht. Die Ratten waren wegen verringerter Kapillarresistenz ausgewählt worden [5].

In Weiterführung unserer früheren Experimente berichten wir hier über die Wirkung von HR in drei verschiedenen Dosen auf die CCR von Kaninchen.

2. Methode

Die Augenuntersuchung der Albinokaninchen (männlich und weiblich, 2,5–3,0 kg KG wurde mit Hilfe eines Jouan-Gerätes (Paris) nach der von Sevin und Cuendet

[9] modifizierten Methode von Thomas und Gérard [6] durchgeführt. Unterdruck wurde mit einer Vakuumpumpe im Metallzylinder des Gerätes erzeugt. Dieser Metallzylinder war mit einem Manometer (Gradteilung in mm Hg) geeicht und über einen Plastikschlauch mit einer Saugglocke (Innendurchmesser 4 mm) verbunden. Nach Applikation eines Lokalanästhetikums (Obucain 0,4% Oftan) im Bereich der vom Oberlid bedeckten Augapfelbindehaut wurde mit dem Absaugen begonnen, wobei sorgfältig darauf geachtet wurde, größere episklerale Blutgefäße zu umgehen. Es wurde stets mit niedrigen Werten begonnen und in jedem neuen Saugbereich bis zum Erscheinen der ersten zentral lokalisierten Petechien progressiv gesteigert. Die Petechien wurden unter einem Mikroskop (Opton, Oberkochen) bei 6facher Vergrößerung bestimmt. Die Kapillarresistenz wurde ausgedruckt in mm Hg, wie abgelesen vom Manometer des Apparates. Die statistische Auswertung der Ergebnisse erfolgte mit dem t-Test von Student.

3. Ergebnisse

Die Versuchsgruppen 1, 2 und 3 erhielten 4 Tage lang per Schlucksonde HR in Dosen zu 50, 100 und 200 mg/kg KG. Am 5. Tag wurde HR 30 min vor Bestimmung der Kapillarresistenz in Dosen zu 50, 100 und 200 mg/kg KG i. p. verabfolgt.

Die Ergebnisse in Tabelle 1 zeigen, daß die Behandlung mit HR bei allen drei Gruppen eine signifikante Erhöhung der CCR bewirkte.

Es ist hier zu erwähnen, daß in früheren Experimenten die Wirkung von HR bei einmaliger Verabreichung von drei verschiedenen Dosen auf die CCR von Kaninchen untersucht wurde. Die Versuche ergaben, daß HR in Dosen zu 50 und 100 mg/kg KG i. p. die CCR nicht erhöhte; nur nach Applikation von 200 mg/ kg KG konnte eine signifikante Erhöhung der Kapillarresistenz beobachtet werden (Tabelle 1). Diese Resultate rechtfertigen die Fortsetzung der Versuche mit der oben beschriebenen Kombinationsbehandlung.

4. Diskussion

Die CCR und ihre Physiologie wurden erstmalig von Gérard [6] beschrieben, und die entsprechenden Meßwerte erschienen in der Publikation von Thomas und Gérard [12]. Die pathologischen Veränderungen der Kapillarresistenz der Konjunktiva und ihr Ansprechen auf Medikamente wurde bei Patienten mit diabetischer Retinopathie untersucht: Thomas und Vincent [13], Cuendet und Sévin [3], Vicari, Babel und Cardinet [14], Sévin und Cuendet [8–11], Bouchat [1, 2], Frezotti und Caporossi [4] und Regnault [7].

Cuendet und Sévin [3] sowie Vicari et al. [14] berichten, daß hohe orale Dosen von HR (1 200 und 2 400 mg/Tag) die Kapillarresistenz der Bindehaut signifikant erhöhen. Diese Ergebnisse ließen Untersuchungen über die Wirkung verschiedener HR-Dosen auf die CCR im Tierexperiment notwendig erscheinen.

Tabelle 1. Wirkung verschiedener HR-Dosen (per os oder i.p.) auf die Kapillarresistenz der Konjunktiva (CCR) von Kaninchen

Dosis HR mg/kg/KG	Anzahl Kaninchen	Mittl. CCR (mm Hg) vor Behandlung	Mittl. CCR (mm Hg) nach Behandlung
50 p.o. und i.p.	9	$399,99 \pm 43,0$	$488,88 \pm 41,66$ $p < 0,01$
100 p.o. und i.p.	10	$365,00 \pm 33,74$	$449,99 \pm 57,73$ $p < 0,01$
200 p.o. und i.p.	6	$383,33 \pm 25,82$	$491,66 \pm 20,41$ $p < 0,01$
50 i.p.	6	$300,00 \pm 70,711$	$300,711 \pm 70,711$ $p > 0,05$
100 i.p.	6	$250,00 \pm 63,246$	$258,333 \pm 58,452$ $p > 0,05$
200 i.p.	6	$308,33 \pm 86,12$	$358,33 \pm 86,12$ $p < 0,05$

In früheren Versuchen wurde nachgewiesen, daß die CCR bei der überwiegenden Mehrzahl der Kaninchen (2,5–3,0 kg KG, Normalfutter) im Bereich zwischen 250–500 mm Hg liegt. Die in der vorliegenden Studie verwendeten Kaninchen zeigten Werte zwischen 250–400 mm Hg, d. h. die Kapillarresistenz lag an der unteren Grenze der Norm. Die Versuche ergaben, daß HR in verschiedenen Dosen (50, 100 und 200 mg/kg KG per os) in jedem Fall eine statistisch signifikante Erhöhung der Kapillarresistenz bewirkte.

Wir haben bereits früher auf die Tatsache hingewiesen, daß die Ergebnisse unserer Untersuchungen mit HR [5] weitere Versuche über die Wirksamkeit der Substanz bei der Präventivbehandlung zerebrovaskulärer Erkrankungen sowie Durchlässigkeit und/oder Hämorrhagien der Netzhautgefäße älterer Patienten mit verringerter Kapillarresistenz rechtfertigen würden, insbesondere in solchen Fällen, bei denen gleichzeitig Hypertonie oder Diabetes nachweisbar sind. Die Ergebnisse der vorliegenden Untersuchung bestätigen die Richtigkeit dieser Empfehlung.

Literatur

1. Bouchat J (1971) Vie Méd France p 55 Numéro hors série
2. Bouchat J (1978) Symposium Européen sur la maladie veineuse et son traitement. Monographies thér éd Gaz Méd France p 206
3. Cuendet JF, Sévin R (1964) Ophthalmologica 148:121–129
4. Frezzotti R, Caporossi A (1978) Symposium Européen sur la maladie veineuse et son traitement. Monographies thér éd Gaz Méd France p 135
5. Gábor M (1981) Arzneimittelforsch 31:442
6. Gérard Cl (1950) Résistance capillaire conjonctivale. Etude physiologique. Thesis, Nancy
7. Regnault F (1974) Ann d'Oculist. 207:369

8. Sévin R, Cuendet J-F (1969) Ophthalmologica 159:126
9. Sévin R, Cuendet J-F (1969a) Bull Soc Ophthalmol-Fr 82:170–179
10. Sévin R, Cuendet J-F (1969b) Ophthalmologica 159:126–135
11. Sévin R, Cuendet J-F (1972) La résistance capillaire en ophthalmologie. Sa mesure. 4th Congress of the European Society of Ophthalmology, April 17–21, 1972, Budapest
12. Thomas Ch, Gérard Cl (1951) Bull Soc Ophthalmol Fr 64:825–827
13. Thomas Ch, Vincent JM (1952) Bull Soc Ophthalmol Fr 65:283–285
14. Vicari S, Babel J, Cardinet J (1967) Ophthalmologica 154:21–30

ren oder Venulen ist, wodurch es zu einer erhöhten Gewebsperfusion und damit zu einer Rückbildung von Ödemen kommt [1–4].

2. Patientengut und Methodik

Wir wählten 30 Patienten aus, bei denen eine Zahnextraktion aus prothetischen Gründen im Prämolar- bzw. Molarbereich des Ober- oder Unterkiefers vorgenommen werden mußte. Vor Beginn der Zahnextraktion wurde bei jedem Patienten eine Röntgenuntersuchung vorgenommen, die sich auch auf angrenzende Zähne ausdehnte. Anschließend wurde der Gesamtstatus des Gebisses dokumentiert, ebenso wurden kariöse Prozesse oder gingivale Reaktionen vermerkt. Die Extraktionen wurden in Anästhesie mit Ultracain durchgeführt. Die Patienten wurden mittels verdeckter Randomliste in zwei Gruppen eingeteilt, wobei in einer Gruppe im Sinne eines Doppelblindversuches 15 Patienten HR bekamen, die 15 Patienten der anderen Gruppe in Farbe und Aussehen identische Plazebos.

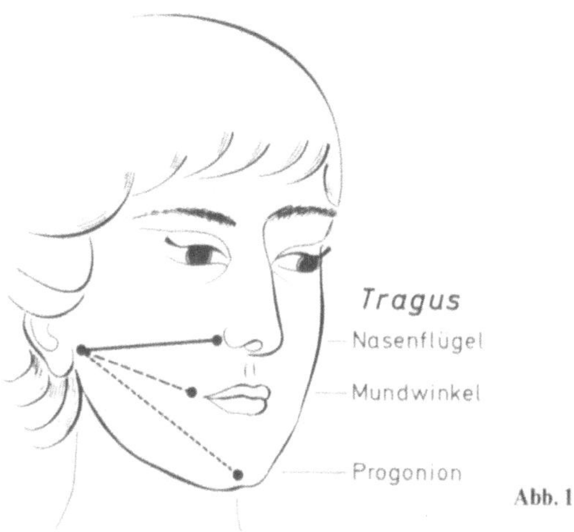

Abb. 1

Tabelle 1. Messungen des Abstands Tragus-Nasenflügel zwischen den jeweiligen Kontrollzeitpunkten. Differenzwerte jeweils auf die Ausgangsbefunde „Tag 0" bezogen

Meßzeitpunkt		Mittelwert	Differenz	Stat. Sicherheit (t-Test) %
Tag 0	HR	11,83		
	Plazebo	11,47		
1. Tag p.o.	HR	12,00	$+0,17\pm0,31$	77
	Plazebo	11,83	$+0,36\pm0,55$	
3. Tag p.o.	HR	11,87	$+0,04\pm0,13$	84
	Plazebo	11,60	$+0,13\pm0,23$	
5. Tag p.o.	HR	11,83	$+0,00\pm0,00$	86
	Plazebo	11,53	$+0,06\pm0,18$	

Zur antiödematösen Wirkung
von O-(β-Hydroxyethyl)-rutosiden
in der Zahnheilkunde

The Anti-Oedematous Action of HR in Tooth Extraction

MECHTHILD SCHLICHT und BRIGITTE MÜLLER

Summary

The oedema prophylaxis of Venoruton®-intens was tested in 15 patients in whom extraction of teeth from the premolar and/or molar regions of the upper or lower jaw was indicated for prothetic reasons.

A further 15 patients served as controls in the sense of a randomised controlled double-blind study against placebo.

The distances from the point of the tragus to the ala nasi, to the angle of the mouth and to the point of the chin measured with a tape-measure and the trismus before the operation and on days 1, 3 and 5 after the operation were used as parameters. The results show that prophylaxis with the drug in the pretreated group of patients resulted in considerably less postoperative swelling.

Zusammenfassung

Bei 15 Patienten, bei denen Zahnextraktionen im Prämolar- bzw. Molarbereich vorgenommen werden mußten, wurde der antiödematöse Effekt von O-(β-Hydroxyethyl)-rutosiden gegenüber einer Kontrollgruppe, die Plazebo bekam, getestet. Mittels eines speziellen Meßverfahrens konnte die schnellere Abschwellung von Ödemen in der HR-Gruppe gezeigt werden.

1. Einleitung

Das posttraumatische Ödem, oft eine unvermeidliche Folge nach Zahnextraktionen, ist für die Patienten eine unangenehme Begleiterscheinung. Es ist daher eine berechtigte Forderung, mittels prophylaktischer Gabe von antiödematösen Substanzen zu versuchen, die posttraumatische Schwellung zu vermindern oder gar zu verhindern. Diesen Versuch unternahmen wir mit O-(β-Hydroxyethyl)-rutosiden (HR), Flavonoidderivaten, deren sicherlich am besten dokumentierter pharmakologischer Effekt die Verminderung erhöhter Permeabilität im Bereich der Kapilla-

Die prophylaktische Behandlung begann 2 Tage vor der geplanten Zahnextraktion mit 3 mal 500 mg HR pro Tag, respektive Plazebo, und wurde bis zum 5. Tag post operationem durchgeführt.

Zur Objektivierung des antiödematösen Effektes der Medikation verwendeten wir das von Gabka [5] entwickelte Meßverfahren. Hierzu wurden mit Hilfe eines Meßbandes die Abstände folgender Meßpunkte ermittelt: vom Tragus zum Nasenflügel, vom Tragus zum Mundwinkel und vom Tragus zur Kinnspitze, sowie die Messung der jeweils bestehenden Kieferklemme (Abb. 1). Mit diesen Messungen werden mögliche Schwellungen einer Gesichtshälfte weitgehend erfaßt. Die Messungen wurden vor der Extraktion sowie am 1., 3. und 5. postoperativen Tag durchgeführt.

3. Ergebnisse

Um den prophylaktisch-therapeutischen Effekt beurteilen zu können, wurden die Differenzen gegenüber dem Ausgangswert verglichen. Es zeigt sich bei den einzelnen Meßpunkten (Tabellen 1–4), daß die Therapiegruppe durchwegs geringere

Tabelle 2. Messungen des Abstandes Tragus-Mundwinkel zu den jeweiligen Kontrollzeitpunkten. Differenzwerte jeweils auf die Ausgangsbefunde „Tag 0" bezogen

Meßzeitpunkt		Mittelwert	Differenz	Stat. Sicherheit (t-Test) %
Tag 0	HR	11,47		
	Plazebo	11,10		
1. Tag p. o.	HR	11,83	$+0,36 \pm 0,44$	39
	Plazebo	11,57	$+0,47 \pm 0,61$	
3. Tag p. o.	HR	11,60	$+0,13 \pm 0,23$	40
	Plazebo	11,30	$+0,20 \pm 0,37$	
5. Tag p. o.	HR	11,50	$+0,03 \pm 0,13$	71
	Plazebo	11,20	$+0,10 \pm 0,21$	

Tabelle 3. Messungen des Abstandes Tragus-Kinnspitze zu den jeweiligen Kontrollzeitpunkten. Differenzwerte jeweils auf die Ausgangsbefunde „Tag 0" bezogen

Meßzeitpunkt		Mittelwert	Differenz	Stat. Sicherheit (t-Test) %
Tag 0	HR	16,07		
	Plazebo	15,70		
1. Tag p. o.	HR	16,17	$+0,10 \pm 0,28$	80
	Plazebo	16,03	$+0,33 \pm 0,62$	
3. Tag p. o.	HR	16,10	$+0,03 \pm 0,13$	89
	Plazebo	15,90	$+0,20 \pm 0,37$	
5. Tag p. o.	HR	16,07	$+0,00 \pm 0,00$	86
	Plazebo	15,77	$+0,07 \pm 0,18$	

Tabelle 4. Messungen der Mundöffnung zu den jeweiligen Kontrollzeitpunkten. Differenzwerte jeweils auf die Ausgangsbefunde „Tag 0" bezogen

Meßzeitpunkt		Mittelwert	Differenz	Stat. Sicherheit (t-Test) %
Tag 0	HR	4,56		
	Plazebo	4,21		
1. Tag p. o.	HR	4,31	$-0,25\pm0,29$	32
	Plazebo	4,00	$-0,21\pm0,23$	
3. Tag p. o.	HR	4,35	$-0,21\pm0,34$	67
	Plazebo	4,10	$-0,11\pm0,19$	
5. Tag p. o.	HR	4,45	$-0,11\pm0,37$	30
	Plazebo	4,15	$-0,06\pm0,13$	

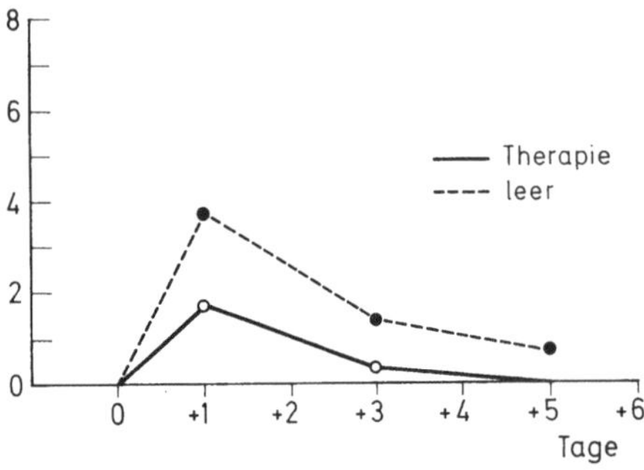

Abb. 2. Rückgang der Schwellung gemessen am Tragus – Nasenflügel gegenüber dem Ausgangswert

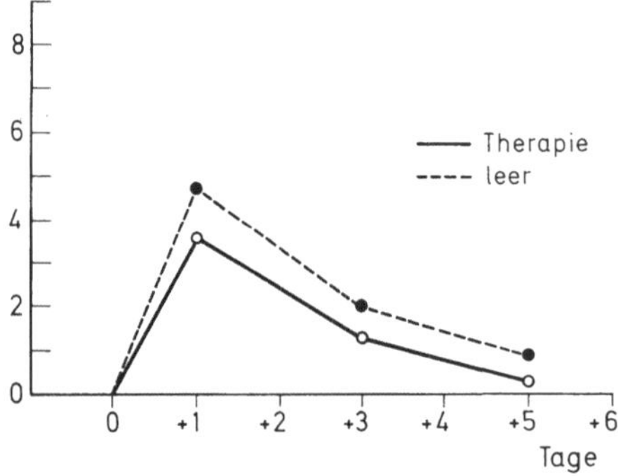

Abb. 3. Rückgang der Schwellung gemessen am Tragus – Mundwinkel gegenüber dem Ausgangswert

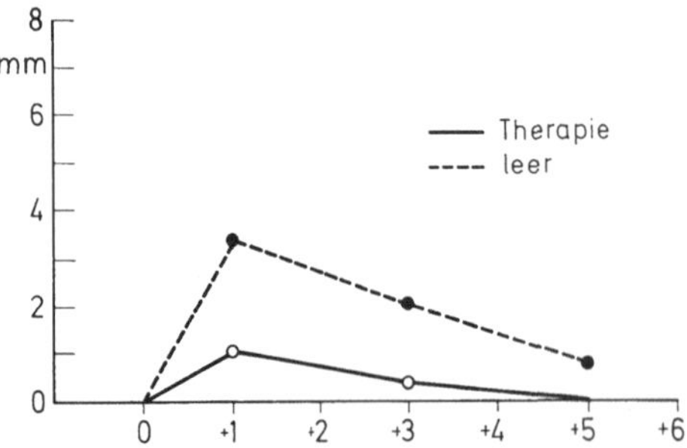

Abb. 4. Rückgang der Schwellung gemessen am Tragus – Kinnspitze gegenüber dem Ausgangswert

Schwellungen aufwies (Abb. 2–4). Ebenso war ein schnellerer Schwellungsrückgang in der HR-Gruppe zu verzeichnen.

Die oft behauptete Korrelation zwischen Ödemintensität und Nachschmerz sehen wir bestätigt. Es findet sich bei geringerem Ödem auch eine geringere Schmerzintensitätsangabe der Patienten.

4. Diskussion

Während des Beobachtungszeitraumes kam es unter Einwirkung von HR zu deutlich rascherer Abschwellung im Zahnextraktionsgebiet der Patientengruppe im Vergleich zur Kontrollgruppe. Diese Effekte müssen auf eine eindeutig antiödematöse Wirkung des HR zurückgeführt werden. Unsere Ergebnisse bestätigen die Berichte anderer Autoren über die gute antiödematöse Wirkung von HR, z. B. bei der Behandlung posttraumatischer Schwellungszustände in der ambulanten Unfallchirurgie [6], oder zur Behandlung von Ödemen bei Operationen in Gesichtsbereichen [7].

Wir glauben, daß besonders bei Patienten mit bekannter Schwellungsneigung bzw. bei komplizierten Zahnextraktionen der Einsatz von HR, einer ausgezeichnet verträglichen Substanz, zur Prophylaxe bzw. Therapie von Ödemen volle Berechtigung hat.

Literatur

1. Felix W (1968) Über den Einfluß von HR auf die Durchblutung bei akuter venöser Stauung. Fortschr Med 86:927
2. Hammersen F (1970) The ultrastructural changes in the microcirculation during experimental oedema: a suitable morphological test-model for the effect of vasoactive drugs. British Microcirculation Society. Scientific Meeting. Glasgow 18. and 19. Sept. 1969. Biorheology 6:343
3. Přerovský I, Roztočil K, Hladová A, Koleilat Z, Rázgová L, Olivia J (1972) The effect of hydroxyethyl-rutosides after acute and chronic oral administration in patients with venous diseases. Angiologica 9:408–414
4. Cauwenberge H van (1973) Etude en double aveugle de l'efficacité d'un dérivé soluble des rutosides dans le traitment des affections veineuses. Angéiologie 25:33–36
5. Gabka J (1971) Messungen der antiödematösen Wirkung von O-(β-Hydroxyethyl)-rutoside in der Kieferchirurgie. Therapie 9:329–335
6. Zuckert D (1971) Beitrag zur medikamentösen Behandlung posttraumatischer Schwellungszustände in der ambulanten Unfallchirurgie. Fortschr Med 89:129–130
7. Neis G (1968) Prophylaxe bzw. Behandlung von Hämatomen und Ödemen bei Operationen im Gesichtsbereich. Aesthetische Medizin 17:257–260

O-(β-Hydroxyethyl)-rutoside (HR)
bei vaskulären Augenkrankheiten
Computer-perimetrische Untersuchungen

O-(β-Hydroxyethyl)-rutoside (HR) in Vascular Eye Conditions
Computer Perimetric Investigations

Klaus Heilmann

Summary

In two studies, one open trial and one placebocontrolled trial, O-(β-Hydroxyethyl)-rutosides (HR) were administered to patients suffering from various age-related diseases of the retina and choroid or chronic open-angle-glaucoma. The patients were controlled by computerized static perimetry (Octopus). The results are discussed.

Zusammenfassung

In zwei Studien, einer offenen und einer plazebokontrollierten wurde O-(β-Hydroxyethyl)-rutosid (HR) an Patienten mit altersbedingten Netzhautveränderungen bzw. chronischem Weitwinkelglaukom geprüft. Als Prüfparameter dienten die mit Hilfe der Computerperimetrie (Octopus) erzielten Werte. Die erzielten Ergebnisse werden besprochen und hinsichtlich ihrer Aussagekraft diskutiert.

1. Einführung

Verschiedene Augen- wie auch Allgemeinkrankheiten reduzieren die Fähigkeit, Licht wahrzunehmen: Innerhalb des Gesichtsfeldes treten Defekte auf, sogenannte Skotome. Glaukom, eine chronische Augenkrankheit, cerebrovaskuläre Erkrankungen, Bluthochdruck sowie Diabetes mellitus können zu bestimmten meßbaren Defekten im Gesichtsfeld führen.

Es gibt zahlreiche pharmakologisch aktive Substanzen, von denen angenommen werden kann, daß sie die Blutversorgung des Sehnervs, der Retina und der Chorioidea verbessern können. Bis heute existierte jedoch praktisch keine klinische Methode, mit der sich am Menschen der therapeutische Wert solcher Substanzen demonstrieren ließ.

Die Computerperimetrie bietet neue Möglichkeiten, die Wirkung von Medikamenten nachzuweisen. Bevor dieses Verfahren näher besprochen wird, sei kurz die

Besonderheit der Durchblutungsverhältnisse des Sehnervs und seiner Umgebung dargestellt.

2. Zur Blutversorgung

Zur Frage, warum die Durchblutung der Lamina besonders stark von Druckschwankungen abhängig ist, entwickelten Gafner und Goldmann [6] in Modellversuchen Vorstellungen: Die Gefäße der Papille kommen nicht direkt und unverzweigt aus der Arteria ophthalmica, sondern aus Gefäßnetzen, die zwar von der Ophthalmica versorgt werden, aber viele Äste an den Sehnerv und seine Scheiden abgeben, d.h. also an Gebiete, die nicht den Veränderungen des intraokularen Druckes unterliegen. Steigt der intraokulare Druck, dann kollabieren die Papillengefäße bereits wenn der intraokulare Druck den Druck in den extraokularen Gefäßverzweigungen erreicht, also früher als die Arteria centralis retinae und die langen Ziliararterien. Daraus geht hervor, daß noch vor Auftreten eines Gefäßkollapses die Durchblutungsstörung durch Augendrucksteigerung auf Papille und deren Umgebung größer sein muß als in den übrigen intraokularen Gefäßgebieten.

Die Region der Papille wird heute in vier Abschnitte gegliedert: Die innerste Schicht, die dem Glaskörper benachbart ist, wird hauptsächlich von rückläufigen Arteriolen aus der Zentralarterie versorgt; der Blutabfluß erfolgt über die Zentralvene. Diese dünne Schicht unterliegt dem direkten Einfluß des intraokularen Druckes. Der prälaminare Abschnitt des Sehnervs wird von dünnsten Gefäßen versorgt, die aus chorioidalen Arterien und Arteriolen stammen; der Abfluß erfolgt über die Zentralvene und chorioidale Venen. Auch der prälaminare Teil unterliegt dem direkten Einfluß des Augeninnendruckes. Der laminare Teil wird von zentripetalen Zweigen der kurzen hinteren Ziliararterien versorgt, entweder direkt oder aus dem Zinn-Hallerschen Gefäßkranz. Es ist zu vermuten, daß die Wirkung des Augeninnendruckes in dieser Region von innen nach außen abnimmt. Der retrolaminare Teil wird von zentripetalen Zweigen der rückläufigen Pia-Gefäße der peripapillären Chorioidea versorgt. Teilweise erfolgt die Blutversorgung über Zweige der kurzen hinteren Ziliararterien, entweder direkt oder über den Zinn-Hallerschen Gefäßkranz. Auch kleinste Zweige der Zentralarterie versorgen auf ihrem Weg durch den Sehnerv diesen Abschnitt. Der retrolaminare Teil des Sehnervs unterliegt, wie schon betont, nicht dem Einfluß des Augeninnendruckes.

Die Durchströmung des Sehnervs ist abhängig vom
- Perfusionsdruck,
- Gefäßwiderstand,
- Gefäßtonus und
- unterliegt der Kontrolle des sympathischen Nervensystems [3].

Die Ernährung eines Gewebes hängt vom Perfusionsdruck, dem Gefäßwiderstand in diesem Gewebe und der Blutviskosität ab. Bei normalen und hohen Augendruckwerten kann der Perfusionsdruck definiert werden als der Druck in den Arterien bei ihrem Eintritt in den Augapfel minus dem intraokularen Druck. In Gefäßregionen, die nur teilweise dem intraokularen Druck unterliegen, ist die Situation unterschiedlich. Der mittlere Perfusionsdruck ist wenige mm Hg geringer als die Differenz zwischen dem mittleren arteriellen Druck (durch

Ophthalmodynamometrie bestimmt) und dem Augeninnendruck [3]. Im Liegen ist der Perfusionsdruck besser als in aufrechter Position; während des Schlafes fällt der arterielle Druck um ungefähr 20 mm Hg ab, so daß der Perfusionsdruck etwa dem in sitzender oder stehender Position entspricht.

Wenn der normale Perfusionsdruck nur 50 bis 60 mm Hg in aufrechter Position bzw. während des Schlafes beträgt, ist es nicht verwunderlich, daß eine auch nur geringe Erhöhung des intraokularen Druckes erhebliche Veränderungen der Blutversorgung intraokularer Gewebe verursachen kann. Die Veränderung des Perfusionsdruckes scheint jedoch durch ein Ansteigen des lokalen Arteriendruckes und Veränderung des Gefäßwiderstandes bei Druckerhöhung kompensiert zu werden [3].

Im Auge unterliegen die retinalen Blutgefäße wahrscheinlich sowohl einem myogenen als auch einem metabolischen Tonus. Dadurch werden geringe Veränderungen des Perfusionsdruckes vollständig kompensiert. Die Retina besitzt also hinsichtlich ihrer Blutversorgung eine sehr gute Autoregulation [1, 2]. In der Chorioidea spielen myogene und metabolische Mechanismen eine untergeordnete Rolle, so daß Veränderungen des Perfusionsdruckes erhebliche Auswirkungen auf die Durchströmung zur Folge haben. Die sympathische Stimulierung ruft deswegen in der Chorioidea eine ausgeprägte Vasokonstriktion hervor, während in der Retina die Durchströmung aufgrund der Autoregulation kaum verändert wird [1, 2].

3. Computer-Perimetrie

Perimetrie ist bekanntlich die Methode der Messung des Gesichtsfeldes. Perimetrieren bedeutet, innerhalb des Gesichtsfeldes an bestimmten Punkten die Lichtunterschiedsempfindlichkeit zu messen, die durch verschiedene Augen- wie auch Allgemeinkrankheiten verändert werden kann. Perimetrie ist ein psychophysikalischer Test: Auf einen angebotenen exakt definierten physikalischen Reiz folgt eine psychische Reaktion. Die Perimetrie ist aber auch eine subjektive Meßmethode und insbesondere in der bisher üblichen Form der manuellen Perimetrie mit großen Fehlermöglichkeiten behaftet gewesen. Mit der computergesteuerten Perimetrie sind vor allem hinsichtlich Genauigkeit des Meßvorganges, Standardisierung und Reproduzierbarkeit erhebliche Fortschritte erzielt worden [5].

Das Perimetriesystem Octopus (Interzeag AG, Zürich) wurde erstmals von Heilmann [9] dazu verwendet, die Wirkungen von Medikamenten auf die Zirkulation des Auges bzw. auf Gesichtsfelddefekte zu prüfen, um Aussagen über ihre klinische Relevanz bei Glaukom und altersbedingten Veränderungen der Netz- und Aderhaut zu erhalten. Octopus ist die Kombination eines Meßinstrumentes und Computers. Der Computer kontrolliert und überwacht das Instrument. Das Instrument versorgt den Computer mit Informationen. Der Operateur fügt weitere Informationen über den Patienten hinzu, und der Computer testet und verarbeitet die Information und liefert verschiedene Arten von Ergebnisausdrucken. Die Software kontrolliert und überwacht das gesamte Gerät mit all seinen Funktionen. Diese Software, welche sowohl die Kontrolle als auch die Computerprogramme enthält, ist auf einer Floppy-Diskette gespeichert. Derselbe Typ von Disketten

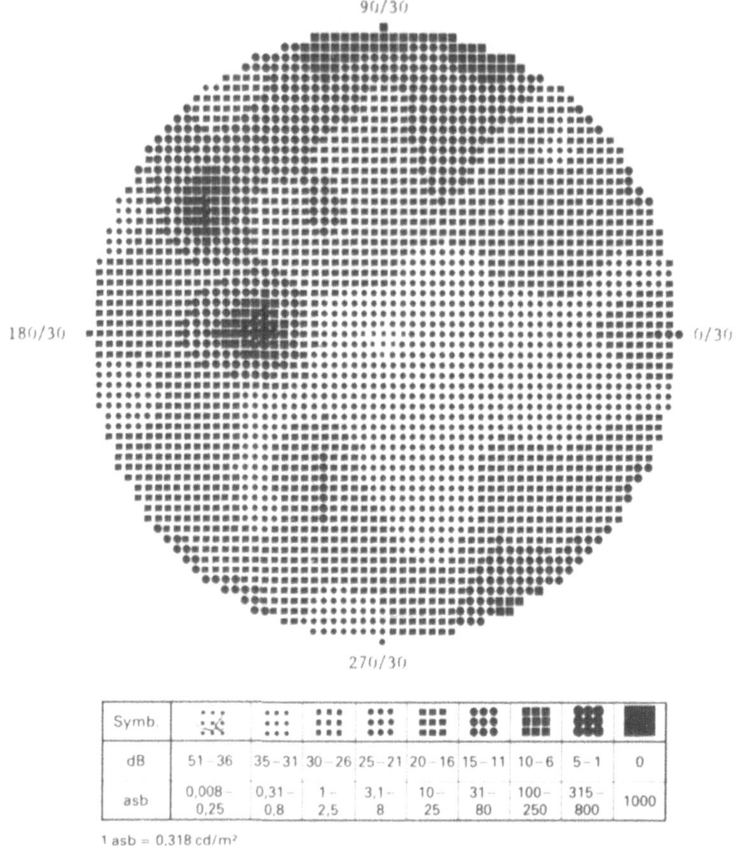

Symb.									
dB	51 – 36	35 – 31	30 – 26	25 – 21	20 – 16	15 – 11	10 – 6	5 – 1	0
asb	0,008 – 0,25	0,31 – 0,8	1 – 2,5	3,1 – 8	10 – 25	31 – 80	100 – 250	315 – 800	1000

1 asb = 0,318 cd/m²

Abb. 1. Glaukom, absolute und relative Defekte im Parazentrum. Die computerperimetrisch ermittelte Lichtempfindlichkeit der Netzhaut wird als Graustufe ausgedruckt und neun verschiedenen Symbolen zugeordnet

wird auch für die Speicherung der Patienten- und Untersuchungsdaten herangezogen [5]. Wir benutzen zweierlei Ausdruckmuster: Zahlentabellen und Graustufen. Die Zahlentabellen zeigen die tatsächlich gemessenen Werte, sie sind auf den Koordinaten der gemessenen Punkte ausgedruckt. Die Ausdrucke in Graustufen lassen erkennen, daß die gemessenen Werte neun verschiedenen Symbolen zugeordnet werden (Abb. 1). Nicht alle ausgedruckten Symbole repräsentieren tatsächlich gemessene Punkte. Die zwischen den gemessenen Werten ausgedruckten Punkte sind vom Computer durch Interpolation bestimmt, so daß insgesamt ein vorstellbares Bild entsteht.

Für das menschliche Auge ist es schwierig, auf Graustufenbildern Unterschiede zu erkennen. Aus diesem Grunde bedienen wir uns sogenannter Differenzbilder (Abb. 2, 3). In der oberen Reihe sind drei Bilder in Graustufen, in der unteren drei Bilder in Zahlenform ausgedruckt. Die beiden rechten Bilder in jeder Zeile repräsentieren den statistischen Normalzustand eines Auges in einem bestimmten Lebensalter. Die beiden linken Bilder stellen den aktuellen perimetrischen Befund des

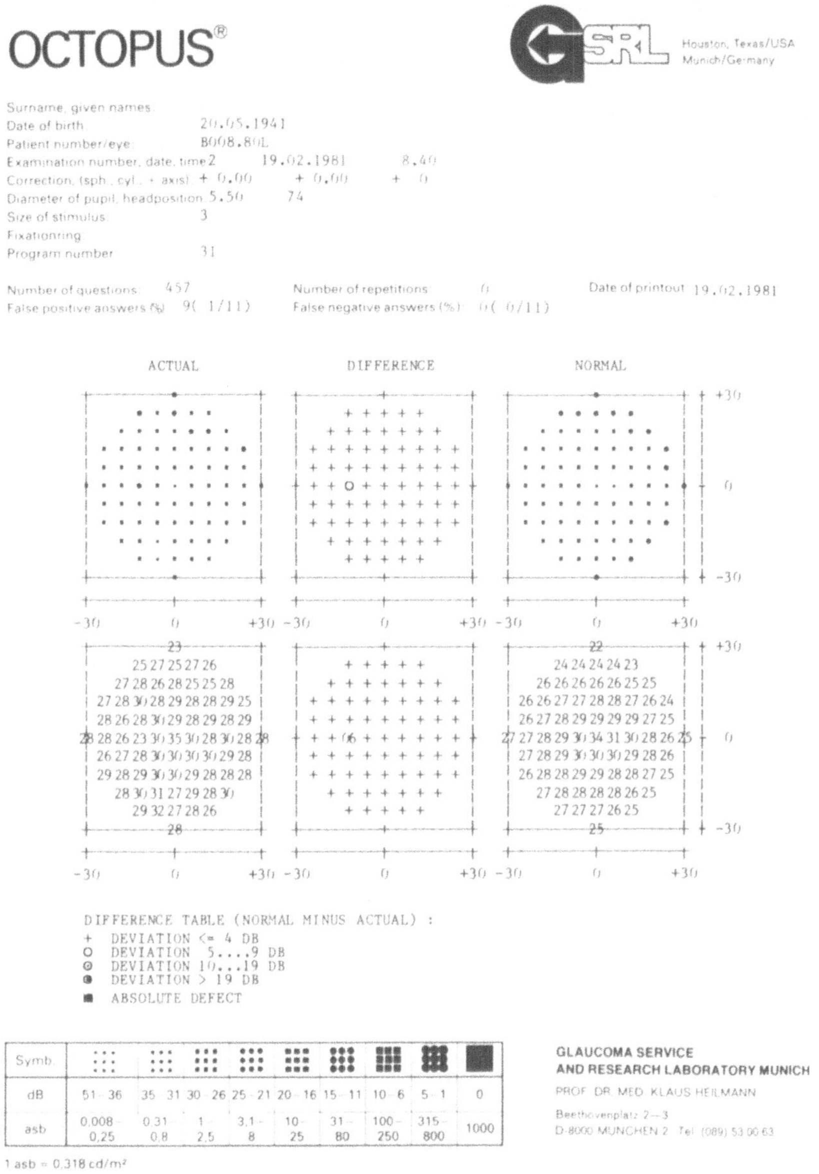

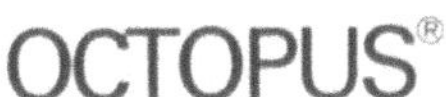
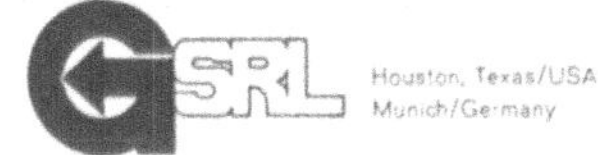

Symb.	⠿	⠿	⠿	⠿	⠿	⠿	⠿	⠿	■
dB	51 – 36	35 – 31	30 – 26	25 – 21	20 – 16	15 – 11	10 – 6	5 – 1	0
asb	0,008 – 0,25	0,31 – 0,8	1 – 2,5	3,1 – 8	10 – 25	31 – 80	100 – 250	315 – 800	1000

Abb. 2. Computerperimetrischer Befund eines gesunden Auges

Auges dar. In der Mitte ist die Differenz zwischen individuellem und statistisch normalem Befund ausgedruckt. Wenn kein Unterschied besteht, enthält das Bild ausschließlich Pluszeichen (Abb. 2); weichen die Werte vom Normalbefund ab, werden in den entsprechenden Arealen die Pluszeichen durch Symbole ausgetauscht (Abb. 3). Aus der unter den Bildern angegebenen Differenztabelle kann man ablesen, in welchem Bereich die Abweichung liegt. Die Zahlen bezeichnen gemessene Empfindlichkeitswerte der Netzhaut, ausgedrückt in Dezibel (dB).

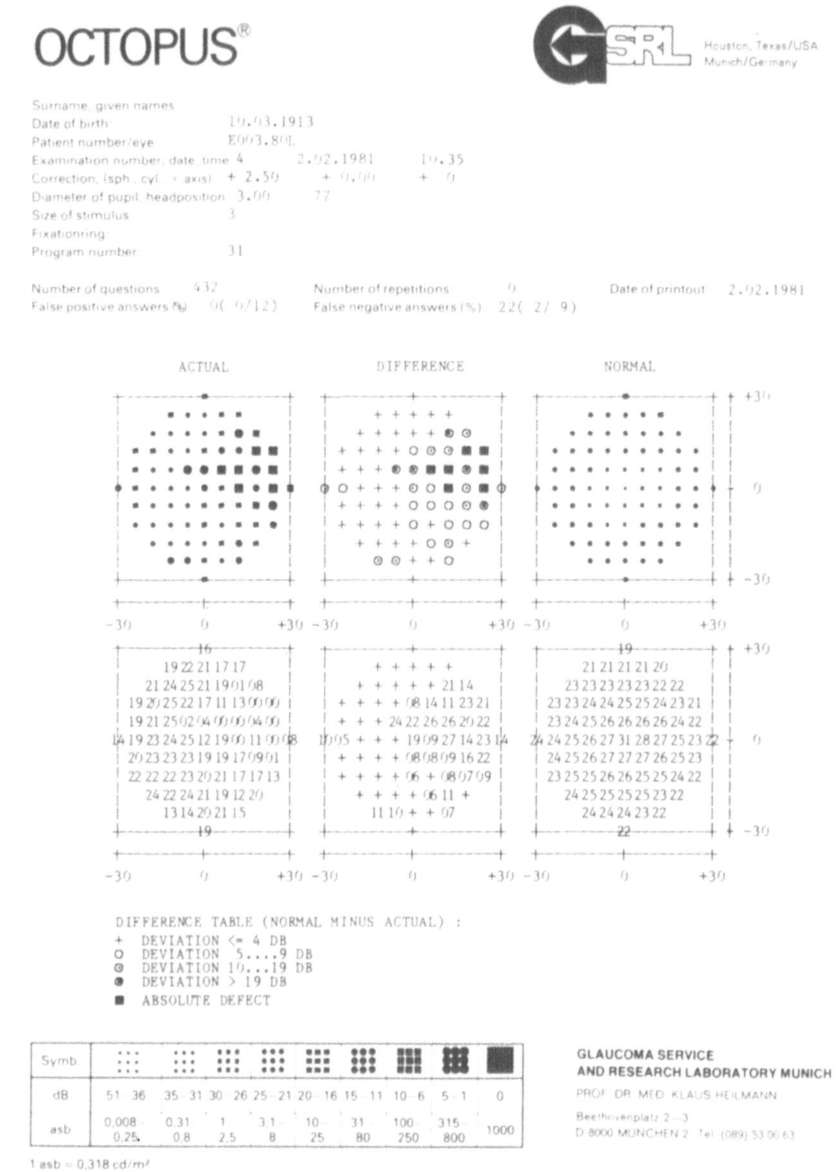

OCTOPUS®

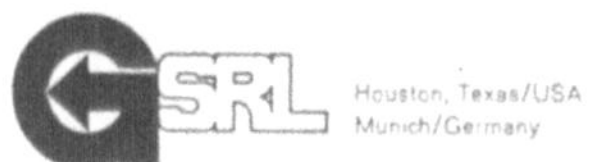

Surname, given names
Date of birth: 10.03.1913
Patient number/eye   E003.80L
Examination number, date, time 4   2.02.1981   10.35
Correction, (sph., cyl., axis)   + 2.50   + 0.00   + 0
Diameter of pupil, headposition 3.00   77
Size of stimulus   3
Fixationring:
Program number: 31

Number of questions   432   Number of repetitions: 0   Date of printout: 2.02.1981
False positive answers (%)   0(0/12)   False negative answers (%)   22(2/ 9)

DIFFERENCE TABLE (NORMAL MINUS ACTUAL) :
    +   DEVIATION <= 4 DB
    O   DEVIATION   5....9 DB
    ⊘   DEVIATION 10...19 DB
    ◉   DEVIATION > 19 DB
    ■   ABSOLUTE DEFECT

GLAUCOMA SERVICE
AND RESEARCH LABORATORY MUNICH
PROF. DR. MED. KLAUS HEILMANN
Beethovenplatz 2—3
D-8000 MÜNCHEN 2 Tel. (089) 53 00 63

1 asb = 0,318 cd/m²

Abb. 3. Der computerperimetrische Befund zeigt nur auf einer Seite des Auges Gesichtsfeldausfälle

4. Untersuchungen mit HR

Bei derartigen Studien über Medikamentenwirkungen ist das Versuchsdesign von entscheidender Bedeutung, wobei zu berücksichtigen ist, daß auch mit dem Octopus ein subjektives Untersuchungsverfahren zur Anwendung kommt. Entscheidend ist, daß das Ausgangs- und Endergebnis durch Mehrfachmessungen stabilisiert wird und daß, von Pilotstudien abgesehen, der Versuch intraindividuell auf doppelt-blinder Basis durchgeführt wird.

4.1 Parameter

Die später wiedergegebenen Ergebnisse beziehen sich auf drei Parameter, die kurz erläutert seien:

TOTMW
Die errechnete Zahl stellt die Summe von 69 Meßwerten im 30-Grad-Gesichtsfeld in dB dar; es handelt sich also um eine Darstellung der aktuellen Empfindlichkeit des Gesichtsfeldes.

TOLO
Wie bereits gesagt, ist aus den Differenzbildern der Gesichtsfeldausdrucke zu erkennen, daß an jeder gemessenen Stelle eine Zahl angibt, um wieviel die Empfindlichkeit gegenüber einem alterskorrigierten Normalbefund reduziert ist. Die hier angegebene TOLO-Zahl stellt also die Summe der lokalen Verlustzahlen von 69 Schwellenmessungen dar.

DIPO
Hierunter wird die Anzahl „gestörter Punkte" verstanden, das ist die Anzahl der Punkte mit einer Absenkung unter das Niveau (Norm: 4 dB). Während die TOLO-Ziffer den Gesamtverlust angibt, wird aus der DIPO-Ziffer erkenntlich, ob sich die Veränderung im Gesamtgesichtsfeld oder vorwiegend im Bereich der Pathologie abspielt.

4.2 HR bei altersbedingten Netzaderhautveränderungen

Der Versuch wurde an 10 Patienten mit altersbedingten Netzaderhautveränderungen vorgenommen. Die Patienten wiesen unterschiedlich starke Veränderungen im Gesichtsfeld auf. Der Versuch war als eine Pilotstudie angelegt. Bei jedem Patienten wurden vor Therapiebeginn innerhalb einer Woche drei Perimetrien pro Auge durchgeführt, nach einer zweimonatigen Therapie wurde das Therapieergebnis abermals durch drei perimetrische Kontrollen geprüft. Die erste Perimetrie wurde jeweils verworfen, die zweiten und dritten Messungen wurden unabhängig voneinander verglichen. Die Patienten erhielten 3 g HR/Tag.

Die Ergebnisse zeigen, daß die Werte für die zweite und dritte Messung jeweils ähnlich sind; dies spricht für die Verwertbarkeit der Daten. Unter der Therapie steigt die Empfindlichkeit für die Gesamtstichprobe um 79 dB ($p \leq 1,4\%$) (Abb. 4). Die Summe der lokalen Verlustzahlen reduziert sich für die zweiten Messungen um 51 ($p \leq 3\%$), für die dritten Messungen um 39 ($p \leq 1,8\%$) (Abb. 5). Auch die DIPO-Zahl nimmt signifikant ab, für die zweiten Messungen um 6,9 ($p \leq 1,3\%$), für die dritten Messungen um 5,2 ($p \leq 8,4\%$) (Abb. 6).

Die gewonnenen Ergebnisse sind trotz ihrer statistischen Signifikanz wegen des offenen Designs des Versuches mit Vorsicht zu interpretieren. Interessant ist vor allem, daß sich die Medikamentenwirkung besonders im Bereich der Pathologie auswirkt, was in einer Reduzierung der Anzahl gestörter Punkte (DIPO-Zahl) zum Ausdruck kommt.

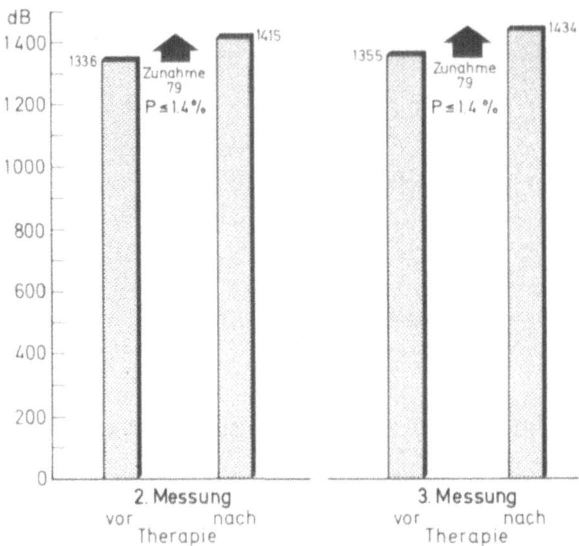

Abb. 4. TOTMW. Darstellung der aktuellen Empfindlichkeit des Gesichtsfeldes, 2. Messung vor Therapie gegen 2. Messung nach Therapie bzw. 3. Messung vor Therapie gegen 3. Messung nach Therapie

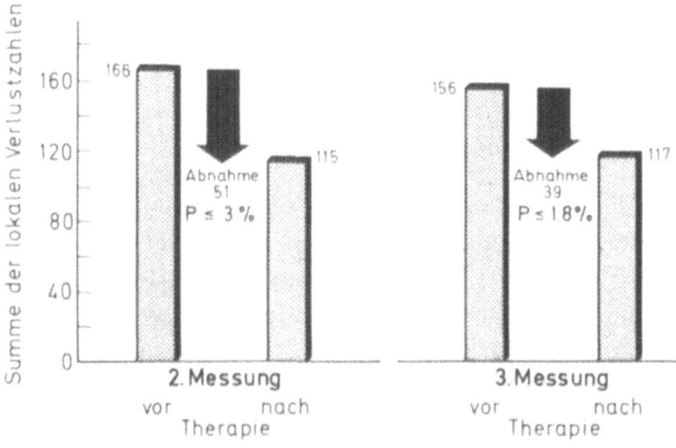

Abb. 5. TOTAL LOSS (TOLO). 2. Messung vor Therapie gegen 2. Messung nach Therapie bzw. 3. Messung vor Therapie gegen 3. Messung nach Therapie

4.3 Chronisches Weitwinkelglaukom

Die Studie bezieht sich auf 15 Patienten mit chronischem Weitwinkelglaukom und glaukombedingten Gesichtsfelddefekten. Bei allen Patienten wurden zu Beginn der Therapie pro Auge drei Perimetrien vorgenommen. Im Anschluß an die zweimonatige Phase A (bzw. Phase B) erfolgte wiederum eine dreimalige perimetrische Kontrolle, ebenso im Anschluß an die zweimonatige Phase B (bzw. A). Bei der randomisierten Doppel-Blind-Studie im Cross-over-Design erhielten die Patienten

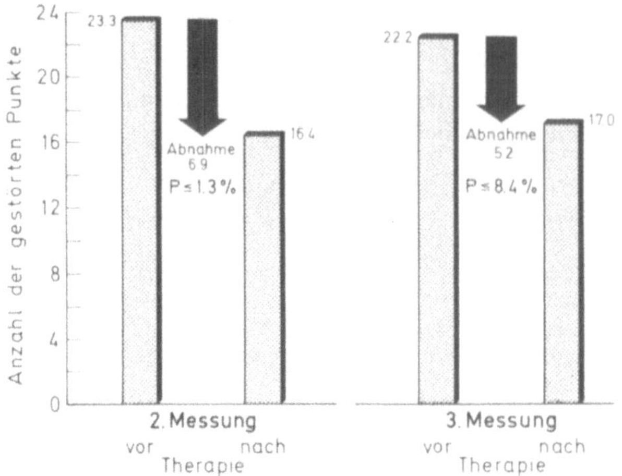

Abb. 6. DIPO. 2. Messung vor Therapie gegen 2. Messung nach Therapie bzw. 3. Messung vor Therapie gegen 3. Messung nach Therapie

ebenfalls als Verum täglich 3 g HR. Die ersten Perimetrien wurden jeweils verworfen und nur die zweiten bzw. dritten Messungen miteinander verglichen.

Da die Studie noch nicht vollkommen abgeschlossen ist, wird auf eine Wiedergabe von statistischen Ergebnissen und grafischen Darstellungen verzichtet. Es kann jedoch festgestellt werden, daß sich der Trend der offenen Studie bestätigen läßt. Am interessantesten erscheint wiederum die Tatsache, daß sich die Medikamentenwirkung am stärksten im Bereich der Pathologie auswirkt, daß die DIPO-Zahl unter Therapie abnimmt, in der Plazebo-Phase jedoch wieder zunimmt.

5. Ausblick

Obwohl in zahlreichen tierexperimentellen Untersuchungen die Wirkung vieler durchblutungsfördernder Substanzen reproduzierbar gewesen ist, bereitete der klinische Wirksamkeitsnachweis bislang große Schwierigkeiten. Um die Wirksamkeit auf breiter Ebene nachzuweisen, ist die Forderung angebracht, beim Einsatz derartiger Medikamente Erfolgskontrollen mit quantifizierenden Testverfahren, z. B. Computer-Perimetrie, vorzunehmen. Aufgrund der ophthalmologischerseits erhobenen Befunde und der Ergebnisse aus der Neurologie und Psychiatrie ist jedoch festzustellen, daß ein therapeutischer Nihilismus nicht mehr angezeigt erscheint, und die weitere Entwicklung durchblutungsfördernder Maßnahmen bei verschiedenen Augenkrankheiten mit cerebralen Antihypoxidotika mit einem gewissen Optimismus betrachtet werden kann. Voraussetzung ist, daß zumindest einer der drei hämodynamisch wirksamen Faktoren beeinflußt wird:

- der effektive Perfusionsdruck, also insbesondere der mittlere aktuelle Blutdruck,
- der cerebrovaskuläre Gefäßwiderstand, der vorwiegend durch den Durchmesser der kleinen Arterien und Arteriolen bestimmt wird, und

– die Fließeigenschaften des Blutes, also vorwiegend die Verformbarkeit und Aggregationsneigung der Zellen, sowie der Hämatokrit.

Die Wirksamkeit von HR scheint vor allem auf den rheologischen Eigenschaften und seinen Membraneffekten zu beruhen.

Literatur

1. Alm A, Bill A (1972) The oxygen supply to the retina. I. Effects of changes in intraocular and arterial blood pressures and in arterial PO_2 and PCO_2 on the oxygen tension in the vitreous body of the cat. Acta physiol Scand, 84:261
2. Alm A, Bill A (1973) Ocular and optic nerve blood flow at normal and increased intraocular pressures in monkeys (Macaca irus); a study with radioactively labelled microspheres including flow determinations in brain and some other tissues. Exp Eye Res 15:15
3. Bill A (1978) Physiological aspects of the circulation in the optic nerve. In: Heilmann K, Richardson K (eds) Glaucoma conceptions of a disease. Thieme, Stuttgart, p 97
4. Blaha L (1978) Zerebrovaskuläre Insuffizienz: Der gezielte Einsatz zerebraler Antihypoxidotika. Mod Med 6:834
5. Frankhauser F (1978) Automated perimetry. In: Heilmann K, Richardson K (eds) Glaucoma, conceptions of a disease. Thieme, Stuttgart, p 204
6. Gafner F, Goldmann H (1955) Experimentelle Untersuchungen über den Zusammenhang von Augendrucksteigerung und Gesichtsfeldschädigung. Ophthalmologica 130:357
7. Heilmann K (1972) Augendruck, Blutdruck und Glaukomschaden. Enke, Stuttgart
8. Heilmann K (1974) On the reversibility of visual field defects in glaucomas. Amer Acad Ophthal Otolaryng. 78:304
9. Heilmann K (1980) Quantitative evaluation of vascular disorders of the optic nerve. Experimental and clinical methodologies for study of acute and chronic cerebrovascular diseases. International Symposium, Paris, March 1980
10. Wieck HH (1974) Zerebrovaskuläre Insuffizienz. Konservative Therapie in der Praxis. Perimed, Erlangen

Autorenverzeichnis

Die Nummern der Literaturzitate der einzelnen Beiträge sind in eckigen Klammern angegeben. Die Seitenzahlen, auf welchen das vollständige Literaturzitat aufgeführt ist, sind *kursiv* gedruckt. Die Seitenzahlen der im Text zitierten Literaturhinweise sind durch normale Ziffern kenntlich.

Ackermann U [11]   *114*; 114
Ackermann U [2]   *119*; 118
Afkham J [29]   *235*; 227
Alexander K [1]   *188*; 187
Alm A [1]   *274*; 267
Alm A [2]   *274*; 267
Ammon R [6]   *24*; 3
Angelkort B [4]   *53*; 49
Arfors K-E [4]   *177*; 176
Arfors K-E [19]   *178*; 170
Argenteri A [1]   *150*; 145
Armah IB [1]   *106*; 95
Arn D [19]   *235*; 230
Arn D [18]   *235*; 230
Arturson G [1]   *156*; 152
Arturson G [1]   *177*; 170, 176
Arturson G [2]   *177*; 170
Arturson G [19]   *178*; 170
Åslund N [17]   *211*; 196, 210

Babel J [35]   *254*; 253
Babel J [14]   *258*; 256
Backhaus HJ [9]   *24*; 69
Bagliani A [1]   *150*; 145
Balmer A [2]   *150*; 145
Balmer A [3]   *177*; 170, 177
Balmer A [7]   *168*; 164
Bangham AD [1]   *64*; 57
Barcal R [5]   *114*; 110
Barrow A [1]   *44*; 42
Barrow A [2]   *44*; 42
Barz W [12]   *24*; 3
Bayer E [4]   *24*; 3
Bayliss RIS [2]   *183*; 180
Becker B [16]   *74*; 73
Becker T [2]   *234*; 227
Becker T [1]   *242*; 242
Belesova M [5]   *114*; 110
Bergquist D [2]   *74*; 67
Bergquist D [4]   *177*; 176
Bergstein MD [4]   *168*; 164
Bergstein NAM [2]   *156*; 152

Bergstein NAM [5]   *177*; 177
Biesendorfer H [2]   *64*; 56
Biland L [11]   *114*; 114
Biland L [1]   *119*; 118
Biland L [2]   *119*; 118
Bill A [1]   *274*; 267
Bill A [2]   *274*; 267
Bill A [3]   *274*; 267
Blaha L [4]   *274*; 273
Bloom A [18]   *254*; 253
Bollinger A [2]   *106*; 96
Bollinger A [7]   *107*;
Bollinger A [16]   *211*; 196
Bollinger S [15]   *211*; 196
Borbély F [1]   *254*; 252
Borschberg E [4]   *114*; 110
Bouchat J [1]   *257*; 256
Bouchat J [2]   *257*; 256
Braasch D [1]   *161*; 161
Brandhuber M [11]   *162*; 161
Brandhuber M [18]   *178*; 170
Brandhuber M [24]   *211*; 210
Braun H [1]   *234*; 227
Braun H [2]   *234*; 227
Braun H [2]   *242*; 242
Breitmaier E [18]   *4*; 9
Breitmaier E [23]   *24*; 14, 19
Breitmaier E [27]   *24*; 19
Breitmaier E [28]   *24*; 19
Brock F-E [4]   *188*; 186
Brock F-E [5]   *188*; 187
Broillet A [11]   *107*; 95
Broillet A [13]   *107*; 95, 96
Bruckner P [2]   *24*; 2
Brückner V [3]   *234*; 227
Brüschke G [2]   *254*; 252
Brun J [20]   *24*; 9
Brundage JT [2]   *161*; 161
Bruni S [3]   *74*; 67
Bulling S [8]   *188*; 187
Burnard ED [5]   *161*; 161
Bygdeman S [12]   *162*; 161

Sachverzeichnis

Vessel Wall in Athero- and Thrombogenesis

Studies in the USSR

Editors: E.I.Chazov, V.N.Smirnov
With contributions by numerous experts

1982. 112 figures. VIII, 224 pages
DM 128,-. ISBN 3-540-11384-3

Atherosclerosis VI

Proceedings of the Sixth International Symposium
Editors: F.G.Schettler, A.M.Gotto, G.Middelhoff,
A.J.R.Habenicht, K.Jurutka

1983. 264 figures, 214 tables. XXVIII, 982 pages
Cloth DM 118,-. ISBN 3-540-11450-5

Clinical Diagnosis of Atherosclerosis

Quantitative Methods of Evaluation

Editors: M.G.Bond, W.Insull, Jr., S.Glagov,
A.B.Chandler, J.F.Cornhill

1983. 103 figures. Approx. 545 pages
Cloth DM 56,-. ISBN 3-540-90780-7

Adaptability of Vascular Wall

Proceedings of the XIth International
Congress of Angiology — Prague 1978
Editors: Z.Reiniš, J.Pokorný, J.Linhart, R.Hild,
A.Schirger

1980. 486 figures, 205 tables. XIX, 755 pages
Cloth DM 148,-. ISBN 3-540-09907-7

D.Bergqvist

Postoperative Thromboembolism

Frequency, Etiology, Prophylaxis

1983. 7 figures, 48 tables. Approx. 248 pages
DM 128,-. ISBN 3-540-12062-9

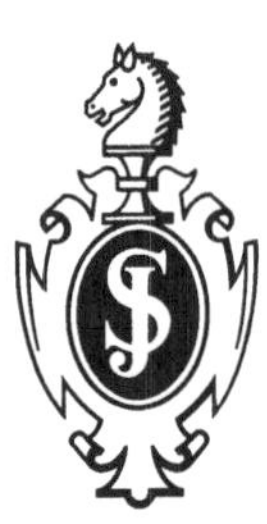

Springer-Verlag
Berlin
Heidelberg
New York